深圳大学学术著作出版基金资助
Subsidized by Shenzhen University Foundation for the Production of Scholarly Monographs

筋膜学

FASCIOLOGY

原林 王军 —— 主编

尚鸿生 杨春 王自平 吴金鹏 原玲玲 —— 副主编

 人民卫生出版社

图书在版编目（CIP）数据

筋膜学 / 原林，王军主编. -- 北京：人民卫生出版社，2018

ISBN 978-7-117-27113-4

Ⅰ.①筋… Ⅱ.①原… ②王… Ⅲ.①筋膜 Ⅳ.①R322.7

中国版本图书馆 CIP 数据核字（2018）第 274008 号

| 人卫智网 | www.ipmph.com | 医学教育、学术、考试、健康，购书智慧智能综合服务平台 |
| 人卫官网 | www.pmph.com | 人卫官方资讯发布平台 |

筋膜学

主　　编：原　林　王　军
出版发行：人民卫生出版社（中继线 010-59780011）
地　　址：北京市朝阳区潘家园南里 19 号
邮　　编：100021
E - mail：pmph @ pmph.com
购书热线：010-59787592　010-59787584　010-65264830
印　　刷：北京盛通印刷股份有限公司
经　　销：新华书店
开　　本：787×1092　1/16　印张：22
字　　数：378 千字
版　　次：2018 年 12 月第 1 版　2021 年 12 月第 1 版第 4 次印刷
标准书号：ISBN 978-7-117-27113-4
定　　价：198.00 元

打击盗版举报电话：010-59787491　E-mail：WQ @ pmph.com
（凡属印装质量问题请与本社市场营销中心联系退换）

《筋膜学》编委会 （按姓氏笔画排序）

主编简介

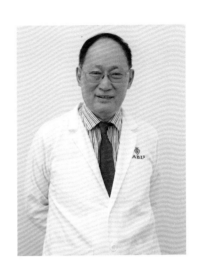

　　原林，医学博士，教授，博士生导师。历任广东省解剖学会副理事长、全军人体解剖学副主任委员、国家重点学科南方医科大学（原中国人民解放军第一军医大学）解剖与组织胚胎学科负责人、深圳大学医学院解剖学科负责人、原国家卫生部教材评审委员会委员、《中国临床解剖学杂志》副主编，人民卫生出版社第五、第六、第七版国家级规划教材《系统解剖学》编委，广东省解剖学会临床解剖学主任委员等职。为国家863项目"数字化虚拟人体若干关键技术""数字化虚拟中国人的数据集构建与海量数据库系统"负责人；国家973课题"针灸理论的筋膜学说基础研究"负责人；第407次香山科学会议"筋膜学研究"执行主席。先后发表学术论文200余篇，获发明专利5项，两次获得国家科技进步二等奖，2003年开始在世界上率先提出并逐渐完善原创性科学理论体系"筋膜学"，是筋膜学研究首席专家。

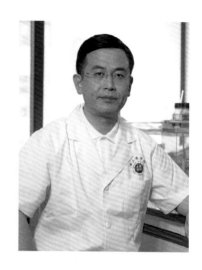

主编简介

　　王军，医学博士，研究生导师，博士后合作导师，深圳市人民政府高层次领军人才。现任深圳大学筋膜学研究院、深圳大学医学部中医筋膜学发展研究中心负责人。兼任广东省中医药学会筋膜学专业委员会主任委员，中华医学会继续教育部特聘教授，广东省解剖学会常务理事等职。从事中西医临床及医学教学科研工作20余年，先后参与和主持国家863计划、国家973计划、国家科技支撑项目、国家科技部科技基础性工作专项课题、深圳市科技计划项目等十余项。以第一作者或通讯作者发表SCI论文和国家核心期刊论文近50篇，主编出版专著5部，获国家发明专利4项，担任3部国家教育部、国家卫生健康委员会全国普通高等教育本科规划教材编委，为全国高校UOOC联盟《科学中医——筋膜学》课程的负责人及主讲人，主要研究方向为临床解剖学和筋膜学，是原创性科学理论体系"筋膜学"基础研究和临床应用的领军人物。

章序

原林、王军主编的《筋膜学》即将付梓，这是我国首部筋膜学专著的增补与扩充。原先，我只知"筋膜"，不知有"学"。粗读《筋膜学》之后，才知道筋膜学包含了那么多的学问。因此，成"学"也就不足为奇了。本书的出版将有助于推动我国的筋膜学研究。因为筋膜学可能成为近期生命科学的一个研究热点，本书堪比播种机，它不仅将筋膜学的知识播种出去，更孕育着在我国筋膜学研究的成果。

该书最核心的内容是提出人体结构的"双系统理论"，即认为结缔组织的筋膜支架网络构成了人体的支持与储备系统，而被该支架网络包绕、分割和支撑的已分化的组织和细胞构成人体的功能系统。支持与储备系统不断为功能系统补充细胞并促进它们的分化，从而保证功能系统的正常运作，维持着生命与健康。该理论的提出是有着解剖学、胚胎学、发育生物学、细胞生物学，尤其是干细胞生物学基础的，更有临床医学实践的支持。因此，筋膜学及其双系统理论有坚实的科学依据。

本书最主要的特色是将筋膜学与祖国医学（其中包括藏医学及其他民族医学）紧密联系起来。从筋膜学的角度诠释了祖国医学的核心理论，其中包括阴阳五行理论、经络学说、针灸疗法等，从而有助于用现代科学再度审视祖国医学的发展脉络及其科学性。相信随着筋膜学研究的深入以及对祖国医学的不断发掘，两者可相得益彰，或许这也可能为我国广大医学界翘首以待的"中西医结合"开辟一条新的途径。

筋膜学研究的意义不只是在理论上的，或许更重要的在于它能提供更有效、更经济的疾病防治与保健养生的方法与途径。作者提出，根据双系统理论，只要我们能很好地调控支持与储备系统，则有可能驾驭功能系统，从而调整功能系统的生理以及病理生理的过程。譬如调控支持与储备系统中干细胞的增殖与分化，则有可能调整器官的再生，以及控制肿瘤的发生与发展。笔者寄希望于这一设想的实践与实现。同样，若能调整两系统的平衡与制约，并运用阴阳五行的理论指导养生，那么延年益寿也绝非不可能做到的事情。

不可讳言，筋膜学只能说还属"初创"阶段，其理论体系有待于进一步完善，其学说未能得到应有的证实，也正为此，希望有更多的学者参与。我认为有更多评说，甚至更多的批评，筋膜学才得以发展得更快。

我十分敬佩原林、王军等诸多学者，他们不囿于自身原有的专业，更愿意运用各自的学科优势以及现代先进的医疗技术与理论开辟新的研究领域，出于对祖国医学的崇尚与热爱；出于励志破除当前医学与医疗发展瓶颈；出于对科学的追求；他们知难而进，创建新的学说并外化于行，用双系统理论指导医疗实践，已经取得部分成绩。我预祝他们取得更大的成就，创立更加辉煌的业绩。

《解剖学报》主编　**章静波**

2017 年 12 月

结缔组织是人体四大基本组织之一，在人体内分布广泛，行使着连结、支持、营养、保护等多种生理功能，维系着人类的生命。从结构角度看，广义的结缔组织包括了液状的血液、淋巴，松软的固有结缔组织和较坚固的软骨与骨，而狭义的结缔组织仅指其中的固有结缔组织；从发育角度看，结缔组织则可分为未分化的结缔组织和特异化的结缔组织两类，前者一般称为非特异性结缔组织，即所谓的筋膜。筋膜包括浅筋膜和深筋膜，作为各种器官和组织的被膜和支架网络，人体筋膜组织遍布于躯体、内脏，并连绵、延续形成庞大的网络。从这样的概念出发，人体筋膜组织本身就是一个网络型器官或系统，对其应该特别关注。然而，这种关注毕竟在现代医学领域里还刚刚开始，人们对筋膜"器官"的复杂生物学意义还缺乏足够认识。因此，研究筋膜"器官"就为以探索生命奥秘，特别是从事解剖科学的人提供了一个既新又广阔的驰骋空间。

目前，国际生命科学界对人体非特异性结缔组织的研究，多将其作为细胞外基质而探讨相关的遗传和分子微观特点，涉及免疫应答及创伤修复、成纤维细胞分化、细胞骨架重塑、生化物质释放、上皮细胞增殖反应及肿瘤细胞增殖等活动与细胞外基质的关系，很少涉及人体结缔组织的整体网络功能。为数不多、专门研究筋膜的科研机构主要在美国、德国和荷兰，即便他们提出了全身筋膜是"力学网络""信号转导网络"等假说，但仍将筋膜看作是生物组织，并未将其提升到器官或系统的高度。

近年来，国际生命科学界对筋膜网络生物学新机制的研究迅速升温，具有发展成全球性科学研究的趋势。2007 年，德国 Ulm 大学与英国 Westminster 大学等八家知名科研机构联合创办了有来自 28 个国家、650 人参加的第一届国际筋膜研究大会（The First International Fascia Research Congress，IFRC）；随后于 2009 年很快就举办了第二届，有 40 个国家，900 人参加。真可谓队伍规模不断壮大，研究目标日益集中。

这两次会议以"常规与替代医疗的基础与应用研究"为主题，

"筋膜支架网络"或"结缔组织网络"为主要焦点。研究领域涵盖了筋膜解剖学、筋膜生物力学及生理学、筋膜相关的分子生物学和细胞学、筋膜病理学及治疗学、替代疗法的筋膜机制等几乎所有现代医学领域。大会分别出版了筋膜专题论文集 *FASCIA RESEARCH* 和 *FASCIA RESEARCH II*；*Science* 在 2007 年第 318 卷则对大会及研究情况进行了专门报道，指出"不同研究人员尝试通过整合对筋膜与肌肉的认识建立一个新学科"。2012 年 3 月，第三届世界筋膜研究大会在加拿大温哥华召开，参会人数达到 1300 多人。2015 年 9 月，第四届世界筋膜研究大会在美国华盛顿特区召开，注册人数超过了 2000 人，涉及 60 多个国家和地区，由此可见，在世界范围内对筋膜的研究热度已呈现爆发式增长。相信 2018 年 11 月在德国柏林召开的第五届世界筋膜研究大会又将达到新的高度。

根据初步统计，目前国际上开展筋膜研究的机构已超过 200 家，涉及 60 多个国家，以美国 Vermont 大学医学院、Harvard 大学医学院、德国 Ulm 大学医学院和荷兰 Vrije 大学人体科学学院的研究团队最为引人注目。在这些机构中，来自不同领域的学者正在有计划地开展筋膜专题的系统研究，学术影响不断扩大。可以说，一个以筋膜为研究对象的新学科已经初具规模。

应该说，我国对筋膜的研究具有特色。由于国家科技部的两次香山科学会议（第 174 次和第 183 次）论证，启动了"中国数字虚拟人"国家高技术研究发展计划（"863"计划），其中由第一军医大学（现为南方医科大学）原林教授联合其他三个单位承担的"数字化虚拟中国人的数据集构建与海量数据库系统"项目，在对人体图像数据库实现人体特异组织成分选择性图像分割和三维重建基础上，对人体筋膜系统整体形态进行了探索，重建了世界首张人体筋膜支架网络三维图像。原林教授还在中医思维启发下，结合现代生命科学与医学研究成果，提出遍布全身的结缔组织筋膜支架网络可能在神经系统和免疫系统参与下构成一个独立的功能系统——人体支持储备系统，参与维持生命周期，维持机体内环境的稳定。为此，他大胆提出"筋膜学"的理念，认为人体除了有由分化相对完善的功能细胞组成的功能系统外，还存在由非特异性结缔组织支架网络组成的支持与储备系统，是机体维持较长生命周期的物质基础。原林教授提出的"筋膜学"，对于当前蓬勃开展的筋膜研究具有积极的意义和参考借鉴价值。

为此，我衷心希望原林教授在各项研究发展计划的支持下，进一步增强跨学科、跨院校研究团队的实力，在筋膜来源于干细胞的基础研究、基于筋膜学的抗衰老机制研究、筋膜结缔组织网络新机制研究、筋膜结缔组织网络与中医经络的相关性研究，以及中医疗法的筋膜学机制研究等方面获得更新、更可喜的成果，培养更多高层次研究人才，在国际筋膜研究领域产生更加积极的影响。

适逢原林、王军教授主编的新著《筋膜学》付梓之际，聊缀数语，以为序。

首都医科大学原校长、中国解剖学会名誉理事长　**徐群渊**

2017 年 5 月

前言

　　筋膜（fascia）是人体分布最为广泛，由普通的结缔组织所形成的解剖学结构，长期以来并没有引起医学界的重视，只是认为筋膜在人体中起到充填、分隔和缓冲作用。近年来，随着干细胞、再生医学、组织工程等研究的兴起，筋膜作为干细胞库的概念已逐渐形成，世界范围内对筋膜或结缔组织的研究引起诸多科学家的重视并逐渐深入，相关学术期刊也进入了我们的视野。在临床应用方面，世界各国从事针灸、推拿按摩、康复物理治疗、各类自然疗法的保健师、物理治疗师和按摩师等所谓替代医学（alternative medicine）、补充医学（complement medicine）、自然医学（natural medicine）的从业者，发现他们的工作对象和目标组织结构正是我们主流医学所忽视的筋膜（结缔组织），发现其有很大的研究和应用潜力，随之在 2007 年成立了世界性的学术团体 Fascia Research Congress，每两年召开一次学术交流会，至今已召开四届。

　　与西方主流医学截然不同的是，中国古代医学对人体筋膜（简称为"筋"）自始至终都高度重视，并且将对"筋"的认识提高到理论层面——经络。查阅经典古籍我们可以发现，在中国古代医学中，"筋"和"经络"概念相似，"筋"着重于应用层面；"经络"则侧重于理论层面。对于"筋"或"经络"的描述有：遍布全身，内连五脏六腑，外达四肢百骸，沟通内外，联系表里，构成了一个完整、独特的功能体系，是精气神的通道。《灵枢·经脉》有云："经脉者，所以决生死，处百病，调虚实，不可不通。"因此有"通则不痛，痛则不通"之说。

　　筋膜学（fasciology）是我们在探索人体"经络"解剖学实质的过程中逐渐形成并原创的学科理论体系。研究的关键性科学问题包括："筋膜"与"穴位"的相关性，全身的筋膜支架网络与"经络"的相关性。关键性的理论突破是提出了"人体结构的双系统理论"：人体是由遍布全身的非特异性结缔组织（脂肪组织与疏松结缔组织）所构成的筋膜支架网络，和被该支架网络支持、包绕的已分化的功能细胞两部分构成。前者称为支持与储备系统（阴），后者称为功能系统（阳）。研究这两个系统相互作用、相互关系的学科称为筋膜学，其研究的主要对象是遍布人体全身的筋膜支架网络。我们认为筋膜是人体内所有功能细胞赖以生存的"土壤"，中医的外治技术是通过"松土"来发挥临床疗效的。通过中医学和解剖学结合，以筋膜为载体把中医的功效表现挖掘出来，回归科学中医的本质，是用中医思维对人体观和方法论的一次全新尝试。筋膜学研究有助于实现中医在科学层面的现代化，为中医基础与临床研究提供可借鉴的生物学理论基础。对诸多疑难病症、各类退行性疾病、老年性疾病，甚至肿瘤等的研究和治疗具有巨大的优势和发展潜力，有助于研发更加便捷有效的医疗方案，同时为社会节约大量医疗成本。

筋膜学的主要学术观点表现在：

1. 提出新的医学研究的人体观和方法论。人体观为"人体结构的双系统理论"；方法论为"从生物（人）个体寿命或生存时间的角度研究人体的结构和运行机制"。

2. 弥补了现代医学研究指导思想的缺失，将现代医学研究从二维层次（结构与功能）提高到三维层面（结构、功能和时间，时间亦可称为寿命）。

3. 在生命科学领域指出达尔文进化论的不足，《物种起源》从未涉及不同物种寿命之间的差异以及结构上的内在原因。

4. 筋膜学奠定了中西医融合的学科基础。筋膜学对人体的认识与古代中医对人体的认识基本一致。筋膜学可以解释诸多中医关键性科学问题：经络是遍布全身的筋膜支架网络；任脉是内脏筋膜的总称；督脉是躯干和四肢深部筋膜的总称；皮部是皮肤乳头层和乳头下层结缔组织和皮下的筋膜总称。

5. 建立了新的医学学科体系，包括筋膜解剖学（双系统理论）、筋膜组织学（结缔组织的深入研究）、筋膜病理学（通过筋膜研究判断病变的性质）、筋膜诊断学（通过筋膜检测诊断疾病）、筋膜系统性临床工程化治疗，等等。

6. 通过与临床诸多学者的交流，清晰地认识到筋膜学的实际应用范围涉及疾病预防、个体发育、疑难病症治疗，以及保健、养生、美容和抗衰老等许多领域。

7. 通过与国内外临床协作，发现筋膜临床治疗的优势病种包括：病毒性疾病、结缔组织病、亚健康、脊柱相关疾病、退行性疾病、中枢神经系统康复、肿瘤防治等。

8. 提出了科学中医的临床特征。对各类疾病采取非对症式干预的治疗新模式，体现了多种手段、外治内调、杂合以治等综合治疗的特点。

以史为鉴，可知兴替。筋膜学提出至今已有15年了，作为一个新学科雏形已逐渐形成。为使这一新学科快速健康发展，早日惠及人类健康事业，我们正遵循历史的经验开展工作：首先必须有大的科学发现作为基础，这一点就是我们一再强调的以人体结构双系统理论为核心，随之而产生的一系列科学发现。本书是在之前著作的基础上，进一步充实、完善而形成的，近年的主要学术进步即在筋膜的神经支配和对中医任脉、督脉和皮部的划分，在本书中也有介绍。此外，本书还结合筋膜学对东西方医学在哲学层面的交汇提出了粗浅的认识。

筋膜学研究从提出到今天，从当年数字人研究的无意尝试到今天作为一个新学科的雏形实在是出人意料。可以借用"道家"的一句话：其大无外，其小无内，玄之又玄。我们所做的工作只是开始，筋膜学有望成为一把打开人类健康长寿的密钥。我们经常说："筋膜学"足够大，容得下天下各路英雄豪杰来共同开发并一道前行。近几年随着诸多国内临床学者的介入和厚爱，筋膜学得到了越来越多的学界同行的重视，也应邀举办、合办了多期筋膜学理论和临床技能学习班，为更好地服务广大临床工作者和对筋膜学有兴趣的朋友的需求，现重新梳理并推出本书，也供学有余力的医学生和中医爱好者参读。既然是新学说，就难免存在瑕疵，而只有不断的批评与争论，才能推动这一学说的发展和完善。

最后，用国学大师王国维先生在《人间词话》中点评"三种境界"的三句词，对人生、学术、真理进行总结：

昨夜西风凋碧树，独上高楼，望尽天涯路；

衣带渐宽终不悔，为伊消得人憔悴；

众里寻他千百度，蓦然回首，那人却在灯火阑珊处！

南方医科大学　**原林**、深圳大学医学部　**王军**

2018 年 2 月　于鹏城

目录

第五章
筋膜学的形态学基础

筋膜学对中医学的解读

第七章
筋膜学研究的科学价值和意义

第八章
筋膜学的基础研究

第九章
筋膜学的研究展望

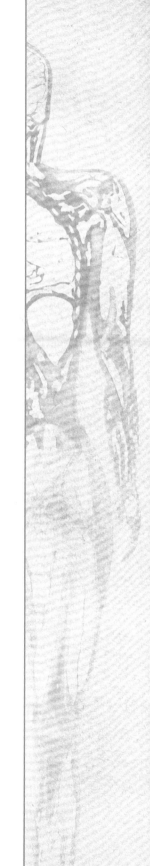

引言

一、人体结构双系统理论的提出和筋膜学的定义

1. 学术背景　对传统医学的研究：中医经络和穴位的研究均指向结缔组织。我们通过对断层图像和数字人数据在结缔组织聚集处的标记和重建，构建出与人体经络记载接近的图像，进一步扩大可以构建出一个与人体轮廓一致的结缔组织支架网络。我们认为该支架网络是人体经络的解剖学基础。

我们应用数字人技术在人体结缔组织聚集处进行标记和三维重建的过程中，发现传统的经络与穴位的描述与我们的重建结果密切吻合：穴位均集中在人体四肢的肌间隔、躯体神经末梢汇集处、感觉神经分布密集的器官，以及内脏的系膜等结缔组织密集处。将标记的阈值放宽就会出现更多的影像结构，如果将所有结缔组织全部标记，就会呈现一个完整的遍布全身的支架网络结构。该结构经过在尸体标本上验证，发现全身的结缔组织均与经络相关，基于对我们的研究和文献对中医经络和穴位的记载，以及经络和穴位文献记载的多样性、临床应用的侧重性进行综合理解和分析，我们对中医中的"经络"和"穴位"提出以下观点：①全身的结缔组织支架网络是中医经络的物质基础；穴位是在人体结缔组织聚集处进行行针操作（旋转、提插）时能够产生较强生物学信息（感觉神经信息、对局部组织细胞的牵拉刺激和损伤刺激信息等）的部位。全身各部"穴位"与"非穴位"之间只有产生信息量的不同（大小），而没有质的区别，也就是说人体各部位都是穴位（如阿是穴、董氏奇穴等）。②刺激穴位与患病部位存在不同层面解剖学的相关性（局部结构、脊髓节段、神经通路、中枢分布等）。③针灸的作用机制是通过对结缔组织的机械刺激产生生物学效应，进而产生对人体的机能调节（组织细胞的活性）和生命调节（组织细胞的修复和再生）作用。

2. 双系统理论　为探索对以上学说的生物学理论支持，我们从发育生物学入手，探索个体胚胎发育过程，模式化地分析筋膜结缔组织的生物进化。通过对人体结缔组织支架网络——经络，进行发育生物学和生物进化起源的追本溯源，我们发现在个体发育的过程中，由中胚层间充质分化成多个器官、系统后所遗留的部分形成遍布全身的结缔组织筋膜支架网络；在生物进化的过程中，单胚层生物的细胞外基质、二胚层生物的中胶层、三胚层生物的间充质，以及人体非特异性结缔组织均为同源结构。人体非特异性结缔组织支架网络为已分化的组织、细胞提供支持和支撑作用，并为这些功能组织细胞的修复、再生提供细胞储备和良好的生存环境。从动态的角度（机体在不断的更新代谢中维持平衡和生存），提出了人体新的解剖学分科方法：筋膜解剖学。即人体是由已分化的功能细胞所构成的功能系统与尚未分化的全身非特异性结缔组织所构成的支持与储备系统两部分构成。根据这一分科方法，进一步提出一个新的学术研究领域：筋膜学。

3. 筋膜学的定义　人体是由遍布全身的结缔组织支架网络所构成的支持与储备系统，和被该支架网络所支持和包绕的各种功能细胞所构成的功能系统所构成。其中，支持与储备系统为功能系统的各种细胞提供稳定的机体内环境，并为功能系统各种细胞的更新、修复提供新生细胞供应，同时对其整体和局部功能和更新修复进行调控。对支持与储备系统（筋膜支架网络）自身机制的研究和该系统与功能系统（各种功能细胞）相互作用的研究领域称之为筋膜学。

二、筋膜学的子学说

1. 功能细胞的不断更新修复学说　人体各种功能细胞都是在不断更新修复中维持其结构与功能的稳定，从而保持机体的正常健康状态。这些功能细胞都来自于支持与储备系统中的干细胞源源不断的细胞供应和分化。这里涉及两个观点：一是细胞的跨胚层分化，疏松结缔组织中的干细胞可以跨胚层分化为外胚层、内胚层和中胚层的各种功能细胞；二是所有的功能细胞都是短寿命的，只有不断地进行更新修复才能维持其功能形态。这里特别强调以往长期被认为不能再生的重要功能细胞，如中枢神经细胞、心肌细胞等已被证明是错误的观点。机体所有细胞的更新只有更新周期长短的差异，而没有不更新和更新的区别。没有一种功能细胞的个体可以伴随机体的一生。

2. 人体物质循环再利用　人体细胞在完成其生命周期之后不可避免要经历死亡崩解的过程，在人体中有一套完整的回收再利用系统，其中表皮细胞和消化道细胞脱落后排出体外，人体绝大部分衰老凋亡的细胞都要被淋巴管道和血液循环带到脾脏，通过脾脏血窦中的巨噬细胞进行消化加工成各种小分子物质，再通过门脉系统进入肝脏进行再加工，分解合成各种能够被机体利用的营养成分。其生物学意义在于人体组织细胞在不断更新中，不但要维持源源不断的新细胞的补充，而且老化死亡的细胞还要被机体不断地清除和再利用。这个环节与细胞组织的更新共同形成一个完整的循环链，清除死亡的、老化的细胞同样是维持这一循环链条运转的重要环节。清除过程的障碍同样会阻碍新生细胞的更新和修复，有时还会导致严重的疾病，如脑积水、青光眼、脊髓空洞症等。从生理的角度讲，对这一系统的机制研究有助于解释人体微细管道的开放机制、脑脊液循环的动力机制、房水循环的动力机制等一系列目前尚未明确认识的基本生理现象。我们推测维持这一上述机制正常运行的重要因素是人体巨噬细胞系统的作用，巨噬细胞通过吞噬大分子组织细胞并消化排出分解后的小分子物质，从而造成的胶体渗透压差是维持微管道充盈和促使液体流动和循环的原动力。

3. 新的筋膜分类方法　以往关于筋膜的分类方法很多，根据人体结构的双系统理论和筋膜学说，我们提出了一种新的筋膜分类方法：从分化的角度讲，全身所有的筋膜结缔组织分为两大类：

（1）未分化的结缔组织（非特异性结缔组织）：包括疏松结缔组织和脂肪组织，两者之间可依脂肪的积累多寡互相转化。

（2）已经分化的结缔组织（特异性结缔组织）：包括硬性固态结缔组织、软性固态结缔组织和液态结缔组织。硬性固态结缔组织包括骨组织、软骨组织和牙质等；软性固态结缔组织包括韧带、肌腱、腱膜、椎间盘等；液态结缔组织包括血液、淋巴液、组织液、脑脊液、房水、内耳的内淋巴和外淋巴等。

4. 筋膜的神经调控　人体筋膜组织的神经调控主要通过自主神经及神经递质的扩散与筋膜细胞膜上相应受体结合以激活细胞，继而调控干细胞的分化与增殖。其中，乙酰胆碱刺激干细胞的增殖；去甲肾上腺素促进干细胞的分化。内脏器官旁和器官内的筋膜组织受交感和副交感神经的双重支配，交感神经分泌去甲肾上腺素，刺激干细胞向功能细胞分化；副交感神经分泌乙酰胆碱，刺激筋膜组织中干细胞的增殖。躯体筋膜组织中，交感神经分泌的去甲肾上腺素可促进干细胞分化；机械牵拉刺激则促进干细胞的增殖。内脏器官由交感神经和副交感神经共同支配；躯干和四肢只有交感神经支配而没有副交感神经支配，躯干和四肢的副交感效应由肌肉挤压、牵拉等机械作用的方式，来促进干细胞和成纤维细胞的增殖，以代替内脏副交感神经的作用。以往对筋膜组织尚未做系统的研究，我们依据前人研究的结果对全身筋膜的神经支配特点和规律进行系统分析，以期为更清晰地了解人体自身的运行规律，尤其是为研究人体健康长寿的奥秘提供新的研究思路。

三、筋膜学对现代医学的影响

为了从根本上了解中、西医之间的关系，我们必须从中医的理论源头分析中、西医之间的区别和对人体观察角度的不同。

1. 进化论与生物医学　达尔文进化论系统地提出了现代生物医学的科学框架。早在公元前 6 世纪，古希腊哲学家 Anaximander 就预言：生物是逐渐进化的，人类和其他脊椎动物是从鱼类演变来的。18 世纪，瑞典博物学家 Linnaeus（1707—1778 年）发明了双名制生物命名法则。同年，法国生物学家 Buffon（1707—1788 年）在研究中察觉到生物进化现象并进行了描述和总结。1830 年，苏格兰地质学家 Lyell（1797—1875 年）发表了他的名著《地质学原理》（*Principles of Geology*，即达尔文出海考察随身携带的那本书），此书阐述了古老地球所经历的缓慢而逐渐的变化，并把古生物化石的研究引入地质学，为进化论的提出奠定了基础。后来，法国生物学家 Lamarck（1744—1829 年）再一次提出了进化论的思想，并对进化论作出了较为详细的解释。这些天才的科学家都对生物进化的产生作出了重要贡献。但是，他们都没有拿出足够令人信服的证据，进化论并没有被确立起来。

直到 1859 年，伟大的英国生物学家达尔文（1809—1882 年），通过多年的研究收集到了大量的证据，发表了划时代的著作《物种起源》。进化论的提出在当时引起了极大的轰动，1860 年 6 月 30 日牛津大学的那场著名的辩论，奠定了进化论战胜创论成为主流理论基础。达尔文进化论的确立是生物学的一场革命。Dobzhansky（1900—1975 年，美国遗传学家，出生于俄国）说："没有进化论，生物学将毫无意义。"

总之，达尔文进化论的提出使西方古代医学从经验和知识结构零散的慢车道迈入了系统和完整生物科学发展的快车道。生物医学主要沿着两条轴线建立了基础医学的学科体系：①形态学科：包括解剖学、组织学、细胞学、亚细胞结构研究、蛋白质学及基因学；②功能学科：生理学、病理生理学及生物信息学等。其中，每个学科都发生了一系列的重大科学进步。

同时，在进化论的指引下开创了实验生物医学的一系列新的研究方法，进化论的提出和其在主流医学中的作用，体现在人类终于认识到自己与其他动物都有许多共同之处，包括在结构和功能上大致相同，并且具有共同的病理、生理过程，实验医学的建立大大加快了人类战胜疾病的研究过程，大多数在人类身上出现的健康问题和疾病，都可以首先在动物身上进行实验验证，这加速了人类对疾病的研究和认识过程，也极大地促进了现代医学各学科的发展。实际上，近两个世纪以来，众多的生物医学方面的科学进步大多是在动物实验中获得的。

达尔文创立进化论的学术思想，他所论述的核心问题是围绕生物的本质——"生存"开展研究的。生物以"生存"为核心，针对生存环境的变化而发生改变——进化。如果以生存为核心作一个圆，圆心是"生命"，围绕其周围的圆圈是由"环境""结构"与"功能"共同组成的。环境对功能提出要求→形态变化以适应功能需要→功能适应环境。结构、功能、环境三者围绕生存，周而复始地发生变化便是"进化"，其结果是生物的结构从简单变得复杂；生物各个部位和器官从多能变为专能。其进化的最终意义仍然是围绕"生存"这个中心，只是随着进化的不断完善，生物具备了应付环境的多样性，生物能够更好地适应环境，使自身能够生存下来，而且生存得更有效率，时间更长。生存环境的多样性导致了生物物种的多样性。

在进化论思想的指导下，西方传统医学进入生物医学的时代，建立了一系列基础医学的学科体系：形态学领域有解剖学、组织学、细胞学、亚细胞结构研究等；功能学领域有生理学、病理学、病理生理学、免疫学、生物化学等。围绕结构和功能两条轴线的研究取得了一系列丰硕的成果，从获得诺贝尔奖的成果更体现出达尔文的进化论在指导医学生物研究方面的价值。

2. 达尔文进化论的缺失　进化论从物种对环境的适应出发，对个体生物的结构和功能进行了深入研究，其后续的研究成果也充分体现了进化论的研究思路是从结构和功能两条轴线上进行研究的，这是一个二维研究模式。但是，达尔文进化论模式的研究缺失了另一条重要的轴线——生命的时空轴（寿命轴），达尔文在对各种生物进行研究和观察的过程中，没有涉及不同生物物种之间的生存时间（寿命）的差异；进化论未能研究人类及与其关系密切的高等生物（动物）物种之间生命周期的巨大差别；更没有谈及生命周期差别的结构基础和内在原因。比如，双胚层的水母生命周期大多只有几个星期到数月；多种软骨鱼的生命周期也很短，如鱿鱼，一般生命周期为三到五个月，最长也只有一年；世界最大的章鱼可以重达几百千克，但它的生命周期也不长，一般不超过 3 年。但是，高等的爬行类动物、鸟类、哺乳类动物等，个体的生命周期可以达到很长时间，如鹦鹉、大象与人类。

3. 筋膜学对进化论的补充　筋膜学所提出的研究对象是全身的非特异性结缔组织支架网络，在此学说基础上提出的人体结构的双系统理论，正是有针对性地弥补了进化论研究的上述缺失，补充了生物进化一个重要的轴线——个体生命的时空轴（寿命轴），生物在进化的过程中通过结缔组织的不断完善：从细胞外基质到中胶层，再到间充质及非特异性结缔组织，形成了一套完善的生物机体的储备和支持系统。此系统在传统的神经与免疫系统的参与和调节下，使生物在发育早期形成多潜能细胞，以原生干细胞的形式储存在机体内部，并通过自身横向分化保持一定的数量，这些细胞不断地分化成各种功能细胞来补充各功能器官的细胞损失。筋膜学研究发现生物进化的内部结构不断完善，形成了现有高等动物（包括人类）所具备的由非特异性结缔组织所构成的支持与储备系统，使生物个体具备了能够维持较长生命周期的生物学基础，个体生命周期的延长为生物进化到智能生物——"人"提供了时空条件。如果生物个体的生命周期过于短暂，就不可能产生个体之间交流所需的第二信号系统（如语言等），更不可能出现第三信号系统（如文字等）可以相互交流和将上一代知识传递给下一代的可能性，也不具备下一代接受这些信息的条件。人类通常要进行长期的学习过程，通过长期的研究来不断积累各种知识和经验，现代人类可以说是一辈子都在学习，这一切都必须有较长的生命周期（寿命）作为基本条件。

四、筋膜学与《黄帝内经》

《黄帝内经》的开篇《素问·上古天真论》，黄帝问于天师曰："余闻上古之人，春秋皆度百岁，而动作不衰；今时之人，年半百而动作皆衰者，时世异耶？人将失之耶……"他们探讨的问题就是作为生物的一种——"人"，从个体的角度为何生命周期（寿命）有长短之别？之后的内容也是围绕这个轴线进行探讨，论述古人对寿命长短的认识，以及各种内在、外在因素对寿命的影响，以及他们对人体进行干预的各种手段和思路。从达尔文进化论中对生物寿命轴的缺失到《黄帝内经》对寿命轴的认识，我们就很容易将生物医学从二维研究坐标构建成更加完善的三维研究坐标，也就是说找到了中医理论的生物医学定位。中医侧重于个体生命的时空轴（寿命），中医理论的介入将使生物医学的研究从注重结构及功能的二维研究模式跨入包括结构、功能及生命周期（寿命）在内的三维科学研究层次。

五、筋膜学在医学研究中的地位

从双系统理论认识、研究人体的结构和功能，我们发现中医的各种治疗方法，包括中医外治疗法和以天然药用植物为主的汤剂，更多的是作用于我们所研究的遍布全身的筋膜支架网络。我们将人体的两大系统比喻为一个花园，筋膜支架网络相当于花园的土地，它所包被和支持的各种功能细胞相当于生长在土地里的各种花卉。中医通过外治疗法激发机体的各种生理功能来对抗疾病，相当于给土地进行松土；中医所用的各种汤剂用来改变筋膜的环境，相当于给土地进行灌溉和施肥。而西方医学的重点是关注结构和功能系统的变化，即土地上所生长的各种花卉的状况，如发现感染，相当于花卉上生长了害虫，那就针对害虫的种类进行杀虫治疗，筛选和使用抗生素。如果发现器质性病变就要进行手术切除，相当于给花卉进行剪枝和修整，抗肿瘤药物、放射治疗和手术切除也是遵循这一理念。然而，中医药治疗肿瘤理念多是从调整机体的内环境着手进行。从中也容易解释中医和西医的疗效比较，中医在治疗疾病时往往注重机体的整体情况，而对具体病变部位的针对性不强，中医的"异病同治"就反映了这一理念。如通常的中医"活血化瘀"法，既可以用于心血管疾病的治疗，也可用于骨关节疾病的治疗，甚至肿瘤的治疗，这些疾病在西医看来可以说是互不相干、相距甚远，但在中医看来都是血瘀所致，我们将其比喻为不管这个花园里哪种花卉出现问题，先浇一遍水、施一遍肥再说。这种治疗理念在科技不发达的古代，不能精确有效地诊断时，无疑是一种明智的选择，但是在现在看来就觉得有些粗糙，在临床中也反映出中医治病的疗效较慢、针对性不强等弊端。西医的各种疗法同样有其弊端，只注重对病因的对抗性治疗，对机体整体的影响关注不够，如抗生素的滥用、肿瘤的扩大化治疗、对病变部位的切除等都对机体造成很大的损伤，这些损伤有时是致命的。我们之所以提出人体结构的双系统理论和筋膜学的研究，其目的就是让广大医学工作者能够更加全面地认识人体，要从三维的角度研究和认识人体，最终对疾病的治疗提到一个新的更高水平。

筋膜学研究从发现人体经络的解剖学物质基础入手，通过对发育生物学和生物进化论的科学推导，提出人体结构的双系统理论，指明了医学研究的新方向。既弥补了进化论思想在观察生物视角时的缺失，同时亦揭示了中医基本理论的科学内涵，真正从生物医学的角度将现代医学与传统中医有机地结合在同一个框架中，使生物医学研究从单纯地注重生物的生存，进入到研究如何令生命更长周期地生存这一新高度。

六、建立传统中医生物医学研究模式

筋膜学从揭示中医最基本的科学问题——"经络"的解剖学基础入手，利用现代生物医学的各种研究手段，对人体非特异性结缔组织支架网络进行系统的研究，从系统论的角度解读人体两个基本系统相互之间的关系；从还原论的角度将结缔组织分解为不同的层面，研究各个层面对生物生存产生影响的侧重点，探索不同干预手段产生的生物学效应及其机制。根据结缔组织的形成顺序，我们可以将结缔组织分为四个层次：①细胞外基质：主要以水和透明质酸为主要成分，包含各种晶体盐类形成的等渗液体，还有硫酸软骨素、黏多糖，各种糖类、氨基酸和微量元素等，主要为细胞生存提供一个以水为基质进行交换和生存的基本环境。②纤维网状结构：以胶原纤维为主，并含有少量弹性纤维和网状纤维，这些纤维形成的网格为细胞附着和均匀分布起到了支撑作用，同时纤维起到将机械牵拉应力传递到附着在其上细胞的作用，引起细胞的变形，激发细胞膜钙离子通道的激活，大量钙离子进入细胞内激发细胞的分裂程序。如结缔组织中的干细胞和成纤维细胞。③细胞层面：结缔组织中的细胞可分为内源性细胞，如干细胞和成纤维细胞；外源性细胞，各种血细胞、免疫细胞如粒细胞、淋巴细胞、巨噬细胞、浆细胞等。特别是与细胞增殖相关的干细胞、成纤维细胞和与碎片清除相关的巨噬细胞应该被重点研究。④结构和器官：结缔组织中最高级的结构为感觉神经纤维，还有小血管、毛细血管、毛细淋巴管以及神经感受器，这部分结构的生物学层次最高，其产生的生物学效应也对机体作用最强，是各种外治疗法的作用机制表现最为重要的环节，尤其是感觉神经纤维和神经感受器，是众多外治疗法的刺激重点，也是中医取穴的主要依据。

各种中医疗法与结缔组织各层次的关系（纵向研究）：通过分析结缔组织的结构层次，对照中医的各种外治疗法，虽然我们一般认为，每一种刺激方法所产生的都是综合性刺激，也就是对各个层面的结构均有一定的作用。但是，每一种刺激方法也各有侧重，如：梅花针、刮痧、拔罐、外敷刺激药物（膏药）主要作用于位于皮肤乳头层的各种神经感受器和神经末梢；浮针、皮下针和部分平衡针主要作用于浅筋膜感觉神经纤维；针刺穴位（多数位于肌间隔的筋膜组织）时，针体进行捻转或提插行针，以及中医按摩、推拿主要作用于结缔组织的纤维和各种感受器；小针刀的切、摆、铲等动作主要是松解筋膜，改善局部筋膜张力，舒缓血液循环、淋巴回流和神经感受障碍；各种热疗（艾灸、红外线照射、热敷）主要作用于细胞外基质，促进局部血液循环，加速自我修复等。

筋膜学的循环再生模式（横向研究）：如果说将筋膜结缔组织分为四个层次进行研究是一种纵向研究模式，那么从筋膜结缔组织中的细胞增殖→分化→成熟→老化→死亡→崩解→被吞噬→消化→再消化→重组→合成→再利用的循环过程则是筋膜学研究的另一重要环节。现代医学关于前半部分的研究较多，如干细胞增生、分化和向各种功能细胞转化，在组织工程研究和干细胞治疗研究中多有涉及，成为近年来研究的热点之一，但是在该循环的后半部分涉及较少。实际上，通过我们对筋膜学的研究分析，作为整个循环过程的重要环节，后半部分的循环同样重要，在整个机体的更新中是密切相关、相互促进、不可分割的重要部分。没有后半部分的顺利清除，再生和修复也会受其影响而发生障碍。促进后半部分的功能也有助于解释一些中医特殊疗法的机制。我们特别强调与后半部分功能密切相关的人体巨噬细胞系统的功能状态。现代细胞生物学研究已经将分布于全身各个局部具有吞噬功能的细胞统称为巨噬细胞系统，有关的分布和功能特征已经在很多细胞生物学著作中有过详细的记载和描述。但是，从双系统理论方面阐述巨噬细胞在维持人体更新方面的功能定位还未见叙述。我们知道巨噬细胞系统在人体免疫系统中占据重要位置，在中医领域，有助于解释中医疗法治疗一些疑难病症的生物学机制，如针刺治疗脑积水、青光眼、淋巴性水肿，中药中有毒成分的治疗机制等方面。从促进老化、死亡、崩解细胞的清除，有助于新生细胞的更新方面可以解释这些疗法和制剂。

在筋膜学研究基础上，我们所提出的纵向和横向研究模式，使我们同样可以看出以往有关经络的研究多是侧重于筋膜中的某一种结构或成分，神经学说提出经络与神经密切相关；血管学说提出与血管相关；还有体液学说、纤维学说，等等。但是，这些研究只能解释经络的某一种现象，不能够反映经络的整体本质。筋膜学的提出第一次从整体和生物进化的角度，提出了人体结构的双系统理论，从生物最基本的进化要素——生命周期的不断延长的角度，分析全身的结缔组织支架网络（经络）在人体中的作用，并以实验为依据证实了这一学说，它不但能够充分解释经络现象，也从宏观上提出了经络存在的生物学意义，可以用于解释中医的基本理论问题，并对中医各种疗法的生物学意义提供一套完整的思路。从现代医学的角度，这也弥补了研究视角的缺陷，生命周期的延长机制，以及所涉及的结缔组织结构进化和完善过程。

我们从中也体会到，几千年传下来的中医，之所以在现代医学引进中国一百多年仍然具有独特的魅力，其基本科学内涵是不容置疑的，否则坚持不到现在。筋膜学提出的意义就在于将中医理论和实践纳入了生物医学的科学范围，使中医发展进入了生物医学的轨道，搭上了现代生物医学发展的快车。

七、对中医关键性科学问题的诠释

1. 经络　全身的非特异性结缔组织支架网络为中医经络的解剖学基础，其组织结构为非特异性结缔组织，即疏松结缔组织和脂肪组织。从形态学来描述，即从筋膜的解剖学来描述，人体结缔组织广泛分布在人体的各个部位，形成了一个完整的结缔组织支架网络，人体器官均被结缔组织所包绕，不但包绕器官的表面，还深入到所有器官的内部形成器官的间隔。中医认为，经络是人体结构的重要组成部分，它是人体内经脉和络脉的总称。经络遍布全身，是人体气血运行的主要通道，内属于脏腑，外络于肢节、五官、皮毛，沟通内外，贯穿上下，将人体各部的组织器官联系成一个有机的整体。

筋膜学理论认为，疏松结缔组织（筋膜的主要成分）广泛分布于器官之间和组织之间，具有连接、支持、防御和修复等功能。筋膜学将人体结缔组织作为一个支持与储备系统来看待，它在神经和免疫系统的参与下，在维持机体内环境稳定的同时，对其他组织器官进行功能调节和生命调节（修复）。根据中医理论，经络将人体各部组织器官联系成一个有机的整体，借以运行精、气、血、津液并输布全身，使人体各部的功能活动得以保持协调和相对平衡。

内脏器官由交感神经和副交感神经共同支配，躯干和四肢只有交感神经支配而没有副交感神经支配，躯干和四肢的副交感效应由肌肉挤压、牵拉等机械作用的方式，来促进干细胞和成纤维细胞的增殖，以代替内脏副交感神经的作用。从内脏神经在躯干和四肢的分布来看，我们对任督二脉有了新的认识。因此，我们认为任脉为内脏筋膜的总称，督脉是躯干和四肢深部筋膜的总称。"任脉主血，为阴脉之海；督脉主气，为阳经之海"，也就是说，任督二脉分别对十二正经中的阴阳正经起主导作用，同时，任督二脉也涵盖了十二正经，故曰"任督二脉通则百脉皆通"。整个人体就被这二脉所主导，就像一块菜地，中间一条灌溉主渠将其一分为二，每边都有不同的沟沟坎坎，凸起的部分相当于阳经，凹陷的部分相当于阴经。

从筋膜学角度看，我们认为，古人对任督二脉的图标有些格式化倾向，其一，任督二脉都不应该只是一些线和点，而应该是一条位于前正中线的带状区和一些相互重叠的区域；其二，四肢的筋膜也应该包括在督脉中去；其三，对于任督二脉的干预（针刺、灸、按压等），不能只是机械地针对书本上记载的几个点（穴位），而应该在前后正中线的两侧进行较大范围的干预。

皮部指的是与十二正经走行相对应的皮肤区域，是皮肤乳头层、乳头下层结缔组织和皮下筋膜（浅筋膜）的总称，也是十二经脉之气的散布所在。该层结缔组织含有丰富的毛细血管和血管祥，有皮肤神经末梢感受器结构，如神经末梢感受器、环层小体感受器、交感神经末梢等，此外，结缔组织中还存在有各种大量的细胞。该层组织对各种刺激反应敏感，如针刺、冻、热及交感神经兴奋导致的血管收缩，各种创伤反应等。其区域的划分与已有十二经脉的感觉神经范围相对应。

对于皮部的临床干预，如采用刮痧、梅花针、揉搓、拔罐、外敷膏药等微创伤手段，会造成局部乳头层的损伤。这些干预，通过各种创伤因子的释放，激发人体的应激反应；通过疼痛末梢的疼痛刺激，激发人体应激神经内分泌激素的释放，如肾上腺素、去甲肾上腺素。这些反应的共同作用可以对抗病毒；通过相应区域的神经反射经脊神经传入脊髓和丘脑，可抑制相应区域的痛觉和干扰丘脑痛觉传导，以及引起大脑类阿片物质的升高等一系列神经反射和神经内分泌反射效应，从而对各种躯体和内脏的疼痛都有相应的抑制作用。

对于皮下筋膜间隙的干预机制，主要是通过牵拉、挤压、刺激，激发干细胞和成纤维细胞的增殖，如全身的揉搓、按摩、推拿、拔罐，以及对局部皮下索条样结节或增生的结缔组织进行松解。

2. 穴位　根据筋膜学理论，穴位是在人体筋膜结缔组织聚集处能在刺激（针刺）过程中产生较强生物学信息（神经、淋巴、交感）的部位。人体筋膜支架网络遍布全身表层并深入组织器官之间，形成间隔、间膜、被膜及各种外膜等。因此，从筋膜学角度看，人体刺激部位（穴位）与非穴位之间，只有信息量的区别而没有质的区别。根据腧穴理论，腧穴是人体脏腑经络之气血汇注、出入、转输、分流的部位，也是针灸治疗的目标和对象。人体上可分为十四经穴、经外奇穴、阿是穴等，也就是说人体各部均有穴位。

3. 阴阳　根据双系统理论，人体是由尚未分化的非特异性结缔组织（筋膜）支架网络构成的支持与储备系统和被该支架网络支持和包容的功能细胞构成的功能系统共同组成。我们可以认为支持与储备系统相当于人体的"阴"，被该支架网络包绕和支持的各种功能细胞称之为"阳"。二者之间的关系犹如阴阳学说中的阴与阳，既相互促进又相互制约，阴阳互换，达到平衡。

4. 五行　水、木、火、土、金的循环相对于五脏的肾、肝、心、脾、肺。我们试用筋膜学提出的循环再生模式（横向研究）对其进行初步解释，比如人体所有组织均起源于一个受精卵，到了成体就是分化的结缔组织中的干细胞，因此干细胞可以和肾的概念相接近。干细胞分化成各种功能细胞，肝脏的细胞是人体代谢最旺盛的细胞，通常我们把它比做人体的化工厂，合成各种营养物质和解毒，因此，需要大量的细胞支持并更新分化成新的功能旺盛的细胞，说水生木，或肾生肝也有道理。肝脏合成的各种营养物质通过心脏输送到全身，并在体液激素的调节下促使各种功能细胞维持其特有的功能状态，中医称之为"火"。各种功能细胞完成其功能以后也会老化、死亡、崩解和被清除，这些清除物最终要被脾脏加工，再加上来自消化道的营养物质，一起运输形成人体物质摄取的过程。这些营养物质经过加工处理再进入机体循环，为干细胞的增殖分化提供物质基础。这样解释也许不够全面，有一些牵强，但也不失为一个研究和理解中医理念的思路。至于五行之间的相"克"、相"侮"等理念，还需要在充分理解人体功能的过程中给予诠释，这就留下了研究的空间。

八、筋膜学对中医治疗优势病种的认识

1. 疼痛的治疗　不管是急性或慢性疼痛，用中医传统治疗的方法均能起到很好的疗效，具有见效快、副作用小、没有成瘾性等优点，这方面的病例和疗法已经为大量的临床病例所支持，这方面的研究也相对透彻。主要机制是通过神经干涉和神经内分泌镇痛机制实现对疼痛的治疗。

2. 亚健康治疗　亚健康是介于健康与疾病之间的身体与情绪不适状态，以往对该状态的重视不够，随着人们对疾病认识的逐渐深入和人们对健康要求的提高，亚健康问题已经引起越来越多的重视。也有学者认为亚健康与重大疾病的发生有密切关系，认为是人体重大疾病的一种预警信号，应该引起足够的重视。从中医外治的角度对人体的局部进行刺激，激发人体的应激反应，使机体恢复健康状态，是一种有效的治疗措施。

3. 机体退行性疾病的防治　包括最为常见的骨关节退行性病变，如骨质疏松、退行性骨关节炎。其他一些脏器的疾病也可归于退行性疾病，如成人2型糖尿病、阿尔茨海默病、生殖和性功能减退等。中医治疗的机制是通过全身和局部的刺激激发人体的损伤修复机制。

4. 肿瘤的防治　现代医学对肿瘤的研究是重点突破的目标，虽然现在已经证实所有的肿瘤发生均是与细胞的基因突变密切相关，但是也不能说所有具有易感基因的个体均会发生肿瘤，这就为环境、生活状态、饮食和情绪状态在肿瘤发生和治疗中的作用留下巨大的研究空间，也开拓了从多个侧面研究肿瘤防治的理论基础，但不要只走基因研究这一条路。从筋膜学分析肿瘤的发生，我们提出以下观点：肿瘤细胞虽然是一种不受机体控制的恶性增生，但肿瘤细胞也是人体细胞的一种，同正常细胞一样也需要有大量的正常干细胞作为其细胞源，正常的干细胞在肿瘤细胞因子的作用下转化成肿瘤细胞，肿瘤细胞也是一种不成熟的功能细胞，它也要遵循生、老、死、崩解的过程。正常干细胞转化成肿瘤细胞的速度快于其死亡、崩解的速度，肿瘤就会生长，反之则会缩小和消失。现代肿瘤治疗一味采取彻底杀灭的方法不见得明智，可喜的是现在也有学者从遏制干细胞转化的角度开展研究，采取免疫方法对抗肿瘤转移因

子、遏制对正常干细胞的诱导分化。中医治疗肿瘤的理念更值得关注，其基本出发点是改善机体的内环境，造成不利于肿瘤细胞生长的条件和环境，通过增强自身机体的免疫能力控制肿瘤的生长。临床上近年来出现的带瘤生存就是出于这一理念。我们认为对于肿瘤病例的合理治疗理念是，手术切除、化学治疗、放射治疗等"杀灭"疗法应该与中医的调理，和通过饮食、药物等手段改善机体内部环境相结合，遏制肿瘤的复发和转移，在机体免疫能力提高的基础上，最终达到治愈的效果。

九、筋膜学对临床相关疗法机制的探讨

1. 中医外治疗法的生物学效应　中医外治疗法有很多种，传统的毫针穴位针刺、刮痧、梅花针、艾灸、按摩、推拿等，还有近代推出的平衡针、浮针、腹针、大银针、针刀、内热针等，还包括各种外敷用品、红外线治疗器具、激光刺激等。不管是何种刺激，一般来讲，它产生的都是一种综合性刺激，但是不同的刺激方式产生的刺激性质有所侧重，大体上可以分为两大类：

（1）全身效应：不管是何种刺激一旦到达一定的强度就会产生不适的感觉，如酸、麻、胀、痛、热、凉、压等。持续的刺激就会引起机体应激能力的提高，通过神经系统产生各种应激反应，如交感神经兴奋，可导致应激物质的释放，如肾上腺素、儿茶酚胺类生物活性物质、脑内类阿片物质的增加，可出现血压升高、血糖代谢加快、免疫系统的功能增强、机体代谢增加、疼痛感觉阈值提高等。

（2）局部效应

1）牵拉效应：针体在旋转过程中对附着于针体的结缔组织纤维产生牵拉，并通过纤维将应力传送到引起形变的周围组织，附着固定于纤维之间的活性细胞，如干细胞、成纤维细胞也发生形变，导致细胞膜钙离子通道开放，激发细胞分裂增殖，同时，成纤维细胞的增殖和分泌功能增强，产生纤维蛋白原，引起组织中纤维增多和形变，其纤维方向与随意牵拉方向相一致。

2）损伤性效应：器具进入组织和操作的过程中，对组织中的细胞和微小结构产生损伤，如结缔组织中的毛细血管、毛细淋巴管等，这些结构和组织细胞的损伤均会产生多种损伤因子，如血管内皮生长因子（vascular endothelial growth factor，VEGF）和酸性成纤维细胞生长因子（acid fibro-blast growth factor），与细胞增殖及血管形成

相关；Nanog 基因、OCT4 基因与间充质干细胞多能性维持相关。感觉神经牵拉效应、弹拨效应和感受器直接刺激，包括在肌间隔行针时，通过纤维牵拉分布在骨表面和韧带的深感觉神经末梢并产生酸、麻、胀的感觉，其特点是由于神经末梢位于机体的深层结构，兴奋阈值较低，往往能产生较强的生物学信息，由于其定位不精确，其感觉范围较为广泛。皮下行针的刺激目标多为浅感觉神经末梢纤维，其刺激方式是对浅感觉神经末梢纤维的弹拨，特点是行针时并没有明显的酸、麻、胀、痛的感觉。针对表皮神经末梢感受器的刺激多见于表皮刺激疗法，如梅花针、刮痧和外敷刺激剂（膏药、喷辣椒水、液氮等）。

2. 中医外治疗法的作用机制　每一种中医外治的手段所产生的疗效机制多为综合效应，但是也各有侧重，同时，一种疗法也会伴随施治操作者操作的轻重、时间的长短、刺激部位的差异，产生的效果也会有显著差异。

（1）镇痛机制：这是中医外治疗法的关键，往往能够快速解决患者的疼痛问题。可分为两种。

1）快速镇痛机制：根据目前的研究主要是神经通路干涉机制，病痛部位的感觉神经通路在脊髓和丘脑，与外加刺激的感觉通路形成相关抑制关联通路，如骨关节疼痛的感觉通路与相应的浅感觉刺激部位在脊髓或丘脑有相关联的神经通路；内脏器官的感觉神经与躯体感觉的深感觉通路有相关联的神经通路。这种以神经通路的相互干涉形成的镇痛作用往往非常迅速，只需几秒钟，可以说立竿见影。

2）慢性镇痛机制：通过给予强刺激，激发人体自身的应激机制，产生较多的中枢镇痛物质（类阿片物质）和提高机体的应激能力，提高疼痛阈值以达到镇痛的效果，这种机制的产生往往需要有较长的时间治疗。

（2）损伤修复机制：这是人体甚至各种动、植物均广泛存在的一种基本机制，有损伤就会有修复，损伤修复机制体现在局部和全身。局部的损伤性刺激可以在局部释放出各种损伤因子，促进细胞的分化和增生，加快损伤部位的修复和再生。对人体强信息穴位的刺激可以提高自身的应激水平，为局部损伤修复提供整体条件（如血液循环加快、血液中活性干细胞增多等）。

（3）免疫功能增强机制：在机体受到伤害性刺激时，通过神经将信息传送到中枢，并通过大脑皮质形成伤害性意识，引起机体应对伤害的一系列应激反应，包括交感神经兴奋和神经体液途径，使下丘脑分泌应激性激素，如促肾上腺激素、加压素、血管紧张素等，使机体应激能力增强，免疫器官和免疫组织活跃，导致机体体液免疫和细胞免疫功能增加，对局部刺激也可导致局部组织损伤因子的释放，这些因子通过血液循环到达中枢和免疫器官，也使这些免疫器官和组织的活性增加。综合这些因素，外加刺激可引起机体免疫功能的增强，这也是中医外治疗法疗效机制的一个重要组成部分。

3. 筋膜学对微管道充盈和液体流动力学的诠释　　根据双系统理论，人体各种组织细胞都会经历一个从分化产生到执行特定功能，然后老化、死亡、崩解及清除的过程。以往学界对细胞的再生分化较为重视，但对老化、死亡、崩解及清除的过程重视不够。通过对双系统理论的理解和分析，我们认为这一过程在保持机体正常更新修复的过程中也是一个重要的环节，老化、死亡的清除障碍同样会导致新生细胞的再生和修复的障碍，从而引起各种疾病。在清除老化、死亡和崩解组织细胞及细胞碎片的过程中，人体巨噬细胞系统起着非常重要的作用，该系统广泛存在于人体未分化的疏松结缔组织筋膜支架网络中，还集中存在于各种免疫器官内。其中一个重要的作用是将老化与死亡的组织、细胞碎片通过吞噬、消化分解为大分子的物质，并转送到毛细淋巴管、血管等回收管道，再通过血液循环输送到脾脏进行进一步的消化处理，通过门脉系统输送到肝脏，与来自肠道的营养物质一起进行加工并通过肝静脉系统进入血液循环，输送到人体各个部位，供这些部位的组织细胞利用。如果说来自肠道的营养物质是外源性的，那么来自脾静脉的可以称为内源性的营养物质，对于人体来说，内源性的营养物质与外源性的营养物质同样重要。通过对这一机制的深入认识，我们提出以下几个方面的看法供参考：巨噬细胞对老化、死亡和崩解的组织细胞的吞噬、消化和转运造成了微细管道内外胶体渗透压的改变，使管道内的胶体密度增高，通过管壁半透膜从管道外吸附液体进入管道内，从而维持管道的扩张和充盈，同时造成靠近管壁附近组织间隙中的胶体渗透压下降，促进周围的液体向管道附近流动，这种由渗透压所形成的液体流动有别于我们常见的靠心脏收缩造成的压力差和组织内挤压形成的压力差的血液流动，这种循环机制的理解有助于解释微管道的流体动力学全貌，即人体液体的流动包括渗透压推进、组织挤压推进和心脏加压推进三个环节，形成一个从微观（渗透压推进）到局部（组织挤压推进）再到整体（心脏加压推进）的完整的体液循环系统。其中，微观渗透压推进是我们从筋膜学角度重点关注的环节，这样有助于深入认识临床一些疑难疾病的发病机制问题，如肢体的淋巴性水肿、脑脊液循环的流体动力学机制、脑积水、脑外伤昏迷、阿尔茨海默病等，内耳中内外淋巴的循环，眼内淋巴的循环，房水的循环及相关疾病，如青光眼等。同时，这样可以为传统中医疗法更好地治疗以上疾病提供理论基础。

通过近十年的研究和一直以来对中医基础科学问题的关注，还有对多年来中医界层出不穷的新疗法、新研究结果的综合分析，借助于国家启动的"863"中国数字人计划，我们有机会用数字化人体这一有利的手段，对中医的科学性——经络的解剖学实质进行有效研究。再参考中医经典书籍对中医穴位和经络数目的记载，我们才能跳出中医主要十四条经络和国标361个穴位的局限。将建模设置到全身的结缔组织，构建出全身的结缔组织支架网络，通过对这一支架网络的发育生物学和生物进化演化的追溯到单胚层生物的基本结构，就会认识到生物从单胚层、两胚层、三胚层，一直到人体均是由两个基本部分构成，从而得到人体结构的双系统理论，以及与其相对应的筋膜学研究结果。从筋膜学的角度我们设计了一系列的研究，进一步确认双系统理论可以作为从生物医学角度研究中医各种疗法的基本科学理论，也同时提出了维持生物生命周期可以成为生物医学的研究轴线，进而提出了人体生物学研究的三维研究模式。从三维的角度，尤其是从筋膜学角度研究人体的各种生命现象和疾病的发生机制，以及各类疾病的治疗手段等对我们有很多新的启示，这也为中医的一些特色疗法找到了进行生物学研究和进行针对性设计的新思路。从一个新的角度研究人体的各种生命活动是一个巨大的研究空间，我们所做的工作只是一个开始，具体涉及的问题还需要大量的基础研究和临床工作，筋膜学只是为打开这一巨大宝库的大门提供了研究思路，我们期望更多的学者参与这一工作，为中医的现代化，具体来说就是中医的生物医学化做出应有的贡献，最终造福人类。

筋膜学研究涉及多学科的基础知识，对很多概念和定义的理解难免存在偏差，我们真心希望与其他学科的研究者和临床医师一起充分交流、深入探索，让筋膜学造福于全人类。

第 一 章

中西医学发展史及未来医学模式

对中、西方医学史的回顾，有助于我们清醒地认识东西方医学的学术结构，了解东西方医学的发展途径，比较东西方医学的优势和不足，为未来医学模式的设计和发展奠定理论基础（表 1-1）。

表 1-1　中西医学发展史对照表

年代	西医	中医
古代（公元前）	自然科学模式 古印度、古巴比伦、古希腊	自然科学模式 神农氏
近古 （公元 13—14 世纪）	宗教医学模式 神学、牧师、巫师	哲学医学模式 《易经》 《黄帝内经》
近代	文艺复兴 解放思想、宗教改革、科学普及	《伤寒论》 《医林改错》
现代	解剖学发展、学科构建、科学医学模式	……
当前	科学医学模式 以功能 – 结构为视角（2D）	筋膜学产生 科学化中医模式 以寿命为视角
未来	东、西方融合的三维医学模式：功能 – 结构 – 寿命（3D）	

一、西方医学史

自古希腊人希波克拉底开始就产生了一个体液医学系统，治疗被认为是恢复体内体液的平衡。《古代医学》是一部关于医学专题的著作，由希波克拉底大约于公元前400 年所编纂。类似的看法在中国和印度也得到支持。在古希腊，自从盖伦直到文艺复兴时期，医学的要旨是通过控制饮食和卫生来维护健康。解剖学的知识非常有限，只有很少的外科或其他治疗。靠着和病人的良好关系，医生只能处理微小的病痛及安慰病人，发生流行病时，一开始发生在城市和动物的驯养，然后在全世界流行，医生的作用不大。

希波克拉底被看作是现代医学之父，而他的跟随者首先描述许多疾病及医学状况。他被赋予荣誉，因为他首先描述了杵状膨大（手指与脚趾的末端扩大，指甲发亮且不正常弯曲的情形）是慢性化脓性肺病、肺癌和心脏病的重要症状。因为这个原因，畸形的手指有时候被称为"希波克拉底的手指"。希波克拉底也是第一位在预后描述"希波克拉底的脸"的医生。莎士比亚在《亨利五世》（戏剧）中描述法斯塔夫之死时，就间接提到对"希波克拉底的脸"的描述。

希波克拉底将疾病分成急性、慢性、地方性及流行性，并发明了专业术语，例如恶化、复发、消退、病情急转、突发、巅峰和康复。希波克拉底的另一个主要贡献可以在症状学、疾病的物理治疗、外科治疗和胸腔积脓症的预后描述中找到。希波克拉底是第一位官方文件证明的胸外科医生，而他的一些学说目前仍然使用。

盖伦进行了许多大胆创新的手术，包括脑和眼的手术，在那之后的大约两千年没有人尝试进行过脑和眼的手术。后来，在中世纪的欧洲，盖伦有关解剖学的文章成为中世纪医生大学课程的支柱，然而他们在医学上的发展停滞不前。在 16 世纪 30 年代，比利时的解剖学家和医生安德烈亚斯·维塞利亚斯进行了一项将许多盖伦用希腊文书写的文章翻译成拉丁文的计划。维塞利亚斯最著名的作品《人体结构》，极大地受到盖伦文章的影响。盖伦和阿维森纳的作品，尤其是包含了他们两人学说的《医学正典》被翻译成拉丁文。《医学正典》为欧洲医学教育最具权威的书，直到 16 世纪。

古罗马人发明了许多外科器械，包括第一个妇产科专业器械，而且在外科上使用了钳子、手术刀、烧灼剂、剪刀、缝针、探针和扩张器。罗马人也是白内障手术的先驱者。

中世纪的西方医学是逐步发展的科学和宗教混合物。在中世纪的早期，随着罗马帝国的灭亡，标准的医学知识主要基于仅存的保存在修道院或其他地方的希腊和罗马的文章。关于疾病的治疗和起源的概念并不完全是世俗的，也基于宗教的看法。例如命运、罪恶和星的影响被认为和物理因素相当。

欧利修巴斯是拜占庭帝国最伟大的医学知识编纂者。他和其他拜占庭帝国医生的一些作品被翻译成拉丁文，到了启蒙时代和理性的时代，被翻译成英文和法文。

医学显然不是博雅教育的七大范畴之一，因此被看成是手工艺甚于科学。医学、法律学和神学分别是欧洲 12 世纪大学的主要学科。Rogerius Salernitanus 的《外科的实施》，为现代外科手术奠定了基础。现代神经学的发展开始于 16 世纪，维塞利亚斯描述了脑部构造和其他知识，他认为大脑主要放置在脑室。

近代西医大事记：

1543 年，维塞利亚斯发表《人体结构》，建立了人体解剖学。

17 世纪，哈维发现了血液循环。

18 世纪，莫干尼建立了病理解剖学。

19 世纪中叶，德国病理学家 Virchow 提出了细胞病理学。

19 世纪下半叶，巴斯德证明了发酵及传染病都是由微生物引起的。

19 世纪，雷奈克发明了听诊器。

19 世纪中叶以后，解剖学的发展使麻醉法和无菌法广泛应用，外科学得到了发展。

19 世纪末合成阿司匹林，其后各种药物的合成品不断得到发展。

超声、CT，MRI，新特药，微创外科，手术机器人……借助其他学科的发展，医学新技术、新方法不断涌现。

二、中国医学史

远古时期，炎黄子孙在寻觅食物的过程中，发现某些食物能缓解身体不适，但某些食物有毒性，能导致死亡。当时人们利用热石取暖时，发现以石头烘烤不同的体表部位可以舒缓某些不适，另外，亦发现利用尖锐的砭石捶击特殊位置可舒缓某部位的痛楚。这些经验奠定了草药、针灸治疗疾病的基础。商代的甲骨卜辞反映殷代武丁时期的许多医学知识和医学活动。甲骨文中，殷人对人体表面构造的认识已比较具体，并记有二十余种疾病的名称，以及关于生育、梦的内容。春秋战国时期，出现了不少真正的职业医生，如医和、医缓、扁鹊等。一系列医学理论著作也应运而生。《黄帝内经》《难经》等是此类代表著作的现今仅存者。中医理论已经基本形成，出现了解剖和医学分科，扁鹊采用了"四诊"，治疗方法有砭石、针刺、汤药、艾灸、导引、布气、祝由等。西汉时期，开始用阴阳五行解释人体生理，出现了"医工"，金针，铜钥匙等。东汉医学家张仲景著《伤寒杂病论》，确立了"辨证论治"原则。魏晋南北朝时期，医药学得到全面的发展，在汉代的基础上，广泛总结经验，出现了大量的医学著作，特别是脉学、针灸学、本草学及方剂学方面。王叔和的《脉经》是现存最早的中医脉学专著，奠定了脉理与方法的系统化、规范化基础。皇甫谧的《针灸甲乙经》，是中国现存最早的一部针灸专书。唐代医学繁荣并开始将中医传播海外。孙思邈的《千金要方》《千金翼方》是中国第一部医学百科全书。唐朝以后，中国医学理论和著作大量外传到朝鲜、日本、中亚、西亚等地。两宋时期，宋廷设立翰林医学院，医学分科接近完备，并且统一了中国针灸由于传抄引起的穴位紊乱，出版《图经》。金元时代，中医学出现了许多各具特色的流派，其中代表性的有四大家，即"寒凉派""攻下派""补土派""滋阴派"。明代的医家们仍旧沿袭先前医学经典继续发展，继承金元时代医家们提出的医学主张，出现不同学术流派，主要分为滋阴、温补以及明末出现的温病学派。在明朝后期成书的《本草纲目》标志着中药药理学的巅峰。同一时期，蒙医、藏医受到汉医的影响。清朝温病学说又更进一步发展，已经形成了独立专题。这个时期的重要人物及著作有：叶桂与《温热论》、薛雪与《湿热条辨》、吴塘与《温病条辨》等。清朝末年，中国受西方列强侵略，国运衰弱。同时，现代医学（西医）大量涌入，严重冲击了中医的发展。国民政府时期，政府的医疗政策主导了医学发展。例如 1920—1940 年国民政府采取排斥、抵制中医的措施，认为提升西医地位等同于国家现代化。这对中医的发展产生深远影响，造就中、西医并存的局面。西医学在中国处于主流地位，给中医发展带来了巨大冲击，然而很多中医师并没有放弃自己的传统文化。他们建议摒除中医的缺点，同时吸收西医学的优点。当时，医学家提出了一些汇通中西医的见解，并且不断为后人承接，逐渐形成了中西汇通思潮及学派，对后世产生深远的影响。当时的研究者有张锡纯、恽铁樵及杨则民等。中华人民共和国成立后，政府指导医疗人员学习及汇通中医，"团结中西医以创造新的医疗系统"是指导政策。1982 年，《宪法》写入"发展现代医药和我国传统医药"。2006 年颁布的第一批非物质文化遗产保护名录，传统医药作为第九大类共 9 个项目列入名录。《中华人民共和国中医药法》于 2016 年 12 月 25 日由十二届全国人大常委会三审通过，并于 2017 年 7 月 1 日起正式实施，将党和国家关于发展中医药的方针政策用法律形式固定下来，对于中医药行业的发展具有里程碑意义。十九大报告作出"坚持中西医并重，传承发展中医药事业"的重要部署，充分体现了国家对中医药发展的高度重视。

第二章

筋膜学研究的起源

第一节　筋膜学研究背景

经穴是人体经络脏腑之气输注于体表的部位。千百年来的临床运用，有力地证实了经穴的有效性，其对人体生理、病理、诊断、治疗等各个环节都起到了不可忽视的作用。对于穴位的实质和其治疗机制的研究仍然是一个方兴未艾的课题，而对经穴物质基础的揭示，必会给经络研究乃至整个中医理论带来一场革命。

从 1985 年开始，我国经络研究的重点从 1972 年"循经感传"现象的研究，逐渐转向了对于经穴实质的揭示和生理功能的探讨。通过放射性核素循经迁移现象发现了迁移路线上存在着循经低流阻通道，并且发现经穴上存在平行分布的毛细血管，它可能是组织液循经流动的原动力，而后者的循经流动可能是经脉气血运行的物质基础。另外，还有人发现经穴存在着钙元素富集的钙库、经穴皮下筋膜肥大细胞增加以及经络和穴位表皮是丰富的缝隙连接，等等。

近几年来，筋膜结缔组织与腧穴相关的研究越来越受到人们的关注，并日益成为这一领域的研究热点。国内外学者通过 MRI 显像、断层扫描、组织解剖和数字解剖学等各个途径对这种相关性进行了验证。党瑞山等观察到手太阴肺经的全部穴位与结缔组织密切相关；费伦等以磁共振成像等多种方法揭示了穴位都处于各种不同的结缔组织中；郑利岩等用声测经络技术证实了经脉线的物质基础为筋膜组织；美国 Helene M. Langevin 提出针灸经穴网络是间质结缔组织网络表象的假说，并应用虚拟人体数据，推断结缔组织与针灸发挥作用有关，间隙结缔组织在人体可能起到潜在的重要整合作用。

近年来，国际生命科学界对人体非特异性结缔组织的研究，主要集中在结缔组织作为细胞外基质的遗传和分子等微观层面，如成纤维细胞及细胞外基质的细胞生物学领域，涉及免疫应答及创伤修复、成纤维细胞分化机制、细胞骨架的重塑、生化物质的释放、上皮细胞增殖反应机制、肿瘤细胞增殖与细胞外基质的关系等，但从生命整体角度对人体结缔组织网络开展研究在国际上也仅仅处于起步阶段。目前，国外对筋膜的研究集中在美国、德国、荷兰等为数不多的几个科研机构，所研究的课题方向是仅仅将筋膜作为一种生物组织，并未将其提升到系统的高度，但已有部分学者提出了全身筋膜是"力学网络""信号转导网络"等假说，更深入的研究尚没有展开。

在探索筋膜网络生物学新机制的驱动下，基于长期的结缔组织微观研究基础，国际生命科学界对筋膜结缔组织的研究迅速升温，吸引了来自生物医学和传统医学领域的大量学者参与，研究群体不断壮大，并逐渐发展成为一种全球性的科学研究工作。2007 年德国 Ulm 大学、英国 Westminster 大学等 8 家知名科研机构联合主办了第一届国际筋膜研究大会，并于 2009 年举办了第二届。不仅会议规模不断壮大，而且形成了连续举办和定期交流的机制，充分反映了该领域的研究进展与盛况。

第一届国际筋膜研究大会于 2007 年 10 月 4～5 日在美国哈佛大学医学院会议中心举行。这次会议共有来自 28 个国家的 650 位研究人员参加，这次大会尝试在筋膜研究的基础与应用研究领域实现良好的沟通交流；第二届国际筋膜研究大会于 2009 年 10 月 26～31 日在荷兰 Vrije 大学举行，会议代表来自 40 个国家，共计 900 多人。在这次大会上，筋膜支架网络或称结缔组织网络成为会议的主要焦点。

这两次会议以"常规与替代医疗的基础与应用研究"为主题，研究领域涵盖了筋膜解剖学、筋膜生物力学及生理学、筋膜相关的分子生物学和细胞学、筋膜病理学及治疗学、替代疗法的筋膜机制等几乎所有现代医学领域。两次大会分别出版以筋膜为专题的论文集 *Fascia Research*、*Fascia Research II*。2007 年 11 月 Science 杂志在第 318 卷对国际筋膜研究大会及研究情况进行报道，特别指出：不同的研究人员尝试通过整合关于筋膜与肌肉的认识建立一个崭新的学科。

根据两次学术会议所做的初步统计显示，目前国际上长期开展筋膜研究的机构大约在 200 家以上，涉及 60 多个国家，主要来自欧美知名医学院校，其中以美国佛蒙特大学医院、美国哈佛大学医学院、德国乌尔姆大学医学院、荷兰 Vrije 大学等研究团队最为引人注目。在这些机构中，不同领域的学者正在有计划地开展着系统的筋膜专题研究，这意味着筋膜学术影响在不断扩大，一个以筋膜为研究对象的新学科初具规模。

第三届国际筋膜研究大会于 2012 年 3 月 28～30 日在加拿大温哥华市举行，参会人数达到 1300 人；第四届国际筋膜研究大会于 2015 年 9 月 18～20 日在美国华盛顿特区召开，参会人数超过 2000 人，涉及 60 多个国家和地区，依旧传承了国际筋膜大会的精神，使来自全球多个国家的筋膜研究专家、团体及临床治疗医师汇聚一堂，围绕筋膜研究的最新成果展开讨论。2018 年 11 月第五届国际筋膜研究大会将在德国柏林举行，由此可见，筋膜研究在国际上已方兴未艾。

我们利用中国数字人解剖学技术，首次将全身的结缔组织通过计算机标记和重建，成功地构建出与传统"经络－穴位"记载有很强对应性的影像学结构，并利用 CT、MRI、超声等医学放射影像学技术，通过计算机软件处理，在人体内重建与数字解剖学技术类似的结缔组织连线，发现其中部分连线与中医经典书籍所记载的经络走行与分布非常相近。同时，根据中医经典理论对经络的描述，我们也发现经络与筋膜在形态和功能上表现出高度的一致性：经络是人体运行气血、联络脏腑、沟通内外、贯穿上下的路径；而人体的筋膜系统，同样也内连脏腑、外系皮肤，联络内外、遍布全身。

所以，对于这种筋膜结缔组织的研究大致可分为两个方向：一是筋膜中的间充质干细胞是如何分化为定向干细胞，进而分化为功能细胞；二是筋膜是如何在神经和免疫系统的参与下调节细胞和机体的功能状态。针刺对于机体的作用多是通过对穴位的刺激来调节人体的功能状态，从筋膜层面如何看待针刺对机体的影响，将是筋膜解剖学研究的重要内容。

对于针刺产生的机械力信号是如何被细胞感知并转化为生物学信号，以及筋膜结缔组织在这些信号转导中有什么作用？这尚是一个较新的课题，但对于针刺力学信号在筋膜中传导途径的研究无疑会对长期困扰人们的针灸机制的揭示起到很大的推动作用。近年来，国内外学者从形态学、生理学和细胞生物学等方面，系统研究了在体或离体状态下，针刺或机械应力作用时皮下疏松结缔组织的变化，已经取得了一定成果。

E. Konofagou 在体内超声显像中观察到在针刺捻转过程中，组织位移可扩大 5 倍，在针体提插运动中，捻转也可对组织位移产生显著影响，而组织体外牵拉导致了成纤维细胞在周长和横断面积上发生显著性增长。牵拉 2 小时，位于牵拉组织中的成纤维细胞横断面是未牵拉的 201%。被牵拉的成纤维细胞突起更短，"片状"细胞体积更大，体内组织牵拉 30 分钟和体外的实验相似。在共聚焦显微镜下，30% 的成纤维细胞的突起在一个细胞到另一个细胞是连续的。电子显微镜显示，毗邻细胞的突触相互之间紧密对合，但没有发现缝隙连接。所以，实施针刺操作手法时，对胶原的牵拉可能导致针体周围大量成纤维细胞的可逆性收缩，成纤维细胞收缩本身可以导致对胶原纤维的进一步牵拉，进而导致基质变形的"波浪"式传导，最终细胞收缩通过针体传导到整个间隙结缔组织。因此推测：①得气在于针体和结缔组织的耦合和组织对于针体的缠绕；②行针经机械传导可以将机械信号传导到结缔组织内部；③这个机制既可以解释针灸的远期效应，又是局部和远端取穴的依据。

机械应力在细胞生长、分化、凋亡以及基因表达等生理过程中起重要作用，细胞通过特殊的分子通道将力学信号传递到细胞内不同的结构上，实现化学转化，从而调节细胞的生理功能。陈波等通过体外培养"足三里"穴及穴旁区域的筋膜结缔组织细胞，对细胞进行形态学鉴定后，实施气压传导压力加载装置刺激，可以检测细胞外培养液中前列腺素 E2（PGE2）和白细胞介素 -6（IL-6）的变化，结果发现，压力刺激均能够促进细胞 PGE2 和 IL-6 合成和释放的增加。由此看来，结缔组织成纤维细胞感受刺激后，能把机械信号转化为生物化学信号。Duncan、Turner 认为，可将机械负荷的细胞转导分为 4 个不同阶段：①机械耦联阶段：机械负荷引起组织发生形变；②生化耦联阶段：将细胞表面信号转化为细胞内生化信号途径，关键结构可能包括细胞骨架 – 核基层、细胞内应力激活通道、G- 蛋白依赖途径；③细胞内信号转导阶段；④效应细胞产生反应阶段。目前对于结缔组织对针刺机械应力的反应研究仍多集中于前两个阶段，对于后两个阶段的研究仍较少。

研究表明，丝裂酶原活化蛋白激酶（P38MAPK）在细胞力学传导中有重要作用，其被活化后可磷酸化核转录因子和其他蛋白激酶等多种底物，调节相关基因的转录，进而参与细胞生长、发育、分裂及细胞间的功能同步等多种生理过程，并在细胞恶性转化等病理过程中起重要作用。哺乳动物细胞中的 P38MAPK 途径参与多种反应，来影响细胞最终的反应，包括细胞增殖和分化、适应环境应激以及细胞凋亡。初步研究发现 P38MAPK 参与了机械力在人牙周膜成纤维细胞的跨膜信号转导，与压力值的大小有关，包括成骨细胞，这也为研究机械应力影响结缔组织的信号转导途径提供了思路。

非特异性疏松结缔组织组成了一个遍布全身的信号网络，通过对针刺结缔组织影响的研究，我们知道针刺可引起成纤维细胞的形态学发生变化，并且引起细胞骨架中成纤维细胞的变形，最终可引起细胞外液的生化改变。但对于针刺信号是如何通过特殊的分子通道将力信号传递到细胞内不同的结构部件，并且通过怎样的信号途径在细胞内转导，进而实现化学转化，最终达到调节细胞的生理功能的研究尚不深入。

第二节	经络的数字研究

一、数字化虚拟人的研究

近年来发展起来的"虚拟人"技术，是在人体解剖研究的基础上，将人体图像数据、生物物理及其他模型以计算法整合成一个研究环境，研究人体对外界环境的反应。将数字化虚拟人体的高精度数字模型与不同专业领域的知识和需求相结合，产生具有行业特色的应用模型。有了这一技术，不但可以使人体解剖结构达到可视化效果，而且可以将生理学、生物力学等学科通过先进的计算机技术有机地整合起来，从而能够应用其来指导临床研究。

美国早在 1989 年就已经开展了"可视人计划（visible human project，VHP）"。VHP 采用的是冷冻创切后的断层照相重建技术，其断面间距精度达 0.33mm 和 0.20mm。VHP 面世后，立即引起多个领域专家的广泛重视，并已经在实际应用方面产生巨大价值，该数据已在教学、诊断、治疗、虚拟现实、艺术、数字及工业方面得到应用，并且美国的 VHP 已经可以从几何学角度定量描绘人体的结构。继美国之后，韩国亚洲大学医学院在韩国科技信息研究院的资助下，也于 2000 年开展了"可视韩国人"（visible Korean human，VKH）的项目，在没有信息损失及组织切片为 0.2mm 厚度的条件下完成切片数据的获取。此后中、德、法、英、日也相继开展了本国虚拟人体的研究。

2001—2003 年，国家科技部经过第 174 次和 208 次香山科学会议的充分论证，启动了针对"数字虚拟人"的国家高技术研究发展计划（"863"计划）。2001 年启动的"数字化虚拟人体若干关键技术"（2001AA231031）由中国科学院计算机所牵头，主要工作由第一军医大学（现为南方医科大学）完成。其后，2002 年启动的"数字化虚拟中国人的数据集构建与海量数据库系统"（2002AA321021）项目由南方医科大学原林教授牵头，并联合其他三个单位承担。

在前期的研究工作中，我们不仅掌握了"虚拟中国人"切片建模和数据集获取等关键性技术问题，而且还采用高精度冷冻切削、数码照相的方法获取了正常人体的整体形态学信息，并利用人体图像数据库实现了整个人体特异组织成分的选择性图像分割和三维重建（图2-1）。其中，对人体结缔组织等特定组织进行整体分割、标记和三维重建，为研究筋膜学提供了直接的技术手段和前提。

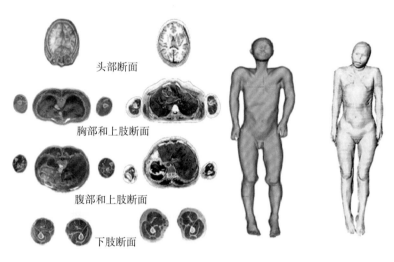

头部断面

胸部和上肢断面

腹部和上肢断面

下肢断面

图 2-1　国家"863"科技计划——虚拟人研究

　　图 2-2 显示的是我们所取得的数字人部分图像和重建的结果。数字人技术的最大优势是可以一次性地把研究中所关注的结构提取出来，例如血管、骨骼、脏器等，当然也包括本项研究的关键内容——结缔组织。

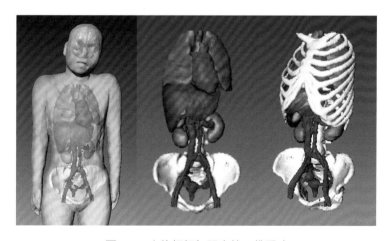

图 2-2　人体组织与器官的三维重建

筋膜学是在国内外密切跟踪中医关键性科学问题，以及在人体经络解剖学实质的基础上提出来的。经过国内外近50年的探索，对于经络与穴位的解剖学、组织学定位基本上达成了共识，经络和穴位与人体结缔组织关系密切，但以往的研究在理论上未取得关键性的突破，并且在方法学上亦存在研究手段的局限。既往的研究中往往一涉及探索未知结构（如经络），总是一味追求研究手段的先进性，用各种尽可能精密的仪器和设备向细微结构进行探索，如德国人发现的所谓结缔组织中的细微缝隙；韩国首尔国立大学生物医学实验室苏光燮教授一直追踪研究"凤汉氏系统"（朝鲜金凤汉提出，学界多有争议），从而提出的"原生小管"，以及近年国内学者提出的胶原纤维的网络、红外热象等。总之，一定要找出现有生物学发现以外的结构。而我们在研究手段上采用数字人技术，本质上是反以往向细微结构探索的思路，将整个人体作为一个研究对象，不是利用显微镜来放大，而是利用缩小镜进行研究。如果说以往的研究是"盲人摸象"，数字人技术是将大象缩小成一个模型，然后再摸，其全貌则一目了然，有了这样一个"模型"，才有经科学理论推理的物质基础。因此，数字人技术的应用对揭示经络的解剖学实质功不可没。

二、经络的物质基础研究

新中国成立以后，广大海内外中医工作者做了大量关于经穴实质的研究，取得了一些进展，提出了大量假说，包括神经说、血管说、神经血管说、神经免疫说、淋巴管说、细胞间隙说、结缔组织说、场能量说等。目前概括起来基本上可以分为以下几大类：

神经论：主张经络现象是神经系统的一种功能表现，并无独立的经络结构。神经论目前已涉及从大脑皮质、脊髓到外周传入的各个神经层次以及自主神经。

体液论：认为经络就是已知的脉管或间隙性结构，包括早期的血脉论、淋巴管论、间隙体液论等，以细胞内液为介质的细胞缝隙连接假说也包括其中。

能量论：认为经络是某种电磁波或电子能量的优势传递渠道。

结缔组织论：认为经络穴位包含在结缔组织及其相关立体结构中，结缔组织作为针灸发挥作用的载质，有其各种特殊的理化性质。其相关的研究起步相对较晚，但正逐渐成为近年经穴实质研究的热点。

中国工程院王永炎院士曾指出：中西医现在都已认识到，人体这样一个复杂系统应该是非线性的，而且应把它当做一个自组织、自调节、自稳态的系统来研究。祝总骧教授也认为经络不是一条简单的细线，也不是由一种单一的形态学结构构成，他提出经络是多层次、多功能、多形态的立体结构的观点。而在人体，分布广泛的筋膜结缔组织恰恰符合这些特性，并能包含各种有关经络实质的假说所涉及的相关解剖学结构。

近年来，研究者也通过实验观察到经脉与结缔组织在结构上关系密切。上海复旦大学与第二军医大学等单位联合组成的多学科研究课题组，首次证明了穴位的形态学基础是以结缔组织为基础，连带其中的血管、神经丛和淋巴管等交织而成的复杂体系。谢浩然等观察肺经循行线的组织结构时发现，"肉之大会为谷"是"分肉之间"，即皮肤与肌肉和骨骼之间的筋膜间隙；"肉之小会为溪"是"肉分之间"，即肌束与肌束之间的筋膜间隙。党瑞山等通过实验进一步证实了这种说法，他们观察了手太阴肺经全部穴位和相关结缔组织结构，结果 11 个肺经穴位中，与骨膜相关者有 9 个，与神经鞘膜和动脉壁相关者各 1 个。他们在对胃经自"人迎"至"厉兑"37 个穴位的观察中发现，所涉及的结缔组织结构中，与穴位最相关的是筋膜（22 穴），其次是骨膜（8 穴），最后是关节囊（1 穴）。在胆经的观察中也获得了相同的效果。费伦等以磁共振成像、X 射线、计算机断层扫描及组织解剖方法，对健康人体和尸体的观察表明，穴位都处于各种不同的结缔组织中。谢浩然等还用尸体解剖观察的方法进行验证，结果表明：在体表"分肉之间"与体内"脏腑之间"等器官间隙中，有疏松结缔组织富集带区。郑利岩等用声测经络技术测定家兔膀胱经体表循行线，在此基础上分层切断皮下组织，记录经脉线导声状态的变化。结果切断皮肤、皮下浅筋膜对经脉线导声状态无影响，切断深筋膜声波传导几乎消失，从而得出结论：经脉线的物质基础为筋膜组织。

国外学者近年也注意到筋膜和针灸经络的关系并做了多项相关研究。德国 Staubesand 的一项有关筋膜的电镜研究表明：筋膜层的表面有无数以静脉、动脉和神经穿过为特征的穿孔，Staubesand 可鉴定出这些穿过的神经是无髓的自主神经。几乎同时，Heine 的一项研究报告也表明在筋膜表层有这些穿孔点。Heine 发现大部分（82%）穿孔点在位置上与中国针灸学中的 361 个经穴相一致。并且，在颈肩或者肩臂痛的患者身上研究了这些筋膜穿孔点，发现这些穿孔点特别不规则，穿孔血管被一异常增厚的环状胶原纤维在穿孔的正上方缠绕和束缚。在这些点上进行显微外科手术，松解缠绕并使得那些血管获得自由出入，可使病人的情况明显改善。以美国佛蒙特州立大学医学院 Helene M. Langevin 教授为首的研究组在一项获得美国 NIH 资助的课题中，提出针灸经穴网络是间质结缔组织网络的表象的假设，该假设得到 Elisa E. Konofagou 等在正常人体上针灸穴位处结缔组织分裂位面的超声影像显示实验的支持。为验证该理论，Langevin 进一步应用美国科罗拉多州大学开发提供的虚拟人体数据，取上肢连续大体解剖切片断面标记针灸穴位，发现尸体组织切片上针灸穴位处与肌间或肌内结缔组织位面有 80% 的符合率。进而推断针灸经穴与结缔组织的解剖学关联与针灸发挥作用的机制有关，间隙结缔组织在人体可能起到潜在的重要整合作用。Langevin 在其后继的关于结缔组织内由纤维原组成的细胞晶体间格结构、机械信号传导等方面的研究进一步为该论点提供了理论支持。2018 年 3 月 27 日，美国宾夕法尼亚大学和纽约大学医学院的一个研究团队在知名学术期刊 Nature 旗下杂志《科学报道》上发表了论文《人体组织内未知间质的结构与分布》，宣布了一个重大消息——原来我们人体内还存在着一个"器官"，从来没有被发现过。他们认为在人体结缔组织内，其实广泛存在一种液体内容物，就是间质液（interstitium）。原来结缔组织不是寂静无声的原野，而是繁忙喧嚣的高速公路。这篇报道在国内引起较强的反响，很多人认为研究结果证实了中医"经络"的物质基础。

国际学术界对经络长期不倦的研究，很多学者为此投入了毕生的精力。这其中经历了高潮和低潮，一些人放弃了，更多的人依旧坚持。相信他们都有一个共同的信念，那就是相信支持整个中医理论框架的基石——经络，它一定存在于身体中，而且也坚信经络研究的突破将对整个生物医学产生巨大的影响，可以促进医学研究的巨大科学进步，毕竟在世界医学史上，中医使中国和整个东亚的医学曾经长期处于世界的领先地位。在学术上虽然没有产生根本性的突破，但是众多研究成果实际上也逐渐向揭示经络的本来面目一步一步地靠近，其中最为关键的积淀是近年来的研究大都指向经络的实质——结缔组织。

我们的工作只是在前人研究的基础上换了一种手段。如果说前人的研究是已经建造了一座可以看到大海中航船桅杆的山，我们就好比站在山上用一种特殊的望远镜（数字人技术）看到了那艘航行在大海中的巨轮。我们应该永远铭记这些在经络研究的道路上作出贡献的人们。

三、古代经典著作对经络的启示

郑利岩综合《灵枢经》有关经脉的论述，并结合自身针灸临床体会认为：经脉不是独立的系统及组织，不是单一组织的功能体系，而是借助于"筋膜类"组织产生特殊物质，具有多种功能的调节体系。筋膜遍布全身，包括所有包被在肌肉或血管、神经及某些脏器外或其间的结缔组织，它又分为浅筋膜、深筋膜及脏筋膜。《灵枢·经脉》指出："经脉十二者，伏行分肉之间，深而不见。"张介宾注："分肉，言肉中之分理也"，"大肉深处，各有分理，是谓分肉间也。"可见，古人描述的经脉路线主要分布在人体深部位的肌肉分理中。《素问·气穴论》中描述穴位所处的"溪谷"是指肌肉筋膜间的缝隙。《素问·气穴论》还认为"溪谷"是针刺时针芒所及腧穴之处。古人描述经脉所循行的"分肉间"和穴位所处的"溪谷"，与结缔组织结构恰好相符，这是把经络和腧穴形态学研究定位于结缔组织结构的主要依据。

在中医学经典文献中，对经脉腧穴的记载非常详尽。《灵枢·经脉》曰："经脉十二者，伏行分肉之间，深而不见，其常见者，足太阴过于外踝之上，无所隐故也。诸脉之浮而常见者，皆络脉也。"《灵枢·海论》又有："夫十二经脉者，内属于脏腑，外络于肢节。"这些论述说明古人对经脉在人体的循行路线及穴位的精确定位都做了比较详细的记载。然而，由于受到当时解剖学等学科发展的限制，没有与现代解剖学名词相对应的解剖学结构，这也为后代研究者提出了一个重大的难题。

现代中医学院教科书对经络的描述是"经络将人体各部组织器官联系成一个有机的整体，借以运行精、气、血、津液并输布全身，使人体各部的功能活动得以保持协调和相对平衡"。

根据书中表述的对人体经络的认识，我们深深感受到其实古人对经络的描述已经非常清晰，只是用词稍有区别。我们现在对经络的解剖学描述定位在人体结缔组织支架网络，对它的描述简略为"结缔组织（筋膜的主要成分）广泛分布于器官之间和组织之间，分布到全身各个部位，位于皮下浅筋膜、肌肉表面深筋膜、肌肉之间的间隔，以及肌肉、血管、神经的被膜、束膜和内膜，内脏器官的被膜、系膜、隔膜等，神经、血管、淋巴管主要行走其中"。从功能上讲，中医认为经络是人体生存之本，是主导人体功能的基础，治疗上从调整经络入手治疗各种疾病，这些基本认识也与我们把筋膜作为一个基本功能系统的现代生物学结论完全相符。

从筋膜解剖学和筋膜学理论的角度越是深入进行研究，我们越是认为古代学者对于中医经络的认识非常透彻，也越是发现我们现在的研究不过只是对古人的理解和诠释，而并非创新。我们也经常反思，为何经过这么多年的研究才理解了古代学者为我们提供的这个重要的宝库呢？分析可能因素如下：现代医学生物学的基础是人体解剖学，目前研究人体结构的解剖学方法（anatomy approach）遵循着系统解剖学和局部解剖学的研究模式，也就是两维视角。从局部研究的角度对经络、穴位进行形态学研究也有收获，那就是我们前面所述，揭示了结缔组织与其密切相关，但是还不能解释经络的真实全貌，所谓"不识庐山真面目，只缘身在此山中"。在筋膜中找经络、在经络中找经络可以作为这些年工作偏差的一种写照。因此，在我们这些年的工作中越是深入地研究，越是觉得我们祖先的聪明和智慧，以及看问题的深度，前人所建立的中医理论体系的博大精深。我们认为中医理论和实践是经过几千年磨炼出的智慧的结晶，完全经得起时间和科学的考验。

第三节　提出筋膜学的实验背景和理论的完善

一、从数字经络影像到筋膜结缔组织支架网络

2002 年初，我们受 Helene M. Langevi 和 Jason A. Yandow 工作的启发，用数字人图像重建人体经络，在肢体和躯干的筋膜组织聚集处进行标记，通过三维重建和透明化处理，在重建人体模型内呈现出与经穴记载走行一致的串珠样影像结构，其中串珠的"珠"相当于经穴的"穴"，连接串珠的"线"相当于经穴的"经"。基于这一工作，我们又在此后的 2 年时间中利用 CT 和 MRI 等技术手段获取活体数据，通过计算机自动识别重建获取图像并进行反复验证，均得到了同样的结果。鉴于标记和重建的部位随着所选条件的放宽，出现更多的条形图像，考虑到经络的条数和穴位的个数在各个版本的中医著作中记载不一，数量众多，我们将标记点扩展到全身所有的结缔组织，从而展现出一个完整的结缔组织筋膜支架网络。我们将这个支架网络作为研究的个体进行科学分析。

二、理论分析——从单胚层生物到人体

在以上研究结果的基础上，通过对整个结缔组织筋膜支架网络进行发育生物学方面的分析，追溯从多细胞生物到三胚层生物再到高等动物的筋膜进化过程和个体胚胎的发育过程，我们发现从单胚层生物的细胞外液演化而来的遍布全身的结缔组织筋膜支架网络是以干细胞为核心，在传统的神经系统和免疫系统参与下构成的一个新的独立的功能系统——支持与储备系统。该系统的基本功能是使生物维持较长的生命周期，并通过细胞信号传导、分子扩散、神经反射调节、神经内分泌调节、自身免疫调节和细胞组织修复等环节维持机体内环境的稳定。结合现代生物学和医学研究成果，我们提出了一个新的研究领域——筋膜学。同时提出：人体筋膜支架网络是经络的物质基础，穴位是在行针时能够产生较强生物学信息的部位。

三、理论的完善

我们最早的几篇公开发表的文章是在 2003—2006 年，我们将由筋膜结缔组织支架网络所构成的结构作为一个新的功能系统，命名为：自我调控系统或第 10 个功能系统。但随着研究的深入，我们觉得这种命名实际上还是没有跳出原有西医系统解剖学分科的范畴，没有跳出这个框框就不能反映问题的实质。从 2009 年开始，我们关于该理论的定位逐渐明确和清晰：提出了人体结构的两系统理论（后为更好地反映两者之间相互关系，改称为双系统理论）、筋膜解剖学和筋膜学，以一个全新的视角来研究和观察人体。筋膜可以通过信号传导、递质传导等作用，给机体提供循环和代谢支持，并维持局部动态张力平衡。我们认为全身的筋膜支架网络除了接受神经体液调节之外，其还有内分泌功能，通过适当刺激筋膜，能够调节全身和局部的代谢和营养，并从某种程度上可以通过对中枢神经系统等进行反馈，调节全身的代谢及功能状态，从而达到临床治疗目的。

四、理论的验证

在理论完善和逐渐成熟的同时，我们的主要精力和人员投入是通过一系列的动物

实验对由此理论延伸的机能学进行研究，首先通过尸体解剖的手段，对经络穴位的物质基础进行深入研究，并对该理论进行验证，均取得了预想的结果。同时也发现，现代医学生物学研究确实存在理论上的缺陷，通过研究更加认识到中医理论的突破将会导致整个生物医学研究模式的重大进步。

回顾我们的研究历程，我们体会到在医学研究中，对医学生物学基本知识的应用尤为重要，作为现代医学的奠基知识，从古希腊对人体解剖学的描述到中医对经络和人体解剖学的描述都要有所了解。对本研究最大的启示来自现代生物进化的知识理论体系，当我们构建出与人体经络走行接近的影像结构并扩展出全身的结缔组织支架网络时，当时我们反复思索这个结构与经络的关系：这些结构只是提示与经络关系密切，如果说它就是经络则还需要有一套理论支持。因此，作为解剖学工作者习惯性思维，对于不明确的结构要用比较解剖学的方法向低等生物追踪，人→草食类动物→爬行类动物→两栖类动物→鱼类→软体鱼→肠腔动物→水母→海胆（胚囊期）。一直到此才豁然开朗，原来这个结缔组织支架网络不过是这个球体内部细胞外基质的演变，所有的高等动物不过是这个简单结构的不断变形，海胆（胚囊期）、水母……一直到人都可以用两个基本的功能系统来概括。这就像一白一红两张纸的重叠，如果简单地把两张 A4 纸相叠加，我们很容易看出是两张纸，但是试想如果是两张足球场大小的纸重叠，并揉成一团，我们就很难看明白。实际上，我们人体包括高等动物也就是这两层纸的反复折叠、延伸、迁移，使其结构越来越复杂，生物进化的知识可以使我们把复杂的结构简单化，对于人体来讲就是将其简化成两个基本的功能系统。这样经络的问题就一目了然，在该理论框架下，我们就可以有序地对其进行深入的研究，也很自然地会扩展到生物医学的其他领域，带动整个生物医学的科技进步，真正体现出经络的真实价值。

在科学研究中，科研思路是第一要素，科研手段是第二要素，两者缺一不可。有人可能认为我们在国家的支持下承担了数字人项目，近水楼台，因此占据了先机。是的，当数字人的数据采集完成后，我们首先想到的是用它来做什么，当然可应用的领域很广，可以做教学软件，也可以做虚拟手术，或做技术生物力学等研究。但是，我们知道数字人本身并不具备太多的创新因素，也没有太高深的科学内涵，只是计算机技术和图像软件技术的结合。我们研究工作的其他技术也都是一般的生物实验技术，可以说没有技术层面的精彩之处。然而，我们向科学界真正展示的是一种科学思路，是一种观察人体的崭新视角，即人体结构的双系统理论。从科研投入的角度看，科学理论的提出是不需要太多的资金投入，它是一种科学家思想火花的闪现。

在此，很想对刚进入科研队伍的朋友们讲几点体会：科学研究是一种高级脑力劳动，它的核心是思想的活跃和探索精神，与经费投入没有必然的联系，需要投入的是技术和工程。解剖学界有突出贡献的科学家，如第四军医大学的鞠躬院士（在脊髓与脑干的联系、终纹床核以及脑下垂体前叶、后叶的神经支配等方面研究中有许多重要发现，尤其是发现哺乳动物可受神经直接调节，从而提出垂体前叶受神经-体液双重调节的学说，具有突破性意义，打破了垂体前叶不受神经直接调节的定论。此学说可能将对内分泌的正常及病理功能，内分泌疾病的病因及治疗等方面开辟新的研究方向），最初的发现是在其他工作的切片中看到，然后跟踪完成。北京协和医学院的万选才教授在国外访问的过程中，从别人不用的切片中写出了自己有独到见解的论文，这些都在国内解剖学界传为美谈。

另外，在我国高等医学院校的基础医学教育中，近年来也有一种急功近利的倾向，重实用、轻基础。结果基础课程越来越少，所谓的前沿课程越来越多，医学生的基础知识太薄弱，作为普通医生刚进入临床工作似乎效果不错，但是，这种基础知识功底不牢的医生成不了名医，更成不了科学家。

在这些年的科研工作中我们对祖国的古代科学文化有一点浅薄的了解，中华文化的博大精深涉及各个领域，这份宝贵的财富我们要很好地利用，切不可妄自菲薄，一门心思跟在别人的后面，不敢越雷池一步。我们觉得理解几句《道德经》对于搞科研也是很有帮助的，比如《道德经》的第一句："道可道、非常道，名可名、非常名"，其中对太阳系、地球以及宇宙的认识都是非常到位。古老的藏医唐卡对人体胚胎发育的描述和记载也是令人震惊和感叹。

第四节　筋膜研究的国际动态

国际上关于"经络"的研究竞争激烈，同处亚洲的韩国和日本对经络的研究尤其重视。国际上对筋膜的研究已经进入起跑阶段，2007 年第一届国际筋膜研究大会在美国哈佛大学召开，很多针灸、按摩、理疗师和研究工作者参加了大会。2009 年第二届国际筋膜研究大会在荷兰召开，筋膜学创始人原林教授带队参加了这个会议，并做大会报告。从与会者的工作中可以了解到世界性的筋膜研究工作已经形成规模，唯一感到遗憾的是还没有提升到理论高度，只是在临床和实验阶段做了不少工作，他们离上升到理论仍有一步之遥。2011 年 9 月，在国家科技部的支持下，原林教授等组织召开第 407 次"筋膜学研究"香山科学会议，重点讨论了筋膜学的相关研究。2015 年 9 月应邀参加了在美国华盛顿特区召开的第四届国际筋膜研究大会。由此可见，筋膜的研究已经日趋成熟。科学就是一层窗户纸，蒙在"经络"上的这层窗户纸实际上已经捅破了，后续工作如果不赶快跟上，只能坐失良机。光靠少数人的力量是无论如何也难以为继的，最后会被国外的科学家后来居上，这将会造成国家和民族的巨大损失，看到国内还有人为中医是否是伪科学而争论不休，等我们明白过来恐怕早已被外人超越了。

我们国家从新中国成立以来对中医一直都非常重视，中医确实也为保障人民的健康起到了不可替代的作用。目前，发展中医药已经列入国家发展战略。2008 年，国家十六部委发布的《中医药创新发展规划纲要》正在各个层面落实，许多省市把发展中医作为下一个五年计划的重要内容。2005 年，广东省就在全国率先吹响了"建设中医药强省"的号角，把建设广东中医药大省、强省作为重点发展方向，随之涉及的是大量人力物力的投入。政策好，还要科技工作者落实，如果仍然没有引入新的理论支持，今后的中医研究将仍然像以前那样在低层次重复研究的怪圈内徘徊。

现代科学发展已经深入到社会的各个领域，中医要以开放的态度接受现代医学生物学的先进理念、先进技术和先进方法，为己所用，如此才能促进中医事业的健康发展。抛弃陈旧的方法和观念，比如，现在还有人热捧所谓"师父带徒弟"的教学方法，还在塑造所谓的"神医""大师""祖传秘方"等。中医科学研究中大量的论文缺乏严格的科研设计和严谨的统计学分析。这些不健康的现象随着国民教育程度的提高逐渐会被人民群众所遗弃，市场只能越来越小。

总而言之，形势紧迫，机会与危机并存，为振兴祖国传统医学，作为中华民族的子孙，我们应该用担当和使命来复兴中医，责无旁贷。

第三章

筋膜学概论

人体结构的双系统理论（two-system theory of the human body）：在生物进化的过程中，单胚层生物的细胞外基质、两胚层生物的中胶层、三胚层生物的间充质，以及人体的结缔组织支架网络属于同源结构。遍布全身的结缔组织（筋膜）支架网络，在神经和免疫系统的参与下，构成了一个最基本的系统，我们称之为支持与储备系统。此系统在人体中形成了遍布全身的结缔组织支架网络，其组织学构成为非特异性结缔组织（疏松结缔组织和脂肪组织）；被该支架网络支持和包绕的各种已经分化的功能细胞构成了人体的功能系统，人体是由这两个基本的系统构成。以双系统理论研究人体结构及其功能的新解剖学方法（new anatomical approach）称为筋膜解剖学（fascial anatomy）。对支持与储备系统本身及其与功能系统相互关系之间的研究，称为筋膜学。

第一节　筋膜的概念

关于筋膜（fascia）的定义和分类，各种教科书的描述和定义比较复杂，有狭义和广义之分：

一、狭义的筋膜

狭义的筋膜包括浅筋膜和深筋膜：浅筋膜（superficial fascia）又称皮下筋膜，位于真皮下，即组织学上的皮下组织，包被全身各处，大部分由富含脂肪组织（adipose tissue）的疏松结缔组织（loose connective tissue）构成。由于部位不同，脂肪组织的多少存在差异，而有些部位如下腹部和会阴处的浅筋膜分为两层，浅层脂肪组织多，深层则含较多的纤维组织。浅筋膜内分布有丰富的神经末梢、皮神经、浅动脉、皮下静脉、毛细血管和淋巴管等。深筋膜（deep fascia）又称固有筋膜，由致密结缔组织（dense connective tissue）构成，含脂肪组织较少，位于浅筋膜深面，包被体壁、四肢的肌组织、血管和神经等。

二、广义的筋膜

广义的筋膜可以理解为组织学意义上的结缔组织，形态较狭义，定义更为多样化，分布更为广泛，包括固有结缔组织和特殊结缔组织两大类。固有结缔组织包括疏松结缔组织、致密结缔组织、脂肪组织和网状组织，而特殊结缔组织包括骨组织、软骨组织、血液及淋巴等。一般所说的（狭义）结缔组织主要指疏松和致密结缔组织。结缔组织在全身无处不在，而且参与了人体器官所有内在结构的构成。这些结缔组织细胞有着共同的胚胎发生来源，都来自胚胎时期的间充质细胞。固有结缔组织除分布于狭义的浅筋膜处，尚存在于：①基膜：上皮细胞基底膜与其下方的结缔组织之间形成的薄膜状结构，在 HE 染色切片上呈粉红色线状，嗜银染色呈黑色。基膜在电镜下由基板和网板构成。基板由上皮细胞分泌形成，化学成分主要为层粘连蛋白、Ⅳ胶原蛋白和硫酸肝素蛋白多糖等；网板由结缔组织内的成纤维细胞分泌形成，主要为网状纤维和基质，含少量胶原纤维。基膜为半透膜，上皮组织通过该半透膜从结缔组织汲取营养，此外尚具有支持、连接、固着作用，还能引导上皮细胞移动和影响细胞的增殖和分化。②位于肌组织的结缔组织：肌外膜、肌束膜和肌内膜，分别包绕在肌组织外、肌纤维束外和每条肌纤维周围。③位于神经处的结缔组织：神经外膜、神经束膜和神经内膜，分别包绕在神经外、神经纤维束外和每条神经纤维周围，也包括了神经系统中的神经胶质（neuroglia）或胶质细胞（glia cell）部分。④肌腱、腱鞘和韧带：为有规则的致密结缔组织，由大量平行排列的胶原纤维束构成，其间分布着腱细胞。⑤关节囊/滑膜囊：为封闭的结缔组织囊，壁薄，分内外两层。内层疏松为滑膜，含滑膜细胞，分泌透明质酸和黏蛋白，与水分一起构成滑液；外层致密。⑥参与器官结构：循环系统器官（中空性器官）如心脏、血管、淋巴管的内皮下层、肌层间和外膜；消化管、泌尿、生殖管道（中空性器官）的黏膜固有层、黏膜下层、肌层间和外膜。实质性器官包括肝、胰、脾、胸腺、淋巴结、睾丸、卵巢、肾等，其表面的纤维囊、脂肪囊、深筋膜以及被膜、小梁或间隔、网状组织等，尚包括了各种体腔，如腹膜腔、胸膜腔、心包腔等，它们均参与了器官的结构。⑦真皮：为不规则的致密结缔组织。⑧其他：神经元外的神经胶质、神经胶质细胞以及包绕在神经纤维外的神经膜、髓鞘等均属于筋膜的范畴。对神经元的营养、支持、保护、再生修复等有着重要的作用。

<table>
<tr><td>第二节</td><td>筋膜的结构和功能</td></tr>
</table>

一、筋膜的组织学结构

富含脂肪的疏松结缔组织由细胞和细胞间质（intercellular substance）构成。疏松结缔组织的细胞成分少而细胞间质成分多，故细胞排列稀疏。结缔组织的若干特征主要取决于由结缔组织细胞产生的细胞间质的特点。细胞间质包括无定形的基质（ground substance）和纤维（fibers）。细胞分散于细胞间质内，细胞间质富含血管、淋巴管和神经。

1. 筋膜内的细胞　主要包括结缔组织所固有的细胞和从其他组织迁移来的游走性细胞。前者包括成纤维细胞、脂肪细胞（adipose cells）和未分化的间充质细胞等；后者包括巨噬细胞、肥大细胞、中性粒细胞、嗜酸性粒细胞、淋巴细胞等。未分化的间充质细胞为筋膜的干细胞，特定情况下可分裂、分化，形成筋膜组织。筋膜内的细胞分散存在于细胞外基质内，它们的功能必须借助细胞外基质来传递信息。

2. 细胞外基质（extracellular matrix，ECM），即细胞间质（intercellular substance）指由细胞分泌，位于细胞周围，为组织、器官甚至整个机体的完整性提供力学支持和物理强度，并对细胞的黏附、迁移、增殖、分化等活动以及胚胎发生等产生影响的物质，是细胞社会属性的体现。在显微镜水平上，细胞外基质包括纤维和无定形基质，前者包括胶原纤维、弹性纤维和网状纤维，后者则包括酸性糖氨多糖（acid glycosaminoglycan，AGAG）、透明质酸（hyaluronic acid，HA）、蛋白多糖和水等。另外，在筋膜组织中分布着密密麻麻的毛细血管和感觉、运动装置，如触觉小体、环层小体、肌梭、运动终板等神经末梢，这对筋膜组织的调节功能有至关重要的作用。

3. 纤维（fibers）　结缔组织间质中分布的纤维有胶原纤维、弹力纤维和网状纤维之分，本质上都是成纤维细胞分泌的纤维蛋白原在间质中交联形成不同的表现方式。在筋膜中胶原纤维数量最多，它在间质中形成网状支架网络，是细胞附着的力学基础，因而也是传递力学信息的重要结构。其排列方向受力学作用影响，通常状态为无序交叉排列，在力的作用下纤维排列方向逐渐与力学的作用方向相一致。

二、筋膜的生物学功能

1. 机械支持功能　细胞外基质是构成基膜和结缔组织，如骨、软骨、韧带、真皮以及各种器官被膜的主要成分，以维持机体结构的完整性，为机体提供支架网络结构，具有十分重要的功能。如肺中由纤维粘连蛋白以及层粘连蛋白等组成的基膜结构，是肺上皮细胞与内皮细胞附着的支架网络结构，便于气体交换。肺泡隔中的弹性纤维赋予肺泡高度的弹性回缩功能。

2. 参与细胞黏附（adhesion）与迁移（migration）　细胞外基质分子结构中具有与细胞结合的位点，称为细胞黏附位点（cell adhesion site），该位点与细胞膜上相应的受体特异性结合，触发跨膜信号转导（signal transduction），对于细胞的基因表达及细胞表型和功能，如细胞迁移等能产生显著的影响。例如骨唾液酸蛋白分子结构中的细胞黏附位点，位于286～288氨基酸残基之间，称为RGD位点。粘连蛋白（cohesin）、纤维蛋白原（fibrinogen）、纤维粘连蛋白（fibronection，FN）、骨桥蛋白、凝血酶应答蛋白-1、vWF等结构中都有RGD或类似的位点。

与细胞迁移有关的细胞膜上的受体分子主要是整合素，它与纤维粘连蛋白、层粘连蛋白、亲玻粘连蛋白和胶原蛋白之间都存在着结合功能。在多细胞生物的发育过程中，许多发育过程和步骤都涉及细胞向新的位点迁移的过程。阻断由整合素介导的细胞迁移，会阻断胚胎原肠胚的形成。

3. 影响细胞增殖（proliferation）与分化（differentiation）　细胞外基质蛋白的某些类型，如成纤维细胞生长因子（fibroblast growth factor，FGF）具有促有丝分裂素（mitogen）的功能，通过促进层粘连蛋白的合成与释放，进一步刺激神经细胞的增殖与分化活动。层粘连蛋白、纤维粘连蛋白以及胶原蛋白等基质蛋白成分，都具有促进体外培养神经元轴突生长的功能。

第三节　筋膜学的概念

一、双系统理论

从单胚层生物、两胚层生物、三胚层生物一直到人体均是由两个基本的系统构成，即分布于人体全身的非特异性结缔组织支架网络，在神经和免疫系统的参与、调节下组成支持与储备系统；被该支架网络包绕和支持的各种功能细胞构成功能系统，全身的各种生命活动均由功能系统的各种功能细胞完成，支持与储备系统为功能细胞的更新与修复提供细胞源，并对功能系统的细胞活动进行调控，同时为功能细胞的生命活动提供一个稳定的内部环境。

二、筋膜解剖学

以人体结构的双系统理论为基础，研究人体正常结构与功能的解剖学方法称为筋膜解剖学。筋膜解剖学的概念是对应于我们熟悉的系统解剖学和局部解剖学而言，系统解剖学是以功能系统为轴线，将人体划分为九大功能系统：运动、消化、呼吸、泌尿、生殖、脉管、神经、感官、内分泌。局部解剖学是以结构为轴线，将人体划分为各个部位：头、颈、胸、腹、盆、背和四肢等，然后研究其局部的神经、血管、肌肉、骨骼的相互位置和毗邻关系。筋膜解剖学是以维持机体正常结构和功能的时间（也就是生物学意义上的寿命）为轴线，研究机体自身如何维持和更新修复各个局部的结构，它与前两者最大的区别在于它是以动态的角度（活）研究人体结构，而前两者均是以静止的角度（死）研究人体。从筋膜学角度看人体，人体的各个部分每一天都是新的，活的人体结构变化是绝对的，不变是相对的。

三、筋膜学的定义

在双系统理论的基础上，对非特异性结缔组织支架网络本身的生物学特性进行研究，和被其支持和包绕的功能细胞相互关系进行研究的学术领域，我们称为筋膜学。

根据人体结构的双系统理论：人体是由全身非特异性结缔组织所构成的筋膜支架网络，形成的支持与储备系统，以及被该支架网络支持和包绕，主要由已分化的功能细胞所构成的功能系统，这两部分所组成。功能系统的各种细胞根据分工特点不同，完成生命活动的各种功能，支持与储备系统为各种功能细胞的更新提供了一个稳定的内部环境，并对这些功能细胞的更新和修复提供源源不断的细胞供应。筋膜学研究中所涉及的筋膜只是包括未分化的结缔组织，即非特异性结缔组织，具体讲只包括两种结缔组织：疏松结缔组织和脂肪组织。这两种结缔组织在机体可以相互转化，当机体摄入营养过剩时，部分疏松结缔组织中的干细胞，在增殖的过程中部分细胞充满脂肪颗粒形成脂肪细胞；当机体营养匮乏时，这些脂肪细胞则被动员参与机体代谢，脂肪颗粒消失。以往其他广义概念上的结缔组织，如血液、淋巴液、骨及软骨、韧带、肌腱等已经分化出各自的特定功能，均属于功能系统的范畴。本书所提出的两系统构成在结构上的分界很明确，外胚层与中胚层起源组织的基底膜和中胚层起源组织的类基底膜结构是两系统之间组织层面的分界。

第四节	筋膜学的提出及意义

一、学术背景

基于我们的研究和文献对中医经络和穴位的记载，以及经络和穴位文献记载中的多样性、临床应用的侧重性进行综合理解和分析，我们对中医中的"经络"和"穴位"提出以下观点：①全身的结缔组织支架网络是中医经络的基础；穴位是在人体结缔组织聚集处进行行针操作（旋转、提插）时能够产生较强生物学信息（感觉神经信息、对局部组织细胞的牵拉刺激和损伤刺激信息）的部位。全身各部"穴位"与"非穴位"之间只有产生的信息量的不同（大小）而没有质的区别，也就是说人体各部位都是穴位，这与中医所述的"阿是穴"有异曲同工之妙。②刺激穴位与患病部位周边，存在不同层面的解剖学相关性（局部结构、脊髓节段、神经通路、中枢分布等）。③针灸的作用机制是通过对结缔组织进行机械刺激所产生的生物学效应，起到对人体的功能调节（组织细胞的活性）和生命调节（组织细胞的修复和再生）作用。

为探索对以上学说的生物学理论支持，我们从发育生物学角度入手，探索个体胚胎发育过程，模式化地分析筋膜结缔组织的生物进化。通过对人体结缔组织支架网络（经络）进行发育生物学和生物进化起源的追本溯源，我们发现，在个体发育的过程中，由中胚层间充质分化成多个器官系统后所遗留的部分形成了遍布全身的结缔组织筋膜支架网络。在生物进化的过程中，单胚层生物的细胞外基质、二胚层生物的中胶层、三胚层生物的间充质以及人体非特异性结缔组织均为同源结构。人体非特异性结缔组织支架网络为已分化的组织细胞提供支持和支撑作用，并为这些功能组织细胞的修复、再生提供细胞储备和生存的环境。从动态的角度（机体是在不断的更新代谢中维持平衡-生存），提出了人体新的解剖学分科方法——筋膜解剖学，核心就是人体结构的双系统理论。

二、筋膜学的子学说

1. 功能细胞的不断更新修复学说　人体各种功能细胞都是在不断更新修复中维持其结构与功能的稳定，从而保持机体的正常健康状态。这些功能细胞都来自于支持与储备系统中干细胞源源不断的细胞供应和分化。这里涉及两个观点：一是细胞的跨胚层分化，疏松结缔组织中的干细胞可以跨胚层分化为外胚层、内胚层和中胚层的各种功能细胞；二是所有的功能细胞都是短命的，只有不断的更新修复才能维持其功能形态。这里特别强调以往长期被认为不能再生的重要功能细胞，如中枢神经细胞、心肌细胞等均有一定的生命周期，无非是较长而已。机体所有细胞的更新只有更新周期长短的差异，而没有不更新和更新的区别，人体中没有任何一种功能细胞的个体可以伴随机体的一生。

2. 人体物质循环再利用学说　人体组织细胞在完成其生命周期的功能之后不可

避免要经历死亡崩解的过程，在人体内有一套完整的回收再利用系统，除了表皮细胞和消化道细胞脱落后排出到体外，人体绝大部分组织都要被淋巴管道和血液循环带到脾脏，通过脾脏血窦中的巨噬细胞进行消化加工成各种小分子物质，再通过门静脉系统输送到肝脏并进行再加工，分解合成各种能够被机体利用的营养成分。其生物学意义在于人体组织细胞在不断更新中，不但要维持源源不断的新细胞的补充，而且老化死亡的细胞还要被机体不断地清除和再利用。这个环节与细胞组织的更新共同形成一个完整的循环链，清除死亡老化的细胞同样是维持这一循环链条运转的重要环节。清除过程的障碍同样会阻碍新生细胞的更新，有时还会导致严重的疾病，如脑积水、青光眼、脊髓空洞症等。从生理的角度讲，这一系统的机制研究有助于解释人体微细管道的开放机制、脑脊液循环的动力机制、眼房水循环的机制等一系列目前尚未有明确认识的基本生理现象（我们推测维持这一系统正常运行的重要因素是人体巨噬细胞系统的作用，巨噬细胞通过吞噬大分子组织细胞并消化排出分解后的小分子物质，从而形成的胶体渗透压差，是维持这些微管道充盈和促使液体流动和循环的原动力）。

3. 新的筋膜分类方法　以往关于筋膜的分类方法很多，根据双系统理论和筋膜学说我们提出了一种新的筋膜分类方法。从分化的角度将全身所有的筋膜结缔组织分为两大类：①未分化的结缔组织，包括疏松结缔组织和脂肪组织，两者之间可依脂肪的积累多寡而互相转化。②已经分化的结缔组织，包括硬性固态结缔组织、软性固态结缔组织和液态结缔组织。硬性固态结缔组织包括骨组织、软骨组织和牙质等；软性固态结缔组织包括韧带、肌腱、腱膜、椎间盘等；液态结缔组织包括血液、淋巴液、组织液、脑脊液、房水、内耳的内淋巴和外淋巴等。

三、筋膜学对现代医学的影响

进化论的提出奠定了现代生物医学的科学框架。伟大的生物学家达尔文（1809—1882 年）通过多年的研究搜集到了大量的证据，发表了划时代的著作《物种起源》。达尔文进化论的确立是生物学史上的一场革命。Dobzhansky 说："没有进化论，生物学将毫无意义。"达尔文进化论的提出使古代医学从经验和知识结构零散的慢车道迈进了系统和完整生物科学发展的快车道。生物医学主要沿着两条轴线建立了基础医学的学科体系：①形态学科，包括解剖学、组织学、细胞学、亚细胞结构研究、蛋白质学及基因组学；②功能学科，生理学、病理生理及生物信息学等。其中每个学科都发生了一系列重大的科学进步。

同时，在进化论的指引下开创了实验生物医学一系列新的研究方法，进化论的提出和其在主流医学中的作用，体现人类在研究人体的过程中，了解到人类与其他动物之间都有许多共同之处。

进化论从物种对环境的适应出发，对个体生物的结构和功能进行了深入研究，其后续的研究成果也充分体现了进化论的研究思路是从结构和功能两条轴线上进行的，这是一个二维研究模式。但是，达尔文进化论模式的研究缺失了一条重要的轴线——生命的时空轴（寿命轴），达尔文在对各种生物进行研究和观察的过程中，均没有涉及不同生物物种之间生存时间（寿命）的差异。进化论没有研究人类及与其关系密切的高等生物（动物）物种之间生命周期的巨大差别，更没有谈及生命周期差别的结构基础和内在要素。

筋膜学所提出的研究对象是全身的非特异性结缔组织支架网络，在此学说的基础上提出了人体结构的双系统理论，正是有针对性地弥补了进化论研究的上述缺失，补充了生物进化的另一个重要轴线——个体生命的时空轴（寿命轴），每个生物个体都是在不断进化的过程中，通过筋膜的不断完善从而维持较长的生命周期。

四、筋膜学与《黄帝内经》

《黄帝内经》中的《素问·上古天真论篇》，从一开始黄帝与岐伯探讨的问题就是作为生物的一种"人"，从个体的角度为何生命周期（寿命）有长短之别的问题，之后的内容也是围绕这个轴线进行探讨，论述古人对寿命长短的认识，以及各种内在、外在因素对寿命的影响，他们对人体进行干预的各种手段和思路。从达尔文进化论中对生物寿命轴的缺失到《黄帝内经》对寿命轴的认识，我们就很容易将生物医学从二维研究坐标构建成更加完善的三维研究坐标，也就是说找到了中医理论的生物医学定位。中医侧重于个体生命的时空轴（寿命），中医理论的介入将使生物医学的研究从注重结构及功能的二维研究模式，跨入包括形态、功能及生命周期（寿命）在内的三维科学研究层次。

五、筋膜学在医学研究中的地位

从认识双系统理论，研究人体的结构和功能，我们发现中医的治疗方法包括中医外治疗法和以天然药用植物为主的各种汤剂，更多的是作用于我们所研究的遍布全身的筋膜支架网络。我们将人体的两大系统比喻为一个花园，筋膜支架网络相当于花园的土地，它所包被和支持的各种功能细胞相当于生长在这块土地里的各种花卉，中医外治的治疗手段是通过激发机体的各种生理功能来对抗疾病，相当于给土地进行松土。中药所用的各种汤剂是为了改变筋膜的环境，相当于给土地进行灌溉和施肥。而西方医学的重点是关注功能系统的变化，即土地上所生长的各种花卉的状况，有的放矢地进行手术、化疗、放疗等。中医药治疗肿瘤多是从调整机体的内环境着手进行。从中也容易解释中医和西医的疗效比较，中医在治疗疾病时往往注重机体的整体情况，而对具体病变部位的针对性不强，在临床中也反映出中医治病的疗效较慢等弊端。西医的各种疗法同样有其弊端，只注重对病因的对抗性处理，对机体整体的影响关注不够，并且已带来日益严重的后果，如因细菌、病毒的不断变异造成的耐药性，为此研发各类新特药来对抗，已形成一种恶性循环，使疾病治疗成本大幅度增加，近年又频繁出现超级病毒、超级细菌等现象。我们之所以提出人体结构双系统理论和筋膜学的研究，其目的就是让广大医学工作者能够更加全面地认识我们人体，从三维的角度研究和了解人体，最终对疾病的治疗提到一个更高的水平。

筋膜学研究从发现人体经络的解剖学物质基础入手，通过对发育生物学和生物进化论的科学推导提出了人体结构的双系统理论，提出了医学研究的新方向。既弥补了进化论思想在观察生物视角时的缺失，同时亦揭示了中医基本理论的科学内涵，真正从生物医学的角度将现代医学与传统中医有机地结合在了同一个框架中，使生物医学研究从单纯地注重生物的生存，进入到如何令生命更长周期地生存这一新高度。

六、建立传统中医生物医学研究模式

筋膜学从揭示中医最基本的科学问题——"经络"的解剖学基础入手，利用现代生物医学的各种研究手段，对人体非特异性结缔组织支架网络进行了系统的研究，从系统论的角度解读了人体两个基本系统相互之间的关系，从还原论的角度将结缔组织分解为不同的层面，研究了各个层面对生物生存产生影响的侧重点，探索了不同干预手段产生的生物学效应及其机制。根据结缔组织的形成顺序，我们可以将结缔组织分为四个层次：①细胞外基质：主要以水和透明质酸为主要成分，主要为细胞的生存提供一个以水为基质进行交换和生存的基本环境。②纤维网状结构：以胶原纤维为主，这些纤维形成的网格为细胞附着和均匀分布起到了支撑作用，同时，纤维起到将机械牵拉应力传递到附着其上的细胞作用。③细胞层面：结缔组织中的细胞可分为内源性细胞和外源性细胞。④结构和器官：结缔组织中最高级的结构为感觉神经纤维，其产生的生物学效应也对机体作用最强，是各种外治疗法作用机制表现最为重要的环节。

在筋膜学基础上，我们所提出的纵向和横向研究模式，使我们同样可以看出以往有关经络的研究多是侧重于筋膜中的某一种结构或成分，神经学说提出经络与神经密切相关；血管学说提出与血管相关；还有体液学说、纤维学说，等等。但是，这些研究只能解释经络的某一种现象，不能够全面反映经络的本质。筋膜学的提出第一次从整体、生物进化的角度，提出了人体结构的双系统理论，从生物最基本的进化要素——生命周期的不断延长，分析全身的结缔组织支架网络（经络）在人体中的作用，并以各种实验为依据验证了这一学说，它不但能够充分解释经络现象，也从宏观上提出了经络存在的生物学意义，可以用于解释中医的基本理论问题，并对中医各种疗法的生物学意义提供了一套完整的思路。从现代医学的角度，弥补了研究视角的缺陷（生命周期的延长机制，以及所涉及的结缔组织的组织结构进化和完善过程）。筋膜学提出的主要意义就是在于将中医理论和实践纳入生物医学的科学范畴，使中医发展进入生物医学的轨道，搭上现代生物医学发展的快车道。

七、对中医相关科学问题的诠释

1. 经络　全身的非特异性结缔组织支架网络为中医经络的解剖学基础。中医理论认为经络将人体各部组织器官联系成一个有机的整体，借以运行精、气、血，并将津液输布全身，使人体各部的功能活动得以保持协调和相对平衡。筋膜的解剖学描述人体结缔组织广泛分布到人体的各个部位，形成了一个完整的结缔组织支架网络，人体器官均被结缔组织所包绕，不但包绕器官的表面，还深入到所有器官的内部，形成器官的间隔。

2. 穴位　根据筋膜学理论，穴位是在人体筋膜结缔组织聚集处，能在刺激（针刺）过程中产生较强生物学信息（神经、淋巴、交感）的部位。人体筋膜支架网络遍布全身表层并深入组织器官之间，形成间隔、间膜、被膜及各种外膜等。因此从筋膜学角度——人体刺激部位（穴位）与非穴位之间，只有信息量的区别而没有质的区别。按中医腧穴理论，腧穴是人体脏腑经络之气血汇注、出入、转输、分流的部位，也是针灸治疗的场所，人体上可分为十四经穴、经外奇穴、阿是穴等，也可以说人体各部均有穴位存在。

3. 阴阳　根据双系统理论，人体是由尚未分化的非特异性结缔组织（筋膜）支架网络构成的支持与储备系统，和被该支架网络支持和包容的功能细胞构成的功能系统共同组成。我们可以认为支持与储备系统相当于人体的"阴"，被该支架网络包绕和支持的各种功能细胞称之为"阳"。两者之间的关系犹如阴阳学说中的阴与阳，既相互促进又相互制约，阴阳互换，达到平衡。

4. 五行　水、木、火、土、金的概念相对应于五脏的肾、肝、心、脾、肺。我们试用筋膜学提出的循环再生模式（横向研究）进行初步解释。比如人体所有组织均起源于一个受精卵，到了成体就是分化到结缔组织中的干细胞，因此，干细胞可以和肾的概念相接近。干细胞分化成各种功能细胞，肝脏的细胞是人体代谢最旺盛的细胞，通常我们把它比做人体的化工厂，合成各种营养物质和解毒，因此，需要大量的细胞支持其更新分化成新的功能旺盛的细胞，因此，说水生木，或肾生肝也有道理。肝脏合成的各种营养物质通过心输送到全身，并在体液激素的调节下，促使各种功能细胞维持其特有的功能状态，中医称之为"火"。各种功能细胞完成其功能以后也会老化、死亡、崩解和被清除，这些清除物最终要被脾脏加工，再加上来自消化道的营养物质，一起运输形成人体物质摄取的过程。这些营养物质经过加工处理再进入机体循环，为干细胞的增殖分化提供物质基础。这样解释也许不够全面或有一些牵强，但也不失为研究和理解中医理念的一种思路。

通过十几年的研究和一直以来对中医基础科学问题的关注，对中医界层出不穷的新疗法、新研究结果的综合分析，借助国家数字人研究计划的启动，我们有机会用数字化人体这一有利的手段对中医的科学问题——经络的解剖学实质进行有效的研究。参考中医书籍对中医穴位和经络数目的记载，使我们可能跳出十二经络和国标361个穴位的局限，将建模设置到全身的结缔组织，构建出全身的结缔组织支架网络，通过对这一支架网络的发育生物学和生物进化与演化的研究，追溯到单胚层生物的基本结构，认识到生物从单胚层、两胚层、三胚层，一直到人体均是由两个基本部分构成，从而提出了人体结构的双系统理论，以及与其相对应的筋膜学研究领域。从筋膜学的角度我们设计了一系列的研究，进一步确认双系统理论可以作为从生物医学角度研究中医各种疗法的基本科学理论，也同时提出了以生物医学角度研究维持生物生命周期延长的时间轴线。从而提出了人体生物学研究的三维研究模式。从三维的角度，尤其从筋膜学角度研究人体的各种生命现象和疾病的发生机制以及疾病治疗手段，我们发现有很多新的启示，也为中医的一些特色疗法找到了进行生物学研究和进行针对性设计的新思路。从新的角度研究和观察人体的各种生命活动，我们所做的工作只是一个开始，具体涉及的问题还有待大量的基础和临床工作。筋膜学只是打开这一巨大宝库的钥匙，期望能有更多的学者参与这一工作，为中医的现代化，具体来说就是中医的生物医学化做出我们的贡献，最终造福于人类。

第四章　筋膜的生物进化

第一节 从细胞外基质到结缔组织：筋膜的生物进化

现代天体物理学研究认为，我们生存的宇宙诞生于 150 亿年前，我们生存的太阳系已存在 46 亿年，地球的年龄比太阳略晚，地球形成后的很长一段时间内（约 10 亿年）完全没有生命。在地球早期的原始海洋中，经历了从简单有机物（如甲烷）到在不同因素的作用下合成复杂的有机物（如氨基酸、核酸、蛋白质等）的过程。在自然界的无数次碰击中，特定成分和比例的有机物被包裹在一起，能够从周围环境中获取其需要的成分，并能够进行复制，这就是原始的生命——细胞。在往后的 35 亿年，地球开始进入了有生命的阶段。在这 35 亿年的时间内有很长一段时间（约 10 亿年），地球只是存在单细胞的生物。它们大量繁殖，占领了整个地球，它们各显其能维持着种群的延续。在大量繁殖的过程中不可避免出现对生存资源的占有和利用，导致了资源和生存环境的恶化。其中一部分生物未能获取其所需的资源而无法继续繁衍，消失在历史的长河中，另一部分生物则积聚在一起共同生存，获得了竞争优势，得以繁衍生息，生物进入多细胞阶段。其中，能够利用太阳光进行合成进化为一些植物，能够从其他生物中获取能量与物质并进行自身合成的为动物，分解其他生物而生存繁衍的为真菌。人类只是真核域—动物界—脊椎动物亚门—哺乳纲—灵长目—人科—人属—人种中最高级的一种多细胞生物（图 4-1）。

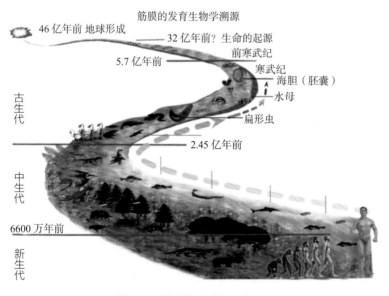

图 4-1 地球物种进化示意图

根据目前对物质世界和人类的了解，我们所处的物质世界只不过是宇宙大爆炸的灰烬，生物世界是在地球的特定环境中，基于碳水化合物无数偶然事件的集合体，人类只是这种偶然事件的资讯或信息记录的一种载体。

动物占据了生物界的 2/3，它们共同的特点是不能像植物一样直接利用太阳光线的能量进行光合作用，必须从植物和其他生物中获取能量和物质，供给自身能量和自身合成的需要（异养）。

一、原生生物的形成

动物的早期发育和特化分层，经历幼虫阶段，然后变形为成年个体。无脊索动物中的海胆、海星及海绵等是其中的代表。其发育变形过程是受精卵分裂增殖形成细胞团，然后不断扩大，中央出现一个囊腔。它是由外层被覆细胞以及内腔中充填着含有各种营养成分的细胞外液构成，其中细胞外液既是由外层细胞产生，又为细胞的生存和发挥正常功能提供了一个稳定的内部环境。在胚囊形成的过程中，外层功能细胞的行为也在发生变化，其要点是细胞数目的增加，细胞层出现折叠（外包和内陷）和迁移（部分细胞从外层细胞向囊腔内迁移）。其中，折叠为生物进一步具有更完善的功能提供了物质（细胞）基础，这种因细胞数量增加而发生折叠的现象在生物进化中是一种常见的形式。迁移进一步完善了囊腔充填物，并为功能细胞提供了稳定的内环境和细胞源（图 4-2）。

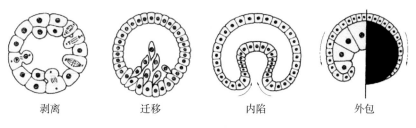

| 剥离 | 迁移 | 内陷 | 外包 |

图 4-2　囊腔生物形成的示意图

内迁的细胞悬浮于囊腔细胞外液并形成初级间充质细胞。内移的细胞有丝状伪足，以伪足固着、收缩、延伸的方式沿囊腔内壁做变形虫移动，开始相互连接，以后相互解离并悬浮于囊腔细胞外液内，含有间充质细胞的腔液成为初级间充质（图

4-3）。这些内迁的初级间充质细胞的进一步去向是：一部分维持其原始状态，作为细胞储备并随时转化为壁层功能细胞，修复功能细胞层的缺损，如形成围绕消化管的平滑肌；另一部分间充质细胞本身也在进行横向分化以维持囊内细胞的数量。

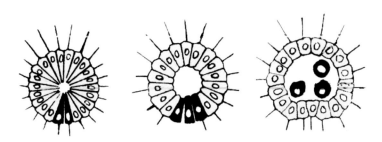

图 4-3　初级间充质形成示意图

结缔组织的起源和进化经历了从多细胞生物的细胞外液→三胚层生物的间充质→高等动物的结缔组织。在多细胞生物的原生生物，个体结构是由细胞层和细胞外液所组成。外部的细胞层完成了整个生物的全部功能（包括物质摄取、代谢产物的排出、感受外环境的变化及自身的繁殖）；内部的细胞外液起到支撑生物体、参与内部物质的交换以及维持内环境稳定的作用。从整体来看，原生生物可分为两个系统，即由细胞层所构成的功能系统和细胞外液所构成的支持与储备系统，如海胆胚囊期（图4-4）。

在生物的进化过程中，部分外层细胞向体腔内凹陷，形成内胚层，进一步形成原始消化腔。未凹陷的细胞形成外胚层。细胞外液充填于两层之间形成了原始的中胚层。如水母的原始中胚层相当于细胞外液的变形，由细胞层分泌的黏多糖蛋白、透明软骨素构成，呈胶冻状，称中胶层（图4-5）。

在随后的进化过程中，原始的由生物壁层细胞凹陷后形成的消化道，进一步延伸贯通，形成头端的进入口和尾端的排泄口，使获取、消化和排泄功能更有效率。部分外层细胞脱落（转移）而进入内、外胚层之间的中胶质，使中胶质内散布了并无特定功能的细胞成分，此时具有细胞成分的中胶层称为间充质，内外胚层之间的空间称为中胚层。这些细胞的存在，为内、外层功能细胞损伤的修复提供了储备，因而使生物可以维持较长的生命周期，如扁虫类动物（图4-6）。

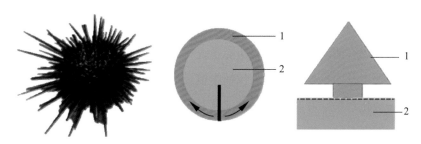

图 4-4　海胆及其组织结构模式图

1—功能细胞层；2—细胞外基质

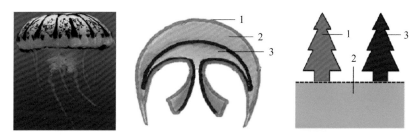

图 4-5　水母及其组织结构模式图

1—外胚层；2—中胶层；3—内胚层

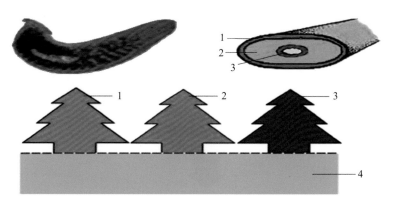

图 4-6　扁虫及其组织结构模式图

1—外胚层；2—中胚层；3—内胚层；4—中胚层剩余的组织（筋膜）

二、三胚层的形成及其分化

在生物进化的过程中，通过外层细胞的折叠及细胞的迁移，原有的外层细胞形成外胚层、中胚层和内胚层，迁移至胚囊腔的细胞构成了中胚层和外胚层，进一步由这三胚层进化发育成有诸多器官构成的功能系统，具体分化如下：

外胚层→表皮及中枢神经系统（包括中枢及周围神经系统）；

内胚层→消化系统、呼吸系统、下泌尿及生殖管道的上皮；

中胚层→运动系统（骨、关节、肌肉）、循环系统、生殖、泌尿器官及结缔组织。

中胚层未分化的非特异性结缔组织（疏松结缔组织与脂肪组织）形成遍布全身的结缔组织支架网络（图 4-7）。

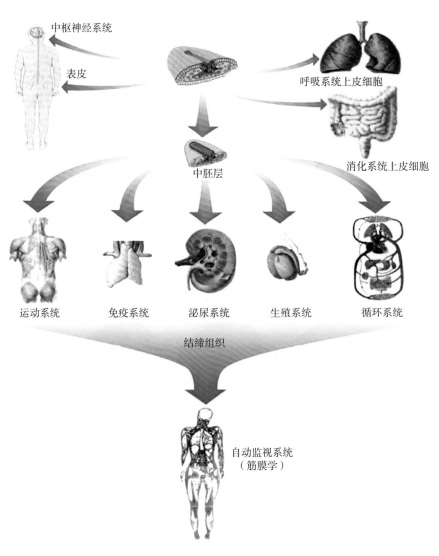

图 4-7 筋膜与各组织器官的关系

在高等动物中，以三胚层为基础的结构进一步分化完善：外胚层分化为周围与中枢神经和表皮；内胚层分化为消化、呼吸及泌尿系器官下部管道的上皮等；中胚层分化为运动、循环、泌尿系统等诸多器官，剩余的部分形成结缔组织支架网络。我们从单胚层生物、二胚层生物、三胚层生物一直分析到高等动物——人的功能结构模式，其要点是提醒大家特别关注这样一个事实：所有这些生物实际上是由功能系统及支持储备系统两个大系统构成。有关功能系统的演化在各种教科书中已有详细的描述，不作为本书的重点。我们所关注的是高等动物的中胚层在发育完善后所保留的非特异性结缔组织的生物学动向及其意义。

实际上，整个中胚层所形成的结构与简单的原始结构（细胞外基质、中胶层）并没有本质上的区别，只是随着生物个体的增大和结构的复杂，它所具备的功能进一步地细化，分工更加明确，效率更加完善。但其作为支持与储备的基本功能没有变：单胚层生物的细胞外基质通过张力维持生物体的形态，到了高等动物分化出骨骼；低等生物通过分子扩散维持生物体内部的物质分配，到了高等动物分化出循环系统；低等生物通过外层细胞完成与环境的物质交换，高等动物在此基础上分化出了消化、呼吸、泌尿等系统；低等动物只有很少的能量物质储备，到了高等动物分化出具有高能量储备的脂肪组织。总之，中胚层分化出的各种结构均能够在低等生物找到其对应的完成方式。

从整个生物多样性的角度看中胚层的分化过程，我们可以看到一些共性的东西。生物从低等向高等，并不是替代而是进化，一种生命形式的出现并不意味着原有生命形式的结束。现在地球上高等哺乳动物占统治地位，但是所谓的低等生物依然存在。在高等动物的机体中这种情况同样存在，虽然生物内部因循环系统的出现而使物质交换的效率大为提高，但在机体的局部组织之间，物质交换依然是以分子扩散的形式进行，如毛细血管内外的物质交换，组织液内局部之间的交换；在能量代谢方面，虽然有效率较高的有氧代谢的存在，但是效率较低的无氧代谢也同时存在，有时在关键时刻还起到重要作用，如短距离快速奔跑时的无氧代谢。低等生物与环境之间的物质交换均由外层细胞完成，到了高等动物，虽然进化出了效率较高的呼吸系统（气体交换）和消化系统（营养物质的摄取和废渣的排出），但是通过表皮的气体和物质交换依然存在。动物个体的细胞之间的信息传递也体现了从原生生物到高等动物在进化过程中所保留的机制，作为原生生物，只是细胞之间的信号传导，进而个别细胞转化成以信号传导为其主要功能的神经细胞，再进化出神经网、神经索、神经管（中枢神经的雏形），在此基础上出现脑与脊髓。现代高等动物的神经活动是在中枢神经的主导下，协调整个个体的生命过程。在人体中，既有细胞间的信息交换，也有神经网、神经索、神经团块间信息的交换。

动物进化的进程中，这种存在于生物结构与功能上的原始与现代共存，多种机制在同一个机体中共存的现象比比皆是，从病毒到细菌、原虫，甚至蠕虫都能见到这种共生、共存的现象，人体也不例外。

三、间充质的进化

中胚层内尚未分化为功能细胞的原始结缔组织称为间充质（或间叶组织），位于三个胚层各个器官原基之间。间充质细胞为星状，突起与邻近的细胞突起连接成网状（又称网状细胞），细胞核大，呈椭圆形，染色质细而分散，核仁明显，细胞质呈碱性。细胞间质主要是由胶冻样黏蛋白组成，无纤维存在。间充质的发育潜力很大，可以形成多种结缔组织，如血液、软骨、硬骨、疏松和致密结缔组织、脂肪组织等。

间充质的演进始于原生动物囊胚期的细胞外液，部分表层细胞转移到囊腔内形成悬浮于细胞外液的初级间充质细胞，并构成初级间充质。初级间充质的功能在于维持生物的饱满，其细胞外液中的渗透压和营养物质为表面细胞层的细胞提供了一个稳定的内部环境，内在的初级间充质细胞可作为替补储备随时转化为表层功能细胞，以修复壁层细胞的缺损。因此，初级间充质的功能有两个：支撑和修复。

随着原肠作用的壁层细胞内陷，原肠腔顶部分化出次级间充质的内壁。细胞相互连接，伪足收缩，使原肠腔向囊腔推进，分散在原肠腔两侧的次级间充质细胞向两侧扩张，形成两个体腔囊。部分次级间充质细胞形成消化管外壁的肌肉层。因此，次级间充质的特点是除了支撑和修复功能以外，还分化为其他功能细胞。

在动物胚胎的中胚层，增殖较快的细胞聚集在脊索的两侧，从内向外依次分化出轴旁中胚层、间介中胚层和侧中胚层。而散在分布的中胚层细胞及其组织液称为间充质，间充质细胞在胚胎发育的过程中分化为肌肉、骨、软骨、血管和成纤维细胞。间充质的最大特点是在发育的过程中分化出成纤维细胞。

从间充质到结缔组织的演化出现在胚胎发育的后期，间充质细胞分化出成纤维细胞，成纤维细胞合成和分泌胶原蛋白、弹性蛋白，胶原蛋白和弹性蛋白在细胞外聚合黏结成胶原纤维、弹性纤维和网状纤维。三种纤维的出现和其他功能细胞的加入使匀质的液态间充质演化成固态的软性组织——固有结缔组织，根据结缔组织中细胞组成的比例和纤维成分的比例不同，固有结缔组织又分为疏松结缔组织（以细胞外的基质成分为主）、致密结缔组织（以纤维为主要成分）、脂肪组织（由大量群集的脂肪细胞为主）（图4-8）。广义的结缔组织还包括血液、淋巴液、骨和软骨等。

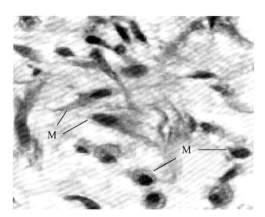
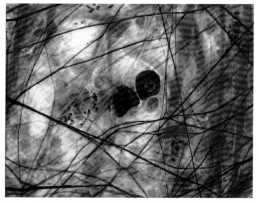

图 4-8　筋膜组织铺片

第二节　同源结构的发生：人体筋膜的个体发育

一、筋膜的发育过程

在动物的进化过程中，多细胞生物的细胞外液（ECF）进化到三胚层动物间充质，进一步演化为各种特定的功能组织器官以及系统，残留的部分间充质在高等动物，包括人类体内形成了遍布全身的筋膜结缔组织支架网络，并支持和包绕着包括中枢神经系统在内的所有功能组织细胞，成为这些组织细胞生长的基质，如表皮和消化道内皮以及包绕并深入肌肉、内脏、骨等器官的被膜和各肌间隔。筋膜结缔组织构成了各种功能组织细胞生长的内环境，我们仍可以将其看作是间充质（或者体间充质）。其维持机体内环境稳定、修复损伤的组织细胞和调控组织自身代谢的基本功能仍然存在，而不仅仅是目前广泛理解的筋膜只是在体内起固定、分隔、支撑作用。这也正如骨骼不单纯具有为肌肉运动提供支点和支撑人体重量的作用，还有更为重要的造血功能一样。

在胚胎发育的过程中，早期外胚层的原始神经网向中轴集中并形成中枢神经系统，来自于外胚层脱落并进入间充质中的部分细胞演化为分布于筋膜的周围神经系统，胞体位于脊神经节、椎旁节、椎前节、器官旁和器官内节。胞体位于后根节的三叉神经节的感觉神经元，其周围突随筋膜分布于人体皮肤、躯体和内脏各个器官和组织间隙，并通过神经末梢感受来自机体表面的外部变化刺激和来自机体组织器官本身的内部变化刺激，其中枢突进入中枢神经系统。胞体位于椎旁和椎前节的交感神经发出的节后纤维分布于人体各个部位，它的作用是控制组织细胞的功能性传出，调节组织细胞的生命状态，如通过血管的收缩和扩张，以及心脏的搏动频率调控组织器官的血液供应，通过交感神经的兴奋调控细胞的代谢，和刺激结缔组织中的间充质细胞向功能细胞分化等。胞体位于器官旁和器官内的副交感神经发出的节后纤维分布于内脏腺体和平滑肌，主要作用是调控组织器官的功能性传出。

二、从结缔组织（筋膜）的发生分析人体功能系统的形成

我们从生物进化的过程中，了解到结缔组织是从间充质演化而来的，间充质是从次级间充质演化而来，次级间充质是从初级间充质演化而来。在原生动物的囊胚期出现了初级间充质，此时的整个动物胚囊可分为两个功能系统，即外周的细胞层形成功能系统，内部的初级间充质形成支持与储备系统。其中功能系统完成生物的所有功能，从获取营养物质到排出代谢产物；而支持与储备系统则完成支撑和修复作用，并保持生物内部环境的稳定。随后的进化过程主要体现在外层细胞的扩增和折叠，首先通过内陷折叠形成消化系统，然后通过外层细胞的扩增和特化形成中枢及周围神经系统和表皮。内部消化系统的扩增和折叠内陷形成消化腺和内分泌腺。囊腔内的间充质细胞首先分化出成纤维细胞，形成次级间充质，内含的部分间充质细胞分化为肌肉细胞、内皮细胞、周围神经细胞等，从而形成运动系统、循环系统、内生殖系统、泌尿

系统、神经系统等。其中未分化的间充质细胞与成纤维细胞，以及外源性的各种免疫活性细胞及血细胞以纤维支架网络为基础形成结缔组织的有形成分，细胞外基质构成其无形成分。结缔组织此时的功能与初级间充质、次级间充质一样，仍然起着相同的作用，只是功能更加完善。

因此，从发生学角度，由结缔组织所构成的分布到全身的筋膜支架网络仍然是一个有别于其他功能系统的支持和储备系统。从解剖学角度的分类来看，它主要构成分布到全身的筋膜。因此，对该系统的研究，以及该系统及被其包绕和支持的各种功能细胞相互关系的研究亦可简称为筋膜学。从维持机体内环境稳定的角度来看，高度分化的结缔组织可通过其内在的毛细血管和感觉神经末梢以及内脏神经末梢（交感神经和副交感神经）来检测机体内环境的变化，并在神经和免疫系统的参与下，通过调节其他功能系统细胞的功能代谢和生命代谢（修复和再生），对机体的其他功能系统产生调节作用。从功能学角度来看，支持和储备系统也可称为检测与调控系统，该系统的主要作用是使生物维持较长的生命周期和维持机体稳定的内环境。概括来说，多细胞生物通过细胞外液来维持生物内环境的稳定和修复损伤细胞以调控生物自身代谢。三胚层动物通过间充质分化为各种功能细胞来维持内环境稳定及组织器官修复，以及调控损伤细胞自身的代谢。高等动物则通过筋膜来完成支持、固定、分隔、修复损伤、调控细胞及生物自身代谢的功能。

三、支持与储备系统的功能

目前对结缔组织功能的认识基本还停留在作为构成各种功能器官的支持组织，广泛存在于人体各部，具有连接、支持、营养、分割、运输和保护作用。临床对疾病的发病机制和治疗方法也是基于功能器官的功能和病理变化，很少涉及构成器官的结缔组织在维持器官正常功能中的作用。从人体支持与储备系统的角度研究人体各器官的功能，则可以看出人体是由支持与储备系统和功能系统所构成的，功能系统由多个器官组成，每个器官则是由功能组织和支持储备组织（结缔组织）构成。各个器官的功能是建立在功能细胞的专能特化功能基础上，这种专能特化细胞具有功能上的专一性和生命周期的暂短性，而且越是功能专一并在恶劣环境中与有害物质接触的细胞，其生命周期越短：如消化道的上皮（周期为 3 ~ 5 天）、皮肤上皮（15 ~ 30 天）、肝细胞

（6～7天）。同时，越是在相对稳定和优越的环境中生存的功能细胞，其生命周期越长：如骨细胞（3个月）、红细胞（120天），肌细胞和周围神经细胞的周期更长，中枢神经细胞有人甚至认为可伴随人的一生。从筋膜学的角度来看，中枢神经细胞也在不断地更新，它也是我们认为从科学研究的角度应该高度重视的领域。实际上，我们人体的每一种功能细胞都不可能伴随一生，它们每时每刻都在进行更新。从这个意义上讲，我们的身体每天都是新的。就像我们购买的一辆新车，在使用的过程中要不断进行维修保养和零部件更换，而我们的机体在进化的过程中已逐渐形成了这种自我更新的机制。这就是我们现在所提出的以非特异性结缔组织为基础的支持与储备系统的意义。虽然将支持与储备系统作为一个功能系统是我们在近年大量研究工作的基础上所提出的，但其中不少内容早已被科技界所认同：如起源于中胚层的各种功能细胞（骨细胞及血细胞、周围神经细胞）的再生，有些逐渐被发现，如骨骼肌细胞、心肌细胞（肌肉干细胞的研究）等，有些还存在争议，如跨胚层分化和中枢神经细胞再生等。

在发育生物学领域存在细胞不能跨胚层分化的结论，但从生物进化的角度来看，这种不能跨胚层分化的结论是站不住脚的。从更新代谢最为活跃的小肠上皮和表皮的更新中，我们已经看到在上皮的基底部存在具有分化能力的细胞，我们称之为定向干细胞，因为它们只能向特定的上皮细胞分化。但这些定向干细胞又是从何而来的呢？传统的观点认为它们是在胚胎发育的过程中保留下来的，但从细胞分化的潜力的角度分析，单纯的定向干细胞不可能足够维持细胞的快速更新，必须有更加稳定的细胞源来维持定向干细胞的数量和质量。这样就出现了从中胚层来源的结缔组织中的干细胞，向内胚层和外胚层转移分化为定向干细胞的必然性，由于这一过程相对于定向干细胞向功能细胞转化规模上要小的多，所以不容易观察到，但临床利用干细胞注射成功进行美容的例子已经从实践中打破了这一界限。关于中枢神经细胞再生的禁区，从筋膜学的角度也不难推测中枢神经系统的细胞也不可能伴随人的一生。人在社会活动中获取的各种信息以蛋白的形式储存在神经细胞内，并在不断的思维活动中拷贝给其他细胞，从而将信息保存下来，学习和利用这些信息也是信息不断增加和拷贝的过程，所谓"活到老，学到老"就是这一具体过程的社会学体现。

基于筋膜学解读三维进化模式

一、从筋膜学到生物进化的三维模型

以往描述生物进化的趋势是：在动物从低级到高级的进化过程中，结构由简单到复杂，细胞由多能到专能。如原生动物的胚囊期生物只有一层细胞，其中任何一个细胞都是多能细胞（它完成从吸收到排泄等所有的功能）。随着生物的不断进化，细胞的分工不断深化，多能转为专能，分化的结果是出现了一系列的功能系统和组成功能系统的器官和组织。人体这种高度进化的动物有数十万亿个细胞，有 274 种专能细胞，所有细胞分工明确，而且能识别自己的同类以成群结队地形成人体组织，组织又构成器官和腺体，再组成功能系统。所有进化的最终目的是使生物的活动更加有效率（更好地利用环境中的资源），从而使信息（资讯）得以保存和增加，其中包括生物学信息和社会学信息。

筋膜学的提出将生物进化的二维模型扩展到三维模型（图 4-9）。二维模型是结构上的从简单到复杂（提供了进化的物质基础），功能上则是从多能到专能（提供了进化的功能基础）。筋膜学的提出为生物维持较长的生命周期奠定了基础，提供了生物进化的时空基础。筋膜学使生物进化的研究从二维推向三维空间阶段，我们可以更加客观地认识生物进化的奇妙历程（图4-10、图 4-11）。

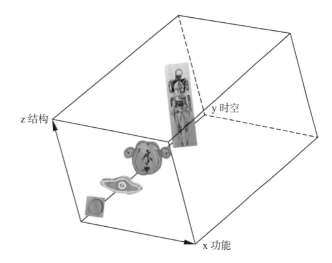

图 4-9 生物进化的三维模型

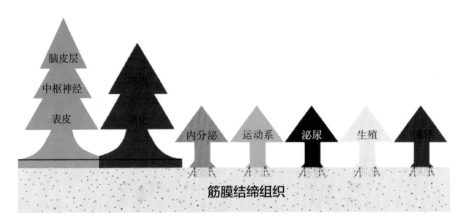

图 4-10　筋膜结缔组织与其他功能系统的关系

二、筋膜与衰老的关系

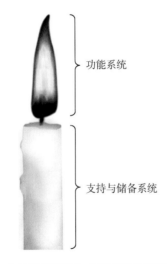

图 4-11　支持储备系统与功能系统的关系

人体支持与储备系统在中枢神经系统的调节下维持机体内环境的稳定，形成稳定的生存个体，修复损伤的功能组织细胞是保证各个功能系统正常活动的基本前提。所以可以将筋膜看成人体的储备，随着人体的老化，储备逐渐枯竭，其中一个功能器官的崩溃将会导致整个功能系统的崩溃，从而导致整个个体的崩溃。可将筋膜看成照亮人体生命活动的蜡烛（图 4-11），筋膜是人体生命的源泉（新生儿→儿童→成人→老人，筋膜在人体经历了质和量的衰减过程）。

三、筋膜学支持下的长寿模式

从支持与储备系统和功能系统的关系分析，人体的衰老过程是一个筋膜中干细胞储备逐渐耗竭的过程。因此，如何保持筋膜的正常状态，为功能系统不断地提供稳定的修复细胞源并维持向功能细胞的正常分化，是保持人体具有较长生命周期（长寿）

的关键。人类在进化的过程中，由于中枢神经系统，尤其是大脑皮质的高度发达，人类进化的主要趋势是以更多的脑力活动代替了体力活动，食物链的提高为功能系统对能量的消耗提供了丰富的来源，安全系数的提高，减少了意外的细胞损失消耗。

但生存环境的改善在延长寿命的同时也带来了其负面影响，如能量的过剩导致人体储备的增多（肥胖），肥胖的同时又增加了心脏的负担。以脑力劳动为主的生活方式产生的另一变化是大量的能量被高度活跃的脑组织所消耗，而人体功能系统的活动相对减少，能量消耗和组织更新减慢，导致功能系统的功能衰退（如运动的减少），骨骼肌不发达、骨质密度下降（骨质疏松）。高度的脑力活动还将导致内脏功能失调等一系列问题，为这些功能系统的疾病发生埋下隐患。筋膜学研究人体衰老的意义在于筋膜中储备的干细胞均衡地向各种功能细胞分化，从而维持整个机体的健康稳定，使生命的蜡烛长明（长寿），医务工作者的任务是通过外部介入来调整分化修复过程的不和谐。传统医学保健的各种实践为我们提供了丰富的方法，如五禽戏、八段锦、易筋经、太极拳、瑜伽和各种导引术等。

第四节 筋膜学与人体寿命

与以往对人体结构的研究不同，筋膜学将对人体结构的研究分为两大系统，即支持与储备系统，和功能系统。组成功能系统的各种已分化的特定功能的组织细胞，属于分化终极细胞，不具备自身增殖和分化的能力，同时在完成自身特有的功能以后，细胞本身也随之崩解死亡。如哺乳期的乳腺细胞、皮肤的表皮细胞、消化道的上皮细胞，都会通过管道排出，或直接脱落并排出体外。但更多的机体内部死亡和崩解的细胞是被强大的免疫系统所清除。要维持人体功能细胞的数量和功能，必须要有源源不断的新生细胞来补充这些衰老、死亡和崩解的细胞，这些新生的功能细胞来源于其基底部和周围（间质类）结缔组织内的干细胞和（或）成纤维细胞。这两种细胞具有强大的增殖能力，它们的细胞核内含有机体所有的基因信息，具有分化成各种功能细胞的能力，也有人称其为万能细胞或多能细胞，它是人体所有细胞的来源，也是人体的生命之源。源源不断的、充足的干细胞是维持人体功能正常的关键，一旦干细胞的数量与活性降低就会影响局部和全身的结构和功能，导致疾病的发生，器官功能的衰竭，最终导致人的死亡。因此，筋膜学以及双系统理论的提出本质上是研究两个系统的相互作用，从而探索人体生命过程中的时间轴线。人体双系统理论认为人体的最理想过程是人体筋膜中的储备细胞，有序地转化为功能细胞，从而使人体具备寿命。

为了更好地理解人体筋膜与寿命的关系，让我们简略回顾生物进化过程中与生命周期延续密切相关的几个重要环节。

一、从原核生物到真核生物（自身的有序化）

生命的出现时间约在地球形成早期。水是第一要素，水将各种无机物和有机物溶解在一起，给各种化学反应提供了分子运动和反应环境，合成生命物质：糖、氨基酸、核酸。它们之间进行化学能的转移、分解与合成，称为生命活动。当这些生命活动的密度和种类积累到一个临界点，就会形成包含在一个膜内的活动体系。由游离在原生环境中的无序反应，进而到一个固定范围内相互依存的有序反应——细胞的出现，这也是生命的标志形式。最早的细胞胞质内呈均值状态，内部分子的分布是由分子密度决定的，它是分子之间应力相持形成的扩散效应均匀地分布在胞膜内。细胞内膜的出现将这种细胞内部的分布按照功能进行分隔，最重要的是将记录信息的物质集中到核膜内，将功能部分分隔到胞膜和核膜之间，这样的分隔进一步提高了生命活动的效率，这就是真核生物。比较原核生物，真核生物的活动效率更高，生命个体维持有序度的时间更长，因而生命周期也更长。真核生物占据了现有生物的绝大多数，从数量和寿命上都具有绝对的生存优势。因此，从生物进化的角度来看，我们把生命从原核生物进化为真核生物放在生命个体时间轴（寿命）延长的第一位，也是将生命自身结构的因素放在第一位。

二、从单细胞到多细胞

我们说生物从原核生物进化为真核生物主要是对生物内部有序地调整和分工，使生命活动更加有效率。生命活动中外部因素对生命的损伤同样影响生命的生存周期，这些外源性的损伤因素多种多样，有化学性的酸、碱、过氧化物，生物因素包括自身的代谢产物或其他生物的分泌物，物理因素包括射线、紫外线、机械冲击等。因此，单个的细胞在环境中可以说是"四方受敌"，我们若将细胞看做是一个6面四方体，那它在6个面上都会受损，因此，它的"安全系数"可以看成0/6（图4-12）。面对这种情景，生物向两个方向进化，一是进一步完善自身的结构，有的胞膜上分泌出防护的多糖类物质，有的长出纤毛，更多的则是细胞间相互依存。

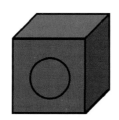

图 4-12　四方体

两个细胞相互靠贴在一起，对于每一个细胞的 6 个面来讲，至少一个面是安全的（图 4-13、图 4-14），它的安全系数是 1/6。进一步如果三个，或者多个细胞连成一条，中间的细胞，两个面是安全的，它的安全系数是 2/6。

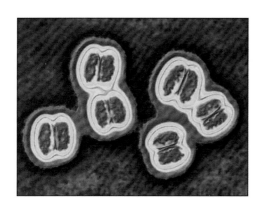

图 4-13　双球菌

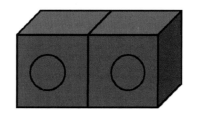

图 4-14　两个四方体

随着生存环境的改善，更多的细胞聚集在一起，靠近中央的细胞安全系数逐渐提高，出现三个面、四个面、五个面，甚至六个面全是自身的细胞，这些细胞的安全系数上升到 3/6、4/6、5/6 和 6/6（图 4-15）。

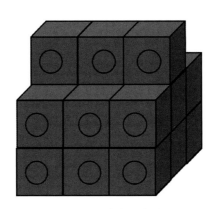

图 4-15　多个四方体

　　在这个过程中，生物从单细胞逐渐向多细胞过渡，生物生存的形式由单个细胞过渡到多个细胞的共同生存。

三、球形生物的出现

　　多细胞生物进一步演化，靠近细胞团中央的细胞处于最安全的环境，细胞内外的水和多种营养成分供应细胞的生存，形成维系细胞生存的内环境。周边的细胞与外界接触，完成从外环境中摄取和排出物质，抵御外来伤害的功能。这样在球形生物的群体中细胞之间就出现了分工不同，外周的细胞负责能量的摄取和代谢产物的排出，以及对外防御等功能，内部的细胞负责增殖，完成支持和储备功能。这是多细胞演化过程中的一个重要环节：细胞的分工。

　　多细胞生物另一个重要的进化过程是损伤和修复，外周的细胞在外界环境的伤害下不可避免地不断死亡，体内的新生细胞不断分化为功能细胞以补充功能细胞的缺失，从而使整个生物个体成为一个整体，维持正常的活动。我们可以看到生命从单个细胞独自生存的形式，转化到整个生物所有细胞共同生存的形式，完成这一转化的基本要素就是生物的损伤、修复机制。

　　在损伤修复过程中，一个重要的环节就是位于生物内部的新生细胞转化为位于生物表面的功能细胞，这就是分化。

　　虽然通过不断的内部细胞增殖，分化或对功能细胞进行修复，使生物作为一个整体生存的时间大大延长，但是内部的增殖细胞在不断分裂增殖的过程中，其所保留的遗传物质在每一代的增殖过程中都会出现少量的错位，这些错位或乱码就会一代一代地积累下来，使下一代细胞活动的有序性遭到破坏，虽然生物在进化的过程中也形成了对遗传物质的再修复机制，但从大的趋势讲，这种有序性不断的衰弱是不可避免的。这种趋势的直接结果是导致内部增殖细胞的活性下降，增殖活动减慢，慢到一定程度，就会影响到对功能细胞的补充，生物的损伤修复机制便不能正常运转。

四、胚层生物的演化与干细胞——储备细胞

球形生物的出现使生物演化进入了一个多细胞生物进化的新阶段，生物的细胞组成出现了分工，体内也出现负责增殖的细胞，也就是我们现在所经常提到的干细胞，其本身并不具有完成生物活动的具体功能，但它具备整个生物的遗传新信息，它可以分化成各种功能细胞。

在现代生物学研究的重大阶段性进展中，对干细胞的重视是在近十几年。现代医学对干细胞的发现始于胚胎的研究，受精卵分裂的早期，每个细胞都能发育成一个完整的个体。后期应用领域的研究，使人们看到了干细胞的惊人应用前景，最早是用于骨髓干细胞移植，治疗造血功能障碍的疾病，到了1979年，多莉羊的成功，使人们对干细胞的研究到了近似狂热的程度。以后，细胞克隆技术成了生物学研究的热点，再以后，各种干细胞应用研究在全世界掀起高潮，如细胞移植应用，组织功能应用等。组织工程的概念是1987年由美国国家科学基金会提出的，在干细胞分离、培养的基础上，在实验室培养出用于人体组织器官的修复，在此基础上建立所谓的再生医学，实现可以对人体损伤的器官进行修复，甚至实现器官替代的梦想。但经过多年众多科学家的努力实践证明，这一梦想相当渺茫。业界通过多年对干细胞的研究，一个基本的事实是成立的，干细胞是生物个体的细胞源泉，是人体细胞的储备形态，是维系生命的根本细胞。

五、成纤维细胞——稳定的储备细胞

成纤维细胞与干细胞一样，都是来自胚胎间充质细胞，也可以认为它与干细胞一样，是一种储备细胞，与干细胞不同的是它具有合成纤维蛋白原的能力。在整个人体

中广泛分布在疏松结缔组织（筋膜）中，与干细胞相比，成纤维细胞相对比较稳定，没有干细胞增殖活跃。它在人体的保有数量比干细胞更多，越来越多的实验证据还证明成纤维细胞具有干细胞的多向分化能力。因此，我们认为成纤维细胞可能是干细胞的另外一种存在形式，即细胞的稳定态。它存在的意义是适当减缓干细胞的增殖速度，有大量稳定的成纤维细胞存在，源源不断释放出一些干细胞来维持机体的需要，这样就不致使干细胞源在快速增殖中迅速老化，迅速枯竭，从而使生物的生存时间（寿命）维持更长。

在现实世界中有些生物的间质中缺乏成纤维细胞，它们的储存细胞只有干细胞，如两胚层生物的代表物种——水母。水母的内、外胚层之间的间充质为多糖类构成的胶冻状物质，内含大量的间充质干细胞，这种组织结构导致干细胞快速增殖，个体快速生长。但这种快速增殖也很快导致干细胞的增殖减退、细胞老化、细胞枯竭，最终导致死亡。我们常见的水母如桃花水母的生命周期一般为 10 天左右。同样，其他生物也有这种快速生长、快速死亡的"短寿"现象，如鱿鱼的寿命只有约 1 年，章鱼的寿命约有 3 年。虽然它们的体型可以相当大，有的可以长到 7~8 米，几百千克。相反，另外一些成纤维细胞比较丰富的生物，如乌龟、甲鱼等就比较长寿，当然这些生物还存在有基础代谢率低的原因。但是，成纤维细胞作为一种稳定的对炎症因子、创伤因子具有高敏感性的细胞，当人体损伤时能看到局部成纤维细胞的大量增殖以导致瘢痕的形成。因此，我们认为成纤维细胞对机体健康的影响应该是多方面的，它比干细胞有更大的干预和研究潜在价值。

六、脂肪干细胞——储备细胞

脂肪干细胞是近年来从脂肪组织中分离得出的具有分化潜能的干细胞。脂肪组织源自胚胎间充质组织，人胚胎最先发育的是中枢神经系统，这种中枢神经系统优先原则也见于其他动物，如鸡胚发育的早期就能看到同属中枢神经系统的发育，其后是内脏器官的发育、运动系统的发育。脂肪组织的发育在胚胎发育的后期，在妊娠 7~8 个月的胎儿体内才开始出现脂肪组织，以后迅速增加，到分娩时面部和臀部出现较丰富的脂肪组织。脂肪组织的真正发育还是在出生后的一年内，脂肪组织急剧增多并遍布全身，脂肪组织构成筋膜的绝大部分组织结构实体，是支持与储备系统的组织学载体。

从整个胎儿的发育过程中我们可以看到，在胚胎发育的早期，胎儿的间充质细胞快速分化成各种功能细胞，支持胎儿各部的器官发育成形，到了胎儿发育的后期，间充质细胞增殖产生的数量已经出现饱和，多余的间充质细胞转化为脂肪细胞并储备在间充质中，形成脂肪组织。随着胚胎的逐渐成形，有更多盈余的间充质细胞转化为脂肪细胞，并储存在皮下和体内器官旁的结缔组织中，这一过程一直持续到出生后。

所以，当我们看到一个婴儿丰满胖润时，就会想到该婴儿具有优良的基因组合，他能产生大量优质的间充质细胞，不但能满足婴儿生长发育的需要，还有大量的盈余储备在筋膜中，可以预测，该婴儿必将健康正常地成长。如果发现婴儿皮下脂肪薄弱松弛，表明该婴儿的基因组合有缺陷，所产生的间充质细胞仅能勉强维持婴儿的发育，没有太多盈余转化为脂肪细胞，该婴儿就会出现羸弱多病，例如一种罕见的先天性疾病：少年性早衰（图 4-16）。

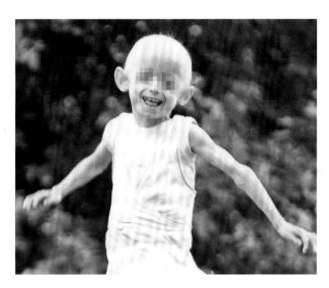

图 4-16　少年性早衰

通过对脂肪细胞形成过程的发育生物学分析，我们可以推断，在脂肪组织中存在三种脂肪细胞，它们是脂肪干细胞、褐色脂肪细胞和白色脂肪细胞，这三种细胞可以互相转化。多余的干细胞在机体生化物质的调节下停止增殖分裂，内质网合成脂肪颗粒，将细胞核包绕在细胞的中央并形成褐色脂肪细胞。胞浆内脂肪颗粒进一步相互融合，形成大的脂滴并充满胞浆，将细胞核挤到细胞的一侧，胞浆细胞器消失，形成了白色脂肪细胞。在这个过程中，胞浆内的脂肪逐渐增多、水分逐渐减少、细胞活动减弱，在脂肪包裹中的细胞分裂活动处于休眠状态。早期转化为脂肪细胞的干细胞，细胞处于干细胞传代的早期，一旦机体动员进入增殖状态，它属于相对年轻的干细胞，具有更大的增殖潜能。因此，我们可以看到脂肪细胞和脂肪干细胞对维持人体较长的生命周期具有重要的意义。在动物界我们也可以看到一些脂肪组织保有量巨大的动物有相对较长的生命周期，如海洋哺乳动物（鲸鱼等），陆地的大象、熊、骆驼等。除了代谢速率的快慢外，这些物种保留有较丰富的脂肪储备也是一个重要因素。

七、筋膜中三种储备细胞的比较

通过对筋膜中三种储备细胞的来源、分布和活性分析，我们可以清楚地了解到在长期的进化过程中，人体形成了一套完整的细胞储备和动员机制，以保证人体在整个生命活动中，可以源源不断地对各种组织器官的细胞进行更新修复，以维持各种器官的正常功能，从而使机体保持较长的生命周期。但是它们之间又有差异，归纳如下：

1. 细胞的保有量　在人体整个生命过程中，在胚胎的早期和中期，以及出生后一段时间内，以间充质干细胞为主的储备细胞保有量最高，其次是成纤维细胞和脂肪细胞。在婴儿和成年阶段，脂肪细胞的保有量最高，其次是成纤维细胞和干细胞。老年阶段，成纤维细胞最高，其次是脂肪细胞和干细胞。

2. 动员速度　干细胞是维持正常生理活动的重要细胞来源，可随时快速分化为各种功能细胞，属于一线储备细胞。机体内的神经内分泌激素可对细胞的增殖和分化起到快速调节作用，促进或抑制干细胞的增殖分化，如促进增殖的乙酰胆碱，促进分化的去甲肾上腺素，以及各种生长因子；成纤维细胞通常处于静止状态，机体受到机械性刺激时可快速动员起来并恢复其增殖功能，大量增殖以应对组织损伤的应急修复和再生，因此，它属于二线储备细胞；脂肪细胞是在长期或慢性刺激的作用下动员起来的细胞，如在慢性消耗、长期营养不良等因素作用下通过脂肪脱颗粒使细胞恢复干细胞的增殖分化能力以应对机体修复和再生能力。

3. 研究的重点　现在对储备细胞的研究多侧重于干细胞，对成纤维细胞和脂肪细胞的研究重视不够。事实上，成纤维细胞和脂肪细胞有更大的储备潜能。一是它们的保有量大，获取容易，二是这些细胞相对干细胞传代次数少，属于青年干细胞，有更大的分化潜能。

八、生殖活动对储备系统及寿命的影响

生殖活动是保持物种延续不可或缺的环节，本质上是将亲代的生物信息以 DNA 的形式传给子代，如何保证能够将最好的 DNA 传给子代是整个生殖活动的主线。生命的早期形式如原核细胞，通过胞膜内的 DNA 复制和功能物质的分化就能通过分裂完成传代。它如何保证子代的细胞能够继承亲代的遗传信息呢？其实也很简单，出现错误的只会有两种情况，一种是这种错误导致细胞的代谢活动紊乱或机体缺陷进而就会死亡或不能继续分裂，能够保留的就生存并继续分裂产生下一代；还有一种错误可能是使生物具备了亲代不具备的功能，而这一功能又对生物的生存有利，这种情况我们叫变异。这种发生在低等生物的生殖活动称为无性生殖，是单个生物就能完成的生殖过程。现在我们说的克隆就是无性生殖。

随着生物在生殖过程中有利变异的出现和不断积累，生物向更有利于生存的方向发展，就是进化。原核到真核，从单细胞到多细胞生物的遗传信息越来越复杂，单纯的自我复制很难保证遗传信息的完整性，生物在生存压力下将自身的细胞进行筛选，将最好的细胞保存下来并形成作为下一代生物的样本，该类细胞称生殖细胞。生殖细胞在外部条件环境合适时通过自身的分裂形成成体，也是一种无性生殖。

随着生物的不断进化，生物的复杂性逐渐提高，到了一定的复杂程度，在生物的成体细胞中很难筛选出完全没有缺陷的细胞了。因为这些成体细胞也是从一个生殖细胞经过多次分裂分化而成的，在这些分裂分化中或多或少都会出现一些乱码，而且多数乱码是不利于生存的有害错码，要想获得含有完好遗传信息的子代，必须将这些成体细胞先进行筛选，然后把它们的遗传信息打散重组，为了能够保持子代获得良好的遗传信息，将另一成体的遗传信息也打散重组，来自两个成体的遗传信息进行相互比对，重新组合形成一个包含有两个成体遗传信息优良部分的新个体，彻底淘汰了两个成体编码中错误的乱码和缺陷。这就是生殖的最高形式——有性生殖，也是世界上多数生物包括人类所具备的形式。

当然这一过程是一个非常复杂的环节，生殖医学是一门专门的学科，其中包括了严格并且可以说是极其残酷的筛选和竞争。以人类男性为例，首先在性激素的作用下

将大量的干细胞诱导到睾丸的曲细精管，穿过基底膜以形成生精上皮，然后进行增殖，有缺陷的就会崩解死亡，优秀的再进行减数分裂，砍去一半基因看还能不能活下去。其实这一减数分裂就又淘汰了大批细胞，剩下的便形成了精子，精子形成以后沿着曲细精管－直细精管－附睾管－输精管，在精阜储存下来，这一管道虽然为精子的生存提供了良好的环境，但这一漫长的管道对一个由单个细胞转化来的小小的精子来说也是一个严格的测试，盘曲的附睾管拉直了后约有 6 米长，这对一个精子来说相当于一个人绕地球跑了几圈，有一点缺陷都会半途而废，崩解在漫长的管道中。到了射精以后，又会经过另一个长途行进：子宫颈外口、子宫颈管、颈内口、子宫腔、子宫口、输卵管、输卵管峡部，一直到输卵管壶腹部，才能幸运地遇到目标卵子，其实这一段旅行已经将绝大多数精子淘汰了。一般成年男性一次射精的精子数有 3 亿个左右，到了卵细胞处只有几十万了，1‰ 都不到。随后的竞争就看哪一个能够率先突破卵细胞的透明带并将自己的遗传物质注入卵细胞，形成受精卵了。只要有一个精子进入，透明带立即变性，其他的只能作废，就是这么残酷。

受精卵代表着一个新生命的诞生。这个新的生命在卵子物质的支持下快速分裂，形成一个细胞团，周围的细胞发育成胚胎附属结构，只有核心区的细胞才能发育成胎儿。其实还是存在竞争，不过这次的比赛是看谁的分裂快，当然也就意味着它所包含的基因更强大，稍微有缺陷的都被淘汰了。就是这样一层层的竞争、筛选、淘汰也不能保证胎儿能够完全没有缺陷，实际上我们的人群中真正没有先天性缺陷的很少，只不过这些缺陷太多对健康并无大碍，可以被忽略。

以上对生殖过程的回顾是想提示大家注意一个事实，人类想要获得有活力的细胞株必须经过复杂的基因重组和筛选，而以克隆方式得到的只能是含有众多缺陷的细胞。轰动一时的克隆羊多莉在精心呵护下也很快死去了，更多的克隆动物甚至在胚胎中就已经夭折了。但是在通过有性生殖形成胚胎的过程中，有一个环节值得我们关注，孕妇在妊娠早期胚胎胎盘与母体子宫内膜血管窦之间的屏障尚不完善，大量的胚胎新生细胞可以通过它进入母体，为母体注入了大量的新生细胞。我们知道这时母体会出现恶心、厌食、呕吐、乏力等一系列妊娠反应，这是对异体细胞的正常排斥反应。进入母体的胚胎细胞也许不是质量最好的，但它是胚胎早期的年轻细胞，这些细胞具有干细胞的特性，具有较强的增殖能力。因此，这些细胞也是对母体的一种新生细胞的补充，并且这些补偿细胞具有母体一半的遗传信息，与母体的相容性很高，产生的排异反应也是一过性的。这种生殖过程中细胞转移导致的遗传信息交流，构成了家庭成员间所谓的"血亲"遗传学基础。母体中包含了亲子和配偶的遗传信息，它可以解释在我们的生活中夫妻长期生活后发现两人之间逐渐有某些外观和性情方面的趋同，即所谓的"夫妻相"，也可解释女性在妊娠期间有较强的对抗疾病的能力。有报道称，中亚有些长寿女性往往有较多生育的情况，这一切虽然尚未做过系统的研究，但可以试想，在怀孕期间，胚胎对母体的作用可以通过脐带将诸多胚胎新生的、有活力的细胞转移至母体内，这可能是构成女性长寿的细胞学因素之一。

九、性与寿命的关系

性是生物界保持物种延续的复杂现象，也是生物界独有的现象，本质上是将自身的遗传信息传递到新的个体。在生物学上的意义可以说是第一位的，生物界很多物种为了繁衍下一代，不惜放弃自身的生命，出现这种似乎反常现象的根本原因就是性。性在高度智能化的人类更是表现出千变万化的形式，但万变不离其宗，它渗透到人类社会的各个领域。现代心理学的起源就源于"性"。

筋膜学的双系统理论认为支持与储备系统不断向功能系统的转化，从而维持生物个体较长的生命周期，它研究的是生物或人类个体的寿命问题，是生存的线性模式（如果说生存是一个点的话）。生殖是维持物种延续的生理过程，而性则是这种过程的高级表达方式，集中到一点就是生存。理所当然，它们之间有密切的联系，它们应该是同一问题的不同阶段。

以功能的角度主导性活动的是男女各自的性器官，其中性腺器官包含有产生生殖细胞的上皮和产生性激素的间质细胞，从双系统的角度来看，这两种细胞均属于高度分化的功能细胞，它们需要有充足的源自筋膜结缔组织中的干细胞补充其不断的消耗。人体生殖系统的器官是相对其他各系统器官中发育最晚的系统，人体在到了青春期以后，性器官才开始发育，在这以前只是处于幼稚状态。

性器官的发育和性激素的增加，使人体进入了又一轮的生长发育高峰。由于男女激素的不同，在这一轮的发育高峰中，男、女之间的差异逐渐表现出来。雄激素能促进多种蛋白质的合成，促进肌肉骨骼的发育，促进了身高的生长，男女之间身高差异逐渐加大。雄激素还可以促进中枢神经的进一步发育，使中枢神经元的数量和树突数量增加，这一点我们的祖先很早就注意到了。孔子说"吾十五而致于学"就是利用青春期的激素优势，增加学习的强度，才能达到好的学习效果，因此，现在强调教育从娃娃抓起，甚至从胎教抓起，未必是一种明智的做法，早期应以体质为主线的启蒙教育，而增强智力和认识的学习应该是在中学以后。

女性在雌激素的作用下，生长趋于停止，中枢神经也没有大的变化。因此，身高趋于停止生长，学习成绩在启蒙阶段的优势也已不在，并逐渐滞后于男性。男女之间身高和脑容量之间的差异主要是在青春期形成的。前些年，加有兴奋性添加剂的饮料造就了一批个子不高和性早熟的女孩。性激素可促进大脑中欣快类神经递质、类阿片类物质的增加，副交感神经的兴奋，促进神经末梢处乙酰胆碱的增加，促进筋膜干细胞的增殖，为性器官的发育提供充足的细胞供应。反过来，性激素还可促进这些干细胞向性器官的功能细胞分化，因而可构成一种循环促进的回路，促使人体快速进入性成熟阶段。由于这种正面的相互作用使人体处在整个性功能旺盛期，机体处于最佳的生存状态。这阶段人体很少生病，即使偶尔患病，也能迅速康复。筋膜组织中，在性激素作用下产生的大量充足的干细胞是这一最佳状态的根本保证。

在这一阶段，正常的性生活对人体一生的健康影响极大。主要有以下几种情况值得关注。

1. 过早、过频的性生活可以导致人体内干细胞大量丧失。尤其是十五六岁的男性，过频的性生活会导致干细胞大量消耗，维持正常机体器官的干细胞供应缺乏，这些器官的损伤得不到修复，机体免疫功能同样会降低，会导致各种衰竭性疾病的发生，甚至夭折。女性由于生理周期的限制，则很少出现这种情况。

2. 过度的性生活导致早衰的道理也是一样。成年人过度的性生活一样会导致干细胞大量的丧失，产生各种疾病，或使已有的隐性疾病恶化。中国南方乙肝患者中，如性生活过频很容易转向肝癌，也是这个道理。

3. 建立正确科学的性生活习惯是健康长寿的保障。其实这是一门专门的学问，涉及面很广，各家的招数也是五花八门。我们从筋膜学的角度认为，以下几点应该关注：①首先要保持健康的情绪、精神状态，在两情相悦的心情中保持健康稳定的性生活。一切遵循自然，既不压抑，也不放纵。②尽量维持较高水平的性意识，而适当减少性行为。孔子说到性指出"多则伤身，少则无为"就是这个道理。③科学地研究和发掘性保健养生的方法。

第五章

筋膜学的形态学基础

第一节 解剖学的分科新方法——筋膜解剖学

我们在利用数字人三维重建技术研究中医经络的解剖学基础时发现，分布在人体全身的结缔组织支架网络与人体经络的分布关系密切。鉴于经络作为中医基础理论的关键科学问题，是各种中医诊疗方法的基础，其生物学意义必须有一个明确的解剖学定位，以此作为中医研究的切入点。

我们采取解剖学对于未知结构功能探索的最基本方法——生物起源追踪法，追溯筋膜支架网络的生物学起源，发现该支架网络与单胚层生物的细胞外基质、两胚层生物的中胶层、三胚层生物的间充质为同源结构，对其结构进行追踪展示、模式化处理，可将各期生物的构成展现成两大结构系统，即由非特异性结缔组织（脂肪组织和疏松结缔组织）构成的支架网络组成人体的支持与储备系统，和由已经分化的功能细胞所组成的功能系统，两系统的分界为基底膜（内胚层和外胚层起源的结构）和类基底膜（中胚层起源的结构）（图 5-1）。

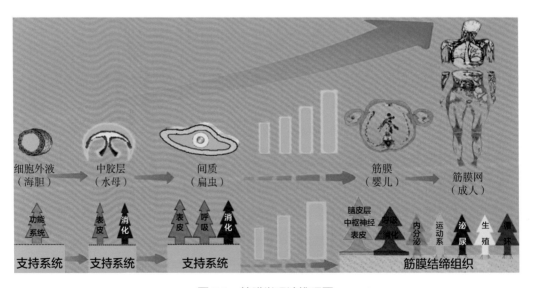

图 5-1 筋膜学理论推理图

支持与储备系统：支持与储备系统中未分化的干细胞不断穿过这两种膜性结构，为功能系统提供源源不断的细胞源并分化成各种定向干细胞，进而分化为功能细胞。通过这种对功能系统不断的补充更新来维持机体结构和功能的相对稳定，从而使整个机体能够维持较长的生命周期。同时，遍布全身的结缔组织筋膜支架网络，在传统的神经和免疫系统的参与下，可调节细胞的功能状态和生命状态，为功能系统细胞的生存提供一个稳定的内部环境。

功能系统：由内外胚层细胞翻转折叠和中胚层分化出的各种定向干细胞和功能细胞形成，这些功能细胞共同完成生命活动。

因此，我们可以将机体的生命状态比喻成一个点燃的蜡烛：筋膜系统相当于蜡烛的蜡杆，功能系统相当于蜡烛的火焰（图5-2）。

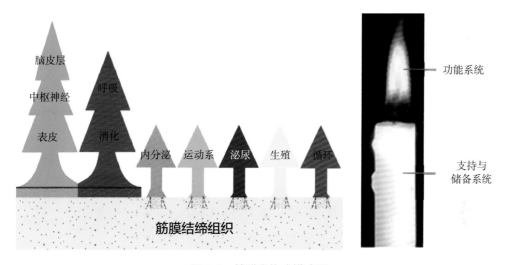

图5-2 筋膜学构成模式图

以两个系统观察和研究人体结构的解剖学研究方法，我们称之为筋膜解剖学。筋膜解剖学的研究方法有别于以往以局部结构为轴线研究人体的局部解剖学，和以人体功能划分为轴线研究人体的系统解剖学。筋膜解剖学是以维持生物生存为轴线的解剖学研究方法，从而将解剖学由原来的两维研究方法提升到三维框架中进行研究（图5-3）。因此，新的解剖学方法——筋膜解剖学的提出更有利于我们全面地认识人体的生物学本质。另外，筋膜解剖学还提示我们，在研究人体结构的过程中时刻要有一个不断更新的理念：人体各个部位都是在不断更新的过程中维持其结构和功能，要把解剖学从"静止"提升到"动态"的高度上来研究。

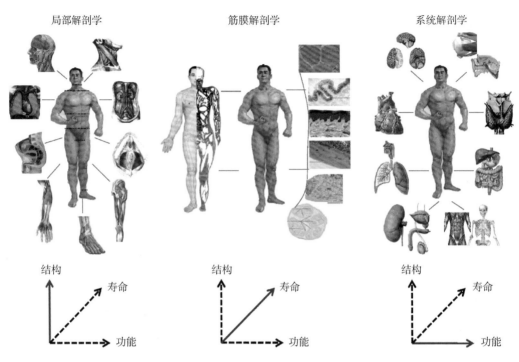

图 5-3　局部解剖学、系统解剖学和筋膜解剖学之间的区别

第二节　筋膜的组织学基础

结缔组织由细胞和细胞外基质构成。后者包括无定形基质（amorphorous matrix）、丝状纤维（fibers）和不断循环更新的组织液（tissue fluid）。细胞分散于细胞外基质内，后者富含血管和神经。

一、筋膜内的细胞

筋膜内的细胞主要包括成纤维细胞、巨噬细胞、肥大细胞、浆细胞、脂肪细胞和未分化的间充质细胞。未分化的间充质细胞为筋膜的干细胞，在特定情况下可分裂、分化，形成筋膜组织。尚可见从血液中游走出的白细胞，如中性粒细胞、嗜酸性粒细胞、淋巴细胞等。

1. 成纤维细胞（fibroblasts） 筋膜组织中数量最多的细胞，扁平，多突起，胞质嗜碱性（电镜下富含粗面内质网和游离多核糖体），核卵圆形，核仁明显。可合成、分泌蛋白质和糖胺多糖，构成筋膜组织的纤维、基质蛋白等成分。

2. 巨噬细胞（macrophages） 又称组织细胞（histocytes），由血液内的单核细胞分化而来。细胞不规则，有伪足（内含微丝和微管），胞质嗜酸性（电镜下的线粒体等），内含空泡和颗粒性结构（电镜下的吞饮泡、吞噬体、溶酶体等），核小且染色深。巨噬细胞具有趋化性（chemotaxis），即向某些化学物质或因子源定向运动。巨噬细胞最主要的功能是吞噬作用，并具有抗原作用，尚可分泌多种生物活性因子如溶菌酶（iysozyme）、肿瘤坏死因子、补体（complement）、干扰素（interferon）、白细胞介素 -1（interleukin-1）等，以参与免疫反应。

3. 肥大细胞（mast cells） 来源于骨髓多能干细胞，体大，形呈圆或椭圆形，胞质内充满粗大的嗜碱性颗粒。颗粒内有组胺（histamine）、肝素（heparin）和嗜酸性粒细胞趋化因子（ECF-A）等物质，基质内含有白三烯（ieukotriene），这些物质可参与过敏反应。肥大细胞尚可通过释放和识别不同的介质，参与并介导炎症过程。另外，肥大细胞还分泌白细胞介素、肿瘤坏死因子等免疫调节因子。

4. 浆细胞（plasma cells） 由 B 淋巴细胞经抗原刺激转化而来。圆或椭圆形，胞质嗜碱性（电镜下的粗面内质网），核偏于一侧，呈车轮状（电镜下常染色质与异染色质相间排列）。浆细胞可产生抗体（antibody），即免疫球蛋白（immunoglobulin），以参与体液免疫反应。免疫球蛋白分为五类：IgA、IgD、IgE、IgG、IgM。

5. 未分化的间充质细胞（undifferentiated mesenchymal cells） 成体内的间充质细胞，为一种成体干细胞，特定条件下可分化为结缔组织及其他组织内的各种细胞，如成纤维细胞、平滑肌细胞、内皮细胞、软骨细胞、骨细胞等。对该细胞的研究将为组织工程和细胞工程提供种子细胞，在组织缺损性疾病、退行性疾病和遗传性疾病的治疗中具有广阔的应用前景。

6. 中性粒细胞（neutrophils） 该细胞原存在于血液中，特定情况下可经变形穿越血管壁并被趋化到筋膜组织中。中性粒细胞呈球形，胞质内充满细小、均匀的颗粒，淡紫色的颗粒为嗜天青颗粒（azurophilic granules），为一种溶酶体，含有酸性磷酸酶、过氧化物酶等，可消化分解吞噬异物；浅粉红色的为特殊颗粒，内含碱性磷酸酶、吞噬素、溶菌酶等，有杀菌、溶菌等作用。该细胞有活跃的变形运动和吞噬功能，在体内起着重要的防御作用。

7. 嗜酸性粒细胞（acidophils）　该细胞原存在于血液中，同样在特定情况下可经变形穿越血管壁并被趋化到筋膜组织中。嗜酸性粒细胞呈球形，胞质内充满粗大、均匀、略带折光性的嗜酸性颗粒，电镜下这些颗粒内含颗粒状基质和方形结晶体，含有酸性磷酸酶、过氧化物酶、组胺酶和芳基硫酸酯酶。后两者可分解组胺和白三烯，具有抗过敏反应的能力。酸性磷酸酶和过氧化物酶可消化分解吞噬的异物如寄生虫，具有抗寄生虫作用。

8. 淋巴细胞（iymphocytes）　淋巴细胞以弥散淋巴组织或淋巴小结两种形式常驻于筋膜组织中，与巨噬细胞或抗原提呈细胞一起构成机体的特异性免疫防御系统。淋巴细胞分为 T 细胞、B 细胞和 NK 细胞三类，其中 T 细胞通过释放淋巴因子引发细胞免疫反应，如移植物排斥、抗肿瘤等；B 细胞通过释放抗体引发体液免疫反应；NK 细胞即自然杀伤细胞，无需抗体便可直接杀伤病毒感染的细胞和肿瘤细胞。

9. 脂肪细胞　此类细胞单个或成群存在。胞体大，直径可达 50～100μm，呈球形或多边形。胞质内含一大脂滴，其余胞质被挤到细胞边缘，成为很薄的一层并包绕脂滴。细胞核为弯月形，位于细胞一侧。在 HE 染色的标本中，脂滴被溶解，细胞呈空泡状。此类细胞可合成与贮存脂肪，参与脂类代谢。筋膜内的细胞分散存在于细胞外基质内，它们的功能必须借助细胞外基质来传递信息。

二、筋膜的细胞外基质

细胞外基质是指由细胞分泌，位于细胞周围，为组织、器官甚至整个机体的完整性提供力学支持和物理强度，并对细胞的黏附、迁移、增殖、分化等活动以及胚胎发生等产生影响的物质，是细胞社会属性的体现。筋膜的细胞外基质包括纤维和无定形基质，前者包括胶原纤维、弹性纤维和网状纤维，后者则包括蛋白多糖、糖蛋白和组织液。

1. 胶原纤维（collagenous fiber）　分布最广，含量最多，由胶原蛋白构成，后

者由三条 α- 前胶原蛋白分子聚合而成，使得胶原纤维具有韧性好、抗拉力强等特性。不同部位的筋膜组织，其胶原蛋白分子类型不同，目前至少发现了三十余种胶原链的编码基因，这些不同的胶原链，以不同的方式组合，可以形成至少 16 种以上的胶原三聚体糖蛋白分子。

2. 弹性纤维（elastic fiber） 呈细丝状，分支交织成网。由弹性蛋白（elastin）和微原纤维（microfibril）束组成，具有良好的弹性。

3. 网状纤维（reticular fiber） 可用银染术显示，又称嗜银纤维。细而有分支，交织成网，由 Ⅲ 型胶原蛋白构成。主要分布于筋膜组织与其他组织交界处和小血管周围，尤其是造血器官和淋巴器官的筋膜组织内及基膜的网板等处。

4. 蛋白多糖（proteoglycan） 又称蛋白聚糖，由一个核心蛋白分子与一个或多个氨基己糖多糖，或称糖胺多糖（glycosaminoylycan，GAG）的侧链结合而成的大分子复合物。糖胺多糖主要包括硫酸软骨素、硫酸皮肤素、硫酸乙酸肝素、硫酸角质素和透明质酸。①硫酸软骨素（chondroitin sulfate，CS）为一分子葡萄糖醛酸（glucuronic acid）与 N- 乙酸半乳糖胺（N-acetylgalactosamine）之间形成 β1-3 连接以构成基本的重复单位。硫酸化位点可位于胺基团上，分别称为硫酸软骨素 -4（chondroitin-4-sulphate）和硫酸软骨素 -6（chondroitin-6-sulphate）。②硫酸皮肤素（dermatan sulfate）与硫酸软骨素的分子结构相似，只是葡萄糖醛酸残基为艾杜糖酸（iduronic acid）残基。③硫酸乙酸肝素（heparan sulfate，HS）为葡萄糖醛酸与 N- 乙酸葡糖胺之间形成 β1-4 连接。两个残基可在 O- 或 N- 位点上发生广泛的硫酸化修饰。④硫酸角质素（keratan sulfate）分子结构中，糖醛酸（uronic acid）残基被半乳糖（galactose）基团所代替。重复序列就是半糖基团与 N- 乙酸葡糖胺之间形成的 β1-4 连接，每个残基的第 6 个位点上则发生硫酸化修饰。⑤透明质酸含有为数不定的多聚体型葡糖酸与 N- 乙酸葡糖胺之间形成的连接形式。蛋白多糖复合物的立体构型形成具有许多微孔隙的分子筛，并形成基质防御屏障。

5. 糖蛋白（glycoprotein） 包括三种类型：黏附性糖蛋白，如纤维粘连蛋白、亲玻粘连蛋白（vitronectin）、层粘连蛋白（iaminin）、凝血酶应答蛋白（thrombospondin）和 vWF（von willebrand factor）等；骨相关基质糖蛋白，如骨桥蛋白（ostepontin）、骨唾液蛋白（bone sialoprotein）等；弹性蛋白相关糖蛋白，如原纤维蛋白（fibrillin）和基质相关糖蛋白（matrix-associated glycoprotein，MAGP）。黏附性糖蛋白与细胞的黏附及迁移过程有关，骨骼相关性糖蛋白在离子浓度的调节中具有重要作用，原纤维蛋白在弹性蛋白的沉积过程中具有重要影响。

6. **组织液** 组织液由经毛细血管动脉端渗出的水和小分子物质（氨基酸、葡萄糖和电解质等）组成，构成细胞赖以生存的微环境。另外，在筋膜组织中分布着丰富的毛细血管和感觉、运动装置，如触觉小体、环层小体、肌梭、运动终板等神经末梢，对筋膜组织的调节功能有至关重要的作用。

归纳结缔组织的功能，主要包括：①支持和保护作用：各种纤维及成纤维细胞；②营养和输送作用：组织液和毛细血管、淋巴管；③免疫防御功能：各种免疫细胞及免疫活性物质；④储备作用：间充质细胞（细胞储备），脂肪细胞（能量储备）。

根据结缔组织的形成顺序，我们可以将对结缔组织的研究分为 4 个层次：①细胞外基质：主要包括蛋白多糖、糖蛋白和组织液。②纤维网状结构：以胶原纤维为主，包括少量弹性纤维和网状纤维。这些纤维形成的网格为细胞附着和均匀分布起到了支撑作用，同时，纤维起到了将机械牵拉应力传递到附着其上的细胞的作用，并引起细胞的变形，激发细胞膜钙离子通道的激活，以使大量钙离子进入细胞内激发细胞的分裂程序。如通过对纤维的牵拉刺激（如针灸和推拿），可能会促进成纤维细胞合成和分泌蛋白质和糖胺多糖，也可能促进结缔组织中未分化的间充质干细胞向各种功能细胞分化。③细胞层面：结缔组织中的细胞可分为内源性细胞和外源性细胞。前者包括未分化的间充质干细胞和成纤维细胞，后者包括各种血细胞、巨噬细胞、肥大细胞、浆细胞和脂肪细胞等。其中未分化的间充质干细胞在一定条件下可分化为各种功能细胞，为各种功能细胞的增殖提供细胞源泉。各种功能细胞最终都会死亡，由此而产生的细胞碎片和小分子物质，一部分会排出体外，而另外一部分则会被巨噬细胞吞噬后重新被机体吸收利用。因此，人们应该加强对巨噬细胞吞噬再利用的研究。④结构和器官：结缔组织中最高级的结构为感觉神经纤维，另外还有小动静脉、毛细血管、淋巴管以及各种神经感受器，这部分结构的生物学层次最高，其产生的生物学效应对机体作用也最强，是各种中医外治疗法的作用机制表现最为重要的环节。

一、运动系统的筋膜分布

1. **软骨** 除关节外，软骨表面覆盖的薄层致密结缔组织，即软骨膜。软骨膜分为两层，外层胶原纤维多，与周围结缔组织相连续，主要起保护作用；内层细胞多，含有梭形的骨祖细胞。此外，软骨膜还含有血管和神经，其血管可为软骨提供营养。

2. **骨骼** 除关节面外，骨的内、外表面都覆盖有结缔组织，分别称为骨内膜和骨外膜。内膜很薄，由一层扁平的骨祖细胞和少量结缔组织构成。骨外膜（即通常所说的骨膜）又可分为内、外两层。外层软厚，为致密结缔组织；内层为薄层疏松结缔组织，富含血管、神经和骨祖细胞。骨膜的主要作用是营养骨组织，并为骨的生长和修复提供干细胞。骨膜中的骨祖细胞具有成骨和成软骨的双重潜能，临床上可利用骨膜移植治疗骨折、骨和软骨的缺损。

3. **关节** 滑膜关节具有关节囊，此囊可分为两层，外层为致密结缔组织，在与肌腱和韧带的相连处增厚，内层较疏松，称滑膜。滑膜层表面有 2～4 层扁平或立方形的上皮样结缔组织细胞，即滑膜细胞。电镜下，滑膜细胞可分为两种，一种似巨噬细胞，含较多溶酶体，有吞噬能力；另一种似成纤维细胞，含粗面内质网，可分泌透明质酸和黏蛋白。滑膜细胞所分泌的滑液含大量水和少量透明质酸及黏蛋白。此外，在滑液中还可见少量淋巴细胞。

4. **骨骼肌** 骨骼肌的周围均包裹着结缔组织，其中包裹在整块肌肉外面的结缔组织为肌外膜，是一层致密的结缔组织膜，含有血管和神经，解剖学称之为深筋膜。肌外膜的结缔组织是血管、淋巴和神经的分支深入肌内的途径，分割和包围大小不等的肌束，形成肌束膜。包裹在每条肌纤维周围的少量结缔组织为肌内膜，肌内膜含有丰富的毛细血管。各层结缔组织膜除有支持、连接营养和保护肌组织的作用外，对单条肌纤维的活动，乃至对肌束和整块肌肉的肌纤维群体活动也起着调整作用。

二、神经系统的筋膜分布

周围神经系统中功能相关的神经纤维集合在一起，外包致密结缔组织，称为神经。包裹在神经外面的一层致密结缔组织称神经外膜；神经内的神经纤维，又被结缔组织分隔成大小不等的神经纤维束，包裹每束神经纤维的结缔组织称神经束膜。神经束膜的内层是多层的扁平上皮细胞，称神经束膜上皮，上皮细胞之间紧密连接，每层上皮都有基膜。神经束膜上皮对进出神经的物质有屏障作用。神经纤维束内的每条神经纤维又由薄层疏松结缔组织包裹，称神经内膜。神经外膜内的纵行血管发出分支，进入神经束膜，进而在神经内膜形成毛细血管网，神经内膜也含有毛细淋巴管。

神经节一般为卵圆形，与周围神经相连，常外包结缔组织被膜。节内的神经细胞称节细胞，细胞的胞体被一层扁平的卫星细胞包裹，卫星细胞外面还有一层基膜，除节细胞外，节内还有大量神经纤维以及少量结缔组织和血管。

脑脊膜：脑脊膜是包在脑和脊髓外面的结缔组织膜，有三层，由外向内是硬膜、蛛网膜、软膜。硬膜是较厚而坚韧的致密结缔组织，其内面由一层间皮细胞覆盖。硬膜与蛛网膜之间有一狭窄的间隙，称为硬膜下隙，内含少量液体。蛛网膜是由薄层纤细的结缔组织构成，它与软膜之间有较宽大的腔隙，称为蛛网膜下隙。蛛网膜的结缔组织纤维形成许多小梁并与软膜相连，小梁在蛛网膜下隙内分支形成蛛网膜结构，蛛网膜下隙内含脑脊液。软膜是紧贴在脑和脊髓表面的薄层结缔组织，富含血管。在软膜外表面和蛛网膜的外、内表面以及小梁的表面均覆有单层扁平上皮，软膜的血管供应脑与脊髓。血管进入脑内时，软膜和蛛网膜也随之进入脑内，但软膜并不紧包裹血管，血管与软膜之间仍有腔隙，称血管周隙，其与蛛网膜下隙相通，内含脑脊液。当小血管进一步分支成毛细血管时，软膜组织和血管周隙都消失，毛细血管则由星形胶质细胞突起所包裹。

脉络丛：位于第三、四脑室顶和部分侧脑室壁。它是由富含血管的软膜与室管膜相贴并突入脑室而成的皱襞状结构，室管膜则成为有分泌功能的脉络丛上皮。脉络丛上皮由一层立方形或矮柱形室管膜细胞组成，细胞表面有许多微绒毛，少数细胞有纤毛，细胞核大而圆，胞质内线粒体很多。上皮下是基膜，基膜深部是结缔组织，结缔组织内含丰富血管和巨噬细胞。毛细血管属于有孔型，内皮细胞上的小孔由薄层隔膜封闭。脉络丛的主要功能是产生脑脊液，脑脊液是由脉络丛上皮细胞分泌的。脑脊液有保护和营养脑与脊髓的作用，筋膜学认为可以将脑脊液循环视为在中枢神经系统中特化的"淋巴系统"。

三、循环系统的筋膜分布

1. 血管　血管壁，除毛细血管外，由内至外依次为：内膜、中膜、外膜。

内膜：由内皮、内皮下层和内弹性膜组成。内皮是一层单层扁平上皮，除作为血液和组织之间的转运屏障外，还能合成和分泌多种生物活性物质，在维持正常的心血管功能方面起重要作用。内皮下层是位于内皮和内弹性膜之间的薄层结缔组织，内含少量胶原纤维、弹性纤维，有时还含有少许纵行的平滑肌。有的动脉的内皮下层深面还有一层内弹性膜，由弹性蛋白组成，膜上有许多小孔，在血管横切面上，内弹性膜常呈现波浪状。

中膜：大动脉以弹性膜为主，其间有少许平滑肌；中动脉以平滑肌为主，肌间有弹性纤维和胶原纤维。中动脉的弹性纤维具有使扩张的血管回缩的功能，胶原纤维起维持张力的作用，具有支持功能。肌纤维和内皮细胞形成肌-内皮连接。有人认为血管平滑肌是成纤维细胞的亚型。在中动脉的发育中，平滑肌纤维可产生胶原纤维和弹性纤维、基质。病理状况下，中动脉中膜的平滑肌移入内膜增生并产生结缔组织，使内膜增厚，是动脉硬化发生的重要病理过程。

外膜：由疏松结缔组织组成，其中含螺旋状或纵向分布的弹性纤维和胶原纤维，并有小血管和神经分布。血管壁的结缔组织细胞以成纤维细胞为主，当血管受损时，成纤维细胞具有修复外膜的能力，有的动脉在中膜和外膜的交界处，还有外弹性膜。管径1mm以上的动脉和静脉管壁中，都有小血管分布，称营养血管。这些小血管进入外膜后，分支成毛细血管，分布到外膜和中膜。内膜一般无血管，其营养由腔内血液直接渗透供给。血管壁上包绕有网状神经丛，神经纤维主要分布于中膜与外膜的交界处，有的深入中膜平滑肌层。

动脉在较高的血压下将血液从心脏输送到机体的各个部分，因此中膜比较厚，其中的弹性成分和平滑肌比较发达，这使得动脉管壁具有较强的收缩性和回缩能力。大动脉：管壁中的中膜有多层弹性膜和大量弹性纤维，平滑肌纤维较少，又称弹性动脉。内膜有较厚的内皮下层，内皮下层之外由多层的弹性膜组成的内弹性膜，由于内弹性膜与中膜的弹性膜相连，故内膜与中膜的边界不清楚。成人大动脉的中膜有40～70层弹性膜，各层弹性膜由弹性纤维相连，弹性膜之间还有环形平滑肌和少量的胶原纤维和弹性纤维，中膜基质的主要成分为硫酸软骨素。外膜较薄，由结缔组织构成，没有明显的外弹性膜，外膜逐渐移行为周围的疏松结缔组织。中动脉：内皮下层较薄，内弹性膜明显，中膜较厚，由10～40层环形排列的平滑肌组成，肌间有一些弹性纤维和胶原纤维。外膜的厚度与中膜相等，多数中动脉的中膜与外膜交界处有明显的外弹性膜。小动脉：内膜有明显的弹性膜。随着管径变细，内弹性膜逐渐消失，中膜有几层平滑肌，外膜厚度与中膜相近，一般没有外弹性膜。微动脉：内膜无弹性膜，中膜由1～2层平滑肌组成，外膜较薄。毛细血管：管壁由内皮细胞和基膜构成，基膜外有少许的结缔组织。

静脉壁的三层常无明显分界，平滑肌和弹性组织不如动脉丰富，结缔组织成分多。微静脉：管壁结构与毛细血管相似，内皮外只有薄层结缔组织。随管径增大，内皮和结缔组织之间出现稀疏的平滑肌，外膜薄。小静脉：内皮外出现一至数层的平滑肌，外膜逐渐变厚。中静脉：中膜比伴行的中动脉薄，环形平滑肌分布稀疏，外膜比中膜厚，由结缔组织构成，没有外弹性膜。大静脉：外膜较厚，结缔组织内常有较多的纵行平滑肌束。静脉瓣中心为弹性纤维的结缔组织，表面覆以内皮细胞。

动脉中膜的厚度，随管腔压力不同而变化，如心脏的冠状动脉承受较高压力，其管壁较相同管径的其他动脉厚，下肢动脉的中膜较上肢动脉的中膜厚；肺循环的血压较体循环低，故肺内血管壁较薄。颅腔内血管受外压和血管张力影响较小，硬脑膜动脉和脑动脉的管壁相对薄，内弹性膜明显，中膜较薄却缺乏弹性纤维；在经常弯曲的部位，血管也随之弯曲和收缩，如膝关节后的腘动脉和腋窝处的腋动脉，其内膜中有较丰富的纵行平滑肌束。

中年时血管壁中结缔组织成分增多，平滑肌减少，使血管壁硬度逐渐增大。老年时，血管壁增厚，内膜出现钙化及脂类物质等的沉积，血管壁的硬度更加增大。因此，只有血管壁结构的变化已超越该年龄组血管的变化标准时，才能认为是病理现象。

2. 心脏　心壁分为心内膜、心肌膜、心外膜，其中心内膜又分为内皮、内皮下层、心内膜下层。

内皮下层除结缔组织外，还含有少许平滑肌。心内膜下层由较疏松的结缔组织构成，含血管和神经。

心肌膜主要由心肌构成，大致分为内纵、中环和外斜三层。心肌纤维多集合成束，肌束间有较多的结缔组织和丰富的毛细血管。心室的心肌比心房厚，以左心室最厚。心室的肌纤维较粗较长，心房则较细较短。在心房肌和心室肌之间，有心纤维性支架网络，它是由致密结缔组织构成的。心纤维性支架网络质地坚韧而富有弹性，提供了心肌和心瓣膜的附着处，又称心纤维骨骼。心纤维骨骼包括室间隔膜部、纤维三角和纤维环，心房和心室的心肌分别附着于心纤维骨骼，两部分的心肌并不相连。

心外膜是心包膜的脏层，其结构为浆膜，表层是间皮，间皮下面是薄层结缔组织，与心肌膜相连。心外膜含血管和神经，并常有脂肪组织。心包膜壁层衬贴于心包内面，也是浆膜，与心外膜连续。壁层与脏层之间为心包腔，腔内有少量液体，使脏层与壁层湿润光滑，有利于心脏搏动。

心瓣膜：房室瓣、主动脉瓣、肺动脉瓣统称为心瓣膜，与心纤维骨骼的纤维环连接，表面覆以内皮，内部为致密结缔组织，基部可见少量平滑肌。当疾病（如风湿性心脏病）侵犯瓣膜时，胶原纤维增生，使瓣膜变硬或变形，甚至造成瓣膜的粘连，使瓣膜不能正常地关闭与开放，可影响血液循环。

心壁内有由特殊心肌纤维组成的传导系统，功能是发生冲动并将冲动传导到心脏各部，使心房肌和心室肌按一定规律收缩。这个系统包括：窦房结、房室结、房室束、左右房室束分支，及分布到心室乳头肌和心室壁的许多细支（Purkinje 纤维网）。窦房结位于右心房心外膜深部，其余部分在心内膜下层，由结缔组织把它们和心肌分开。组成这个系统的心肌纤维聚集成结和束，受交感神经和副交感神经、肽能纤维支配。

四、免疫系统的筋膜分布

1. 胸腺　分左右两叶，表面有薄层结缔组织被膜，被膜结缔组织成片状伸入胸腺实质，形成小叶间隔，将胸腺分成许多不完整的小叶。每个小叶都分为皮质和髓质。胸腺为 T 细胞分化发育提供了独特的微环境。进入青春期后，随着年龄增大，胸腺逐渐缩小，到达老年时期，脂肪成分大大增多，仅有少量皮质和髓质。

2. 脾　被膜较厚，被膜由富含弹性纤维和平滑肌的致密结缔组织构成，表面覆有间皮。被膜结缔组织伸入脾内形成小梁，构成脾的粗支架网络。被膜和小梁内含有许多散在的平滑肌细胞，其收缩可以调节脾的血量。小梁之间的网状组织构成脾淋巴组织的微细支架网络。

3. 淋巴结　哺乳类特有的周围淋巴器官，是滤过淋巴和产生免疫应答的重要器官。淋巴结表面有薄层致密结缔组织构成的被膜。数条输入淋巴管穿越被膜与被膜下的淋巴窦相连。淋巴结的一侧凹陷称为门部，此处含较疏松的结缔组织、血管、神经和输出淋巴管。被膜和门部的结缔组织伸入淋巴结实质并形成相互连接的小梁，构成了淋巴结的粗支架网络，血管和神经行于其内，在它们之间，由网状细胞和网状纤维组成的网状组织构成淋巴结的微细支架网络，网眼中充填着大量的淋巴细胞、浆细胞、巨噬细胞、交错突细胞、滤泡树突状细胞和肥大细胞。

4. 淋巴组织　以网状细胞和网状纤维为支架网络，网眼中充满大量淋巴细胞和一些浆细胞、巨噬细胞、肥大细胞等，这种含有大量淋巴细胞的组织称为淋巴组织，分为弥漫性淋巴组织（diffuse lymphoid tissue）和淋巴小结，多见于消化道和呼吸道的固有层。淋巴小结（lymphoid nodule）又称淋巴滤泡（lymphoid follicle），主要由 B 细胞组成。

五、内分泌系统的筋膜分布

内分泌系统由内分泌腺和分布于其他器官内的内分泌细胞构成。结构特点：腺细胞排列成索状、网状、团状或围成滤泡状，没有导管，毛细血管丰富。

1. 甲状腺　表面包有薄层结缔组织，结缔组织深入腺实质，将其分成许多大小不等的小叶，实质是大量滤泡。间质中富含有孔毛细血管及少量结缔组织，还可见散在的脂肪细胞，并随着年龄的增长而增多。

2. 甲状旁腺　常位于甲状腺后方的结缔组织中。作为实质性器官，它们亦被一层薄的结缔组织被膜所包绕，此结缔组织深入器官的实质中形成结缔组织分隔，将实质分成并不明显的小叶结构。

3. 肾上腺　表面包以结缔组织被膜，少量结缔组织伴随血管和神经伸入腺实质内（包括皮质和髓质）。

4. 垂体　与其他实质性器官一样，垂体表面亦被覆有一层结缔组织构成的被膜，在垂体器官的实质内亦可见少量结缔组织分布。

六、皮肤及皮下组织的筋膜分布

皮肤可分为表皮和真皮两部分，真皮位于表皮之下，由致密结缔组织构成，分为乳头层和网织层两层。皮肤下方各结缔组织构成皮下组织。

1. 乳头层　乳头层位于真皮上层，紧邻表皮的基底层。此层为疏松结缔组织，纤维较细密，含细胞较多。结缔组织向基底部突起，形成真皮乳头（dermal papilla），真皮乳头扩大了表皮与真皮的连接面，有利于两者的牢固连接，也便于表皮从真皮的血管获得营养，分为血管乳头和神经乳头。

2. 网织层　网织层是真皮的主要组成部分，与乳头层无明确分界，由致密结缔组织构成，粗大的胶原纤维束交织成网，并有许多弹性纤维，使皮肤具有较大的弹性和韧性。网织层有许多血管、淋巴管和神经，还有毛囊、皮脂腺和汗腺，还可见环层小体。皮肤内的免疫反应主要发生于真皮。

3. 毛发　毛根包在毛囊内，毛囊由上皮和结缔组织组成，毛囊分为内外两层，内层为上皮根鞘，包括毛根，与表皮相连续，结构与表皮相似；外层为结缔组织鞘，由致密结缔组织构成。毛囊下端结合在一起形成膨大的毛球。毛球底面内凹，富含毛细血管和神经的结缔组织陷入凹内，形成毛乳头。毛球是毛和毛囊的生长点，毛球头对其生长起诱导和维持作用。毛根和上皮根鞘与毛球的细胞相延续。毛球的上皮细胞为幼稚细胞（毛母质细胞），这些细胞不断分裂增生，向上移动，逐渐分化为毛根和上皮根鞘的细胞。毛囊干细胞并非位于毛囊的毛球部，而是位于毛囊隆起部（皮脂腺开口处和竖毛肌毛囊附着处之间的外根鞘部位），故毛囊干细胞又称为隆起细胞。隆起细胞可能是毛母质细胞、表皮基底细胞和皮脂腺基底细胞的祖细胞，故这种细胞又称为表皮干细胞。

4. 皮下组织　皮下组织由疏松结缔组织和脂肪组织组成，皮下组织将皮肤和深部的组织连接在一起，使皮肤具有一定的可动性。分布到皮肤的血管、淋巴管和神经均从皮下组织中通过。毛囊和汗腺常延伸至此层。皮下组织可保持体温、缓冲机械压力。

七、消化系统的筋膜分布

消化系统包括消化管和消化腺两部分组织。消化管为中空性器官，管壁可分为四层：①黏膜层，此层又可再分为三层，即上皮、固有层和黏膜肌层。其中固有层为疏松结缔组织，细胞成分较多，纤维较细密，有丰富的毛细血管和毛细淋巴管，与上皮以基膜相隔。②黏膜下层，此为致密结缔组织，含小动脉、小静脉淋巴管及黏膜下神经丛，可调节黏膜肌层的收缩和腺体的分泌。③肌层，除在食管上段及肛门处为骨骼肌外，其余大部分为平滑肌。肌肉的结缔组织中含有内脏神经元，可引起肌肉的节律性收缩。④外膜，此为薄层结缔组织，由间皮覆盖时称为浆膜，否则为纤维膜，纤维膜与周围组织无明显界限。

消化腺包括大唾液腺、胰腺、肝脏等器官。多为实质性器官，外由结缔组织被膜覆盖，且结缔组织深入器官实质，形成结缔组织间隔，将器官实质分隔成多个小叶状结构，血管、淋巴管、神经等结构也随结缔组织进入器官实质内。

八、呼吸系统的筋膜分布

呼吸系统为中空性器官，由气管及支气管组成。管壁可分为三层：①黏膜层，此层可分为上皮与固有层。固有层系由结缔组织构成，含有较多弹性纤维，也常见于淋巴组织。固有层与上皮以基膜相隔。②黏膜下层，此为疏松结缔组织，与固有层及外膜无明显界限，含较多混合性腺。③外膜，此层较厚，含软骨，平滑肌等成分。作为气体交换场所的肺，亦由一薄层结缔组织包裹，最外面覆盖有间皮。肺部的结缔组织由肺门处进入肺脏，随之进入肺实质的深度增加，结缔组织逐渐减少，但即使在肺泡壁处，在Ⅰ型呼吸性肺泡细胞之间仍存在有极少量的结缔组织。血管、淋巴管、神经等结构也随结缔组织而进出肺实质。

九、泌尿系统的筋膜分布

泌尿系统包括4个器官：肾、输尿管、膀胱及尿道。肾脏为实质性器官，外被覆以致密结缔组织被膜，并由肾门处延伸入肾脏实质内。肾脏内的少量结缔组织、血管和神经等结构构成肾的间质。在肾窦内还存在有大量的脂肪组织。泌尿系统的其余三个器官，即输尿管、膀胱和尿道均为中空性器官。管壁大致可以分为三层：①黏膜层：由变异上皮与固有膜构成，而固有膜由结缔组织所构成；②肌层：在各层肌纤维束之间存在有少量结缔组织、血管、神经等结构；③外膜：依部位不同，可分为覆盖有间皮的浆膜或无间皮纤维膜，但主要都是由结缔组织构成。

十、生殖系统的筋膜分布

男、女生殖系统主要由生殖器官、生殖管道及附属腺构成。男性生殖器官主要为睾丸，而女性生殖器官主要为卵巢，两者均为实质性器官，即两者均被由致密结缔组织构成的白膜所覆盖。白膜在睾丸后缘增厚并形成睾丸纵隔，纵隔的结缔组织呈放射状进入睾丸实质，将其分隔成数百个睾丸小叶。而卵巢的结缔组织亦由卵巢门处进入卵巢实质。两性的生殖管道均为中空性器官。在男性有附睾和输精管，在女性有输卵管、子宫和阴道等器官。它们均有一个共同的特点，即管腔内表面均覆盖有上皮，上皮与其下方的结缔组织以基膜相隔。

男性生殖系统的附属结构包括前列腺、精囊、尿道球腺及阴茎，而女性附属腺包括乳腺等器官，但是从所有这些器官的结构中均可见到结缔组织对这些器官的包绕和支持作用。

第四节　人体结构的筋膜学研究模式

人体结构研究的专门学科——人体解剖学是医学的基础，恩格斯曾说过："没有解剖学就没有医学。"现代医学从一开始就是从解剖学入手，在这一点上东、西方都是一样的，几千年来医学研究从学科来讲，解剖学可以说是研究最为透彻的学科。从古代开始，通过侵入性解剖刀具对人体的内部结构进行解剖观察，开始阶段只是靠肉眼，显微镜发明之后又进行镜下观察，发现了人体也与其他生物一样由多种细胞构成，由此衍生出组织学和细胞学。由于电子显微镜的发明使人们又观察到了细胞内的精细结构，由此衍生出超微解剖学，又进一步借助分子生物学和免疫组织化学手段对细胞器和细胞核进行了分子水平的研究。因此，现代解剖学的研究范围跨越了从大体到基因的全部形态学内容。

一、人体解剖学研究的分科

现代解剖学研究，因观察手段和观察的精细程度、层次等而有所区别，已经衍生出多种专业解剖学的分科。如 X 线解剖学、超声解剖学、临床解剖学、数字解剖学等，但基本研究思路还是遵循着功能和结构两种视角：即系统解剖学和局部解剖学，研究始终处于二维层面。如果将研究视角增加一个筋膜解剖学维度，可使我们对人体的研究进入一个新的三维阶段（图 5-4）。

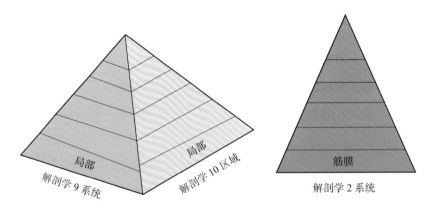

图 5-4 不同解剖学角度对人体结构的研究

三个维度研究的区别：

系统解剖学：以人体的功能为轴线，将人体分为九大功能系统。

局部解剖学：以人体的结构为轴线，将人体分为十大局部。

筋膜解剖学：以人体的寿命为轴线，将人体分为两大系统（双系统）。

研究的侧重点不同：系统解剖学从功能入手，研究的重点是九大功能系统的形态、结构；局部解剖学从结构的角度，研究每个局部从浅入深的相互毗邻关系；对相关的临床学科支持也有所区别，系统解剖学主要为西医的内科体系服务，局部解剖学主要为西医的外科体系服务。筋膜解剖学从人体两大系统的角度入手，研究支持和储备系统的筋膜在全身的分布，在各个重要的功能器官周围分布，与不同功能组织和功能细胞的联系，如何维持全身的结构与功能的稳定，从而维持较长的生命周期，它所支持的临床方向，侧重于源于中医理念的各种疗法，同时对保健养生的各种方法提供基础理论支持，对于现代医疗手段疗效不理想的疑难病症的研究，如退行性疾病、结缔组织病、广义的系统性筋膜发育不良疾病、老年性疾病以及肿瘤等疑难杂病提供一个崭新的思路。

二、筋膜解剖学对不同层次人体结构的研究

（一）大体解剖的特征

从筋膜解剖学角度观察人体及其整体结构，是一个与人体外形相像的筋膜支架网络。该支架网络的主要组成，由浅到深为：皮下浅筋膜（以皮下脂肪为主），它遍布全身真皮深层与肌肉固有筋膜之间，主要是紧贴真皮的皮下脂肪组织层和疏松结缔组织层。脂肪层与真皮间通过纤维密切连接，不易分离，疏松结缔组织间容易分离，易形成一个潜在性的间隙，通过该间隙可以很容易到达身体的各个部位，只是在手掌、足底、头皮的部分，该间隙消失，由分隔皮下浅筋膜的纵向纤维来联系深层结构，面部有表情肌纤维联系亦不易分离，这一点在皮毛类动物中尤为明显。通过该间隙，猎人很容易将整张皮剥离，该间隙神经血管较少，是深层神经血管束联系浅层结构的通道，这些神经血管束只是通过，很少在此间隙分布，在解剖时很少出血，该区也缺少感觉神经末梢，分离操作时基本没有疼痛。

（二）浅筋膜形成的结构

作为全身筋膜最重要的组成部分，在比较解剖学上我们可看到其重要意义所在，如在沙漠中生活的骆驼，它的驼峰就是由浅筋膜构成，其他还有绵羊的羊尾，大鲵的背部脂肪垫，熊类的皮下脂肪层，鲸鱼和海象的皮下脂肪层等，这些都是作为全身共用的储备部分。这部分浅筋膜与深层密切相连的部位也是其储备进入人体深层结构的通道，如手掌、足底、肚脐等部分。这部分浅筋膜在一些代谢旺盛的器官附近形成脂

肪垫，为这些器官提供相对固定的储备供应（干细胞），如人类女性的耻骨联合前方的阴阜脂肪垫，为外阴腺体和黏膜提供支持，向内包绕子宫圆韧带并与卵巢相连。在男性方面，其向下形成睾丸的肉膜，并参与精索的组成。脐周腹部浅筋膜实际上也类似一个盘形脂肪垫，向深面通过脐环与内脏器官相连，向上包绕肝圆韧带并连系肝脏，向下伴随输尿管和外侧韧带并连系膀胱和盆腔器官。颈项部脂肪垫，向前与面部和颈部各层次的筋膜形成浅、中、深各层筋膜，并包绕面部和颈部的各个器官。此外，面部的颊脂体脂肪垫向后包绕腮腺。

（三）内脏器官的筋膜储备

除了全身皮下浅筋膜构成的全身储备之外，内脏的一些代谢旺盛的器官也有自身的筋膜储备结构。

1. 肾脏　肾脏是人体代谢旺盛的重要器官，肾脏自身的筋膜储备就是包绕肾脏周围的脂肪囊，以往对脂肪囊的认识只局限于对肾脏的保护、支持和固定的作用，典型的例子是过度消瘦的人体，由于脂肪囊的减少可导致肾下垂，实际上我们在解剖中发现肾脂肪囊（图5-5）在肾门处伴随神经血管深入到肾盂内，并深入到肾的实质部，对补充各种肾细胞的消耗起到至关重要的作用。

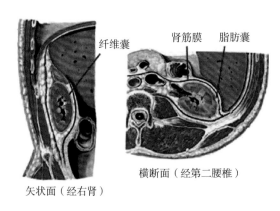

纤维囊　　　肾筋膜　脂肪囊

横断面（经第二腰椎）

矢状面（经右肾）

图 5-5　肾脂肪囊

2. 胃　胃大弯和胃小弯处连有大网膜和小网膜，以往只是认为它们是腹腔内的保护器且可以包绕异物，但从筋膜学角度看，它们的重要意义在于为胃这一代谢旺盛的器官提供充分的干细胞储备。

3. 肝　肝是人体最大的腺体，功能强大，代谢旺盛。肝的下面通过肝门，来自小网膜和肝圆韧带的筋膜进入肝内（图 5-6），伴随着肝动脉、门静脉和肝管系统的分支，为肝组织和肝细胞提供丰富的细胞支持来源。

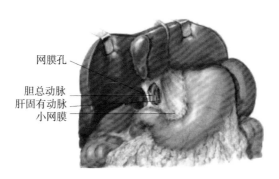

图 5-6　肝脏及小网膜

4. 胰　位于腹后壁，几乎全部包裹在腹后壁腹膜外的脂肪内。

5. 小肠　筋膜丰富的肠系膜。

6. 大肠　大肠系膜和肠脂垂（图 5-7）。

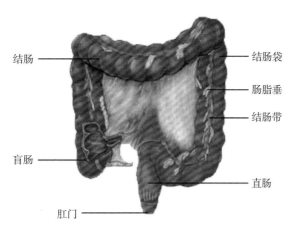

图 5-7　肠脂垂

7. 心　心底脂肪和外膜下脂肪。

一些较小的重要器官其实也有自身的筋膜储备，如眼球后部的球后脂肪垫。

三、组织学层面的研究特点

在人体结构中功能一致的细胞和细胞间质构成组织，人体由上皮组织、结缔组织、肌组织和神经组织四种组织构成。在这四种组织中唯独结缔组织是由单一的组织构成，其他三大组织均由功能细胞和结缔组织组成，如上皮组织由上皮细胞和基底膜组成；肌组织由肌细胞和肌细胞质间的结缔组织组成；神经组织由神经细胞和神经间质组成，这些间质成分均由结缔组织构成。这种组织构成使我们可以清楚地看到，只有结缔组织是由基质、纤维、细胞和多种微小管道、神经纤维和神经感受器组成复杂的功能系统，其他三种组织均在结缔组织的支持和包绕下维持正常的形态和功能。

从四种组织的细胞成分分析，肌细胞、神经细胞和上皮细胞均为分化终末细胞，它们均失去了分裂增殖的能力，如无新细胞补充，其构成的组织即会迅速萎缩。但在结缔组织中，疏松结缔组织包含了生命机体之源——干细胞，以及成纤维细胞。因此，在这四种组织中，只有结缔组织才是维持其他三种组织正常活跃状态的关键。

（一）以筋膜学角度提出新的筋膜分类方法

以往对筋膜的分类，单纯从分化和形态的角度讲，筋膜分为狭义筋膜，即由疏松结缔组织所形成的膜性结构，广义的筋膜包括所有由结缔组织形成和由结缔组织演化而成的结构，我们从双系统理论把筋膜局限于尚未演化的疏松结缔组织和脂肪组织（非特异性结缔组织），其余由结缔组织演化的组织统统归为功能系统。

（二）筋膜组织的特化研究

从胚胎间充质演化为疏松结缔组织，在发育过程中以疏松结缔组织为核心，其中的部分细胞、纤维和微小的管道，以及神经成分逐渐演化为具有特定功能的组织、器官和系统，主要有以下六个部分：

1. 干细胞　在发育过程中增殖产生的大量干细胞分化为各种功能细胞，还有一部分干细胞形成脂肪细胞，其与纤维基质形成脂肪组织，这些脂肪组织分布到全身皮下和重要器官附近，并在器官的门处与器官内筋膜相延续，构成这些器官的固有干细胞源——脂肪组织。当机体能量缺乏时，其中的脂肪就被机体动员进入能量代谢，补充机体的能量代谢，补充机体的能量供给，脂肪组织就会转化为疏松结缔组织，其脂肪中的干细胞，称为脂肪源干细胞，同时恢复增殖能力。因此，当一个肥胖的人减肥方法得当时，反而会因体重下降感到精力旺盛。全身皮下筋膜松解和器官旁筋膜松解对改善全身的自我修复能力，以及对相关器官的功能恢复有重要作用。

2. 成纤维细胞　成纤维细胞与干细胞一样均是来源于间充质细胞，属于结缔组织中的原生细胞，一般实验室细胞分离技术很难将两者分离，所不同的是成纤维细胞可分泌胶原蛋白，胶原蛋白在细胞间质中可聚合成胶原纤维、弹力纤维及网状纤维。成纤维细胞可分化为多种功能细胞，从分化功能看，几乎与干细胞相同。因此，有些学者认为其实它也是一种干细胞，或者两者分化的侧重略有不同。成纤维细胞可演化出韧带、平滑肌、横纹肌、心肌、软骨、骨、骨髓等。

3. 淋巴细胞　淋巴细胞为外源性细胞，来自骨髓干细胞，属白细胞系。通过血液循环分布到全身各处，并在炎症因子的作用下，聚集在有炎症部位的结缔组织。人体易受外来致病因素侵入的部位有富含淋巴细胞的结缔组织，即淋巴组织结构，如在消化道黏膜下层的淋巴组织中，这些淋巴组织形成的解剖学结构有位于咽喉壁的淋巴环，食道黏膜下层的淋巴组织，小肠黏膜下的淋巴集结（回肠）和淋巴孤结（空肠），大肠黏膜下的淋巴结等组织。这些淋巴组织集中游离出器官壁，在系膜中，主要为疏松结缔组织，将其包绕形成肠系膜淋巴器官——淋巴结，总数在 400~450 个左右，其实人体最大的淋巴器官——脾脏，亦是由多个淋巴结融合演化而来。

4. 巨噬细胞和毛细淋巴管　巨噬细胞来源于骨髓成血干细胞巨噬细胞系，在细胞因子的作用下，聚集在细胞和组织更新旺盛的部位，巨噬细胞可清除崩解和衰老的细胞，以及组织的大分子物质。巨噬细胞和内皮细胞共同构成毛细淋巴管。巨噬细胞通过吞噬运动将这些组织碎片消化成小分子物质，并通过胞噬的形式排入到毛细淋巴管腔，造成毛细淋巴管内的胶体渗透压增高，将组织间隙内的水分吸入淋巴管腔内，这是淋巴管内压的本源。在长长的壁薄管道导流过程中，其后的流动方向依赖于淋巴管内的瓣膜、渗透压和周围组织压力，它们构成驱动淋巴循环的完整机制。淋巴管与静脉管壁的平滑肌及静脉内瓣膜共同构成人体循环的"周围心"，所谓的周围心概念以往早已有之，但指的是静脉的平滑肌和瓣膜，对淋巴周围心的重要意义未有涉及。

淋巴管不但分布遍及全身各个部位，而且因为其结构的不断优化，逐渐形成体内代谢产物的清除器官和免疫系统，如眼球中的房水循环，内耳中内外淋巴循环和脑脊液循环。以往的研究中，对重要脏器的功能多侧重于对这些器官的修复和再生，研究方向多关注在干细胞上，对巨噬细胞的功能稍有欠缺，从以上机制分析可以看出，重要器官中衰老、崩解的组织细胞的清除也极为重要，这涉及临床有关这些器官疾病的发病机制和治疗原则的制定：如青光眼疾病的治疗，应激性和老年性耳聋的治疗，脑功能康复以及阿尔茨海默病等疾病的治疗，这些在当前世界医学都是重点研究的课题方向，相信筋膜学研究理念会对此有所帮助。

5. 毛细血管　结缔组织的毛细血管是由内皮细胞和平滑肌细胞构成的微细血管网，由毛细血管动脉端、静脉端和毛细血管网构成微循环系统。毛细血管的密度和血管开放程度受组织代谢产物的调节，血管的增加使血管网团可以产生组织液。这些组织液起到清洁和营养人体重要组织和器官的作用，如内耳的感觉细胞、听觉细胞和内耳各精密的功能细胞等，同时，眼球睫状体、脑室的脉络丛均是由毛细血管网团产生。

这些毛细血管网团强化所形成的器官，本质上还是由毛细血管组成，毛细血管管壁的通透性、内皮细胞的完整性、血管内血液的黏稠度和凝血机制都会影响血管网团产生组织液的效率，进而影响所浸泡滋养精密细胞（神经组织和感受器）的活性。这些理念的建立对影响毛细血管通透性的病毒性疾病、心脑血管疾病的治疗具有参考价值。

6. 神经纤维和神经元　结缔组织中的神经元和神经纤维为间充质中原生成分，它们通过神经纤维相互联系并构成内神经网以分布到全身各部位，胚胎早期位于外胚层的外神经网全部集中到中枢的位置，这两部分的神经元分布界限非常清晰。内神经网在筋膜中的分布有清晰的规律，疏松结缔组织内为散在的各类神经纤维和散在的神经元，在此基础上，纤维部分集中强化并形成各种神经束、神经纤维（神经），神经元集中强化并形成神经节，如脊神经节、脑神经节、交感神经节、副交感神经节，以及位于体腔和肠腔壁内的神经节等。

所有周围神经节、神经、神经纤维和神经网均包绕在结缔组织内，这些结构的功能状态均与结缔组织的正常状态密切相关，这些神经元和神经纤维的支持细胞和神经元自体的修复和更新，均由结缔组织中的干细胞分化支持，其营养也由结缔组织提供，崩解衰老的细胞清除也要由结缔组织中的巨噬细胞完成。

从周围神经相关疾病的角度观察，周围神经不像中枢神经有多重保护和屏障机制，它们更容易受到损害，包括病毒毒素、机械损伤和病理损伤，这些损伤所表现出的症状也会因损伤的程度和神经成分不同而不同，在临床上的表现千变万化。如最常见的带状疱疹病毒，其损害感觉神经纤维的髓鞘，以及神经末梢的支持细胞，并引起临床剧烈的疼痛；普通的 EB 病毒毒素可导致神经的变性，继而导致结缔组织中的纤维增生，形成筋膜结节，并压迫神经，可引起慢性疼痛等。

第五节　筋膜学中的相关干细胞理论

一、干细胞

人体细胞由三种细胞构成：未分化干细胞、定向干细胞和专能细胞。它们三者的关系相当于工业流程中的图纸（未分化干细胞）、模具（定向干细胞）和产品（专能细胞）。人体内有 274 种专能细胞，人体所有生命活动都是由这些专能细胞的协同作用完成的，专能细胞作为一个单个功能体都是短命的，所以我们的身体每天都是新的。专能细胞的更新是其在破损死亡的同时释放分化因子，促使定向干细胞分化出专能细胞，以补充专能细胞破损造成的缺失。定向干细胞的补充：定向干细胞分化专能细胞（纵向分化）的同时，也出现增殖以维持其自身量的稳定（横向增殖）。未定向干细胞向定向干细胞的分化：定向干细胞在分化、增殖的同时释放诱导因子，诱导未定向干细胞向局部迁移，在定向因子的作用下分化成定向干细胞。

二、干细胞的分类

干细胞（stem cells，SCs）是一类具有自我复制能力的多潜能细胞，在一定条件下，它可以分化成多种功能细胞。

干细胞有两种分类方法，一是根据干细胞所处的发育阶段分为胚胎干细胞（embryonic stem cell，ESC）和成体干细胞（somatic stem cell）。另一种分类方法是根据干细胞的发育潜能分为三类：全能干细胞（totipotent stem cell，TSC）、多能干细胞

（pluripotent stem cell）和单能干细胞（unipotent stem cell）。胚胎干细胞的发育等级较高，是全能干细胞，而成体干细胞的发育等级较低，是多能或单能干细胞。

1. 胚胎干细胞　当受精卵分裂发育成囊胚时，内细胞团（inner cell mass，ICM）的细胞即为胚胎干细胞，它具有体外培养、无限增殖、自我更新和多向分化的特性。无论在体外还是体内环境，ES 细胞都能被诱导分化为机体几乎所有的细胞类型。胚胎干细胞是一种高度未分化细胞，它具有发育的多能性，能分化出成体动物的所有组织和器官，包括生殖细胞。研究和利用胚胎干细胞是当前生物工程领域的核心问题之一。随着对胚胎干细胞的研究日益深入，生命科学家对人类胚胎干细胞的了解迈入了一个新的阶段。在 20 世纪末，两个研究小组成功地培养出人类胚胎干细胞，保持了胚胎干细胞分化为各种体细胞的全能性，这样就使科学家利用人类胚胎干细胞治疗各种疾病成为可能。

2. 成体干细胞　成年动物的许多组织和器官，比如表皮和造血系统，具有修复和再生的能力，成体干细胞在其中起着关键的作用。目前研究较多的有骨髓间充质干细胞、造血干细胞、神经干细胞、肌卫星细胞、脂肪源干细胞等。在特定条件下，成体干细胞或者产生新的干细胞，或者按一定的程序分化，形成新的功能细胞，从而使组织和器官保持生长和衰退的动态平衡。过去认为成体干细胞主要包括上皮干细胞和造血干细胞。最近的研究表明，以往认为不能再生的神经组织仍然包含神经干细胞，说明成体干细胞普遍存在，问题是如何寻找和分离各种组织特异性干细胞。成体干细胞经常位于特定的微环境中，微环境中的间质细胞能够产生一系列细胞因子并与干细胞相互作用，调控干细胞的更新和分化。

（1）骨髓间充质干细胞（bone marrow-derived mesenchymal stem cells，BMSCs）：骨髓内造血干细胞之外的另一类干细胞，是骨髓造血微环境的重要组成部分，在体内外均具有支持和调控造血的作用。

在移植治疗中，一般情况下，移植物会引起宿主的免疫排斥反应，但对于间充质干细胞来说却不是这样。实验表明间充质干细胞可以抑制 T 细胞的增殖，从而导致免疫耐受。间充质干细胞可以通过某种机制抑制 T 细胞的成熟来逃避免疫系统的清除，这也暗示间充质干细胞可能在机体免疫系统的调节及骨髓中各种干细胞未分化状态的维持方面起作用。

在一定的诱导条件下，BMSCs 能够分化为成骨细胞、软骨细胞、肌腱细胞、骨骼肌细胞、平滑肌细胞、脂肪细胞等中胚层来源的细胞，同时，可以向外胚层的星形胶质细胞、神经元、血管内皮细胞和心肌细胞等分化。BMSCs 跨系，甚至跨胚层横向分化的可塑性及其强大的分化潜能使得它修复组织成为可能。BMSCs 是比较原始的细胞，可被定向诱导分化为临床所需的多种组织细胞，可取自体骨髓，取材方便，且体外易培养，增殖快。BMSCs 免疫原性较弱，能够抑制混合淋巴细胞的反应，由它诱导而来的组织在进行移植时不存在组织配型及免疫排斥等问题，亦不涉及医学伦理道德问题，因此，通过体外培养扩增后的 BMSCs 是组织工程中理想的种子细胞。长期培养发现，BMSCs 多次传代后，并不能保留其分化能力。对于传代后 BMSCs 分化能力丧失的原因，可能与端粒酶缺失有关。

（2）造血干细胞：造血干细胞（hematopoietic stem cells，HSC）是体内各种血细胞的唯一来源，它主要存在于骨髓、外周血、脐带血中。造血干细胞的移植包括骨髓移植、外周血干细胞移植、脐血干细胞移植，是治疗血液系统疾病、先天性遗传疾病，以及多发性和转移性恶性肿瘤疾病的有效方法。

（3）神经干细胞：神经干细胞（neural stem cells，NSCs）是一种具有分化潜能的原始细胞，其具备自我更新和增殖的能力，并在特定因素的影响或诱导下，向神经元或胶质细胞（星形胶质细胞和少突胶质细胞）分化。NSCs 来源于早期胚胎、胎儿神经组织、脐带血。在适当条件下，NSCs 可扩增出神经球，亦能分化为神经系统中的 3 种主要细胞。除了胚胎组织外，成人脑组织（包括海马回、脑室/室管膜、小脑扁桃体）均存在 NSCs。临床已将 NSCs 用于遗传性黏多糖累积病Ⅶ型、多发性硬化症、帕金森病和脑胶质瘤的治疗，并取得了一定疗效。

而此前长期以来医学界一直认为，神经元属于一种永久细胞，缺乏再生能力，神经损伤是不可逆转的。因此，对脑卒中、脑肿瘤、严重脑外伤、脑缺血、帕金森病、小脑萎缩等引起的神经性功能障碍无能为力。

（4）脂肪源干细胞：脂肪源干细胞（adipose derived stem cells，ADSCs）来源丰富，脂肪组织中干细胞含量高，具有较强的体外增殖能力。有研究报道，体外培养的脂肪源干细胞可以保持稳定的生物学特性 13～15 代不变，其中衰老和死亡的细胞比例很小。脂肪源干细胞体外培养较容易，分离纯化的酶，主要有胶原酶和胰蛋白酶，细胞形态刚贴壁时为圆形、纺锤形或梭形，也可见多形细胞，经 3～4 代传代培养后，细胞形态、排列趋于一致，呈长梭形，成纤维细胞样外观。

目前尚未找到脂肪源干细胞的特异性分子标记。许多研究表明：脂肪源干细胞具有间充质干细胞这一类细胞的特异性表面标记：CD9、CD10、CD13、CD29、CD44、CD54、CD55、CD71、CD90、CD91、CD105、CD146 等阳性表达，不表达 CD45、HLA-DR 等免疫原性细胞的表面标记，不表达 CD14、CD38、CD117 等造血细胞的分化抗原，对 CD34 的表达目前还存在争议。CD49+、CD106 是脂肪源干细胞区别于骨髓间充质干细胞的独特标志。

大量文献报道，脂肪源干细胞已成功地诱导为成骨细胞、成软骨细胞、脂肪前体细胞、心肌细胞、神经细胞、骨骼肌细胞、血管内皮细胞、平滑肌细胞、上皮细胞、表皮细胞、肝样细胞及胰岛样细胞等不同来源的细胞。对脂肪源干细胞向多种组织细胞的诱导分化及所处的研究阶段进行横向比较，可以得到如下结论：①脂肪源干细胞在不同诱导条件下，可向不同组织细胞定向分化。②脂肪源干细胞多分化潜能的研究，处在不同的研究水平和发展阶段。

接下来谈一谈脂肪源干细胞的多分化潜能存在的争议及有待解决的问题。脂肪源干细胞目前争论的焦点主要有：①脂肪源干细胞是一种多能的成体干细胞，还是混合残存在成体组织中的专能祖细胞？目前还未能证实。②脂肪源干细胞多向分化潜能的研究，多数是在体外条件下获得的，细胞鉴定都只局限于细胞表型而未涉及细胞功能，其多分化潜能还需要在大量动物模型和人类机体中得到进一步检验。③有研究提示，脂肪源干细胞在人体内可突变为肿瘤细胞，有致癌倾向。可见，脂肪源干细胞的安全性问题是脂肪间充质干细胞应用于临床前必须要解决的。目前，美国 FDA 尚未批准有关脂肪源干细胞的药品应用到临床。

三、跨胚层分化

干细胞具有分化潜能，且能够自我更新，其位于细胞谱系等级的最顶端，且在体内能够增殖分化成多种特定类型的组织细胞。在成人体内，干细胞能够再分化以补充组织或处于静态，如哺乳动物的大脑。而未分化的干细胞可能具有更高的增殖能力，可以把它们当作能够分化为多种功能组织的"小阁子"。干细胞能够分化，发育过程中对称扩增，而数量不对称的自我更新，并分化成更多的各种组织细胞。

在发育生物学领域，还有关于细胞不能跨胚层分化的结论，但从生物进化的角度来看，这种不能跨胚层分化的结论是站不住脚的。从更新代谢最为活跃的小肠上皮和表皮的更新中我们已经看到，在上皮的基底部有分化能力的细胞，我们称之为定向干细胞。因为它们只能向特定的上皮细胞分化，但这些定向干细胞又是从何而来的呢？传统的观点认为它们是在胚胎发育的过程中保留下来的，但从细胞分化的潜力方面分析，单纯的定向干细胞不足以维持细胞的快速更新，必须有更加稳定的细胞源来维持定向干细胞的数量和质量。临床利用干细胞移植成功治疗了脑瘫、脑萎缩、共济失调、视神经发育不良等神经病症，已经从实践中证明了干细胞在机体损伤修复中的重大作用。

那么，机体本身的"干细胞库"在哪里呢？骨髓组织、脂肪组织、肌肉、肝脏、胰腺等这些可以培养出间充质干细胞的组织存在一个共性：本身是结缔组织，或者含有大量的结缔组织。因此，筋膜结缔组织很可能就是机体的"干细胞库"，而筋膜结缔组织对机体的支持储备作用正是动员"干细胞库"产生的。

传统发育生物学理论认为人体出生以后，各胚层细胞的分化只能在本胚层完成，外胚层细胞的更新来源于外胚层干细胞，内胚层来源的细胞更新来源于内胚层，中胚层亦然，各胚层之间不能够进行跨胚层分化，虽然在近年的研究中发现在特定的情况下有跨胚层分化的现象，如在创伤修复过程中和肿瘤生长过程中的跨胚层分化现象，但是从理论上仍然存在一些模糊的空间。筋膜学的提出彻底地从理论上解决了人体细胞分化的科学问题，那就是所有的细胞均来源于支持与储备系统中的干细胞，也就是以往所讲的中胚层中尚未分化的干细胞。干细胞可以穿过基底膜或类基底膜并分化成定向干细胞，然后分化成各种功能细胞。

因此，脂肪源干细胞等能够定向诱导分化成神经元样细胞，在某种程度上说明细胞跨胚层分化是完全有可能的。不论这些筋膜组织中的未分化干细胞是来自于胚胎时期还是其他发育阶段，均可以从另一个侧面证实筋膜组织所具有的细胞储备功能，即干细胞库。

第六节 筋膜学的回收再利用学说——巨噬细胞系统

一、人体组织细胞的回收循环再利用学说

　　人体组织细胞在完成其生命周期的功能之后，不可避免要经历死亡崩解的过程，在人体中有一套完整的回收再利用系统。其中，表皮细胞和消化道细胞脱落后排出到体外，而人体绝大部分组织都要被淋巴管道和血液循环带到脾脏，通过脾脏血窦中的巨噬细胞进行消化，以加工成各种小分子物质，再通过门脉系统进入肝脏并进行再加工分解，以合成能够被机体利用的各种营养成分（图 5-8）。其生物学意义在于人体组织细胞在不断更新中，不但要维持新细胞源源不断的补充，还在于死亡老化的细胞要被机体不断地清除和再利用，这个环节与细胞组织的更新共同形成一个完整的循环链

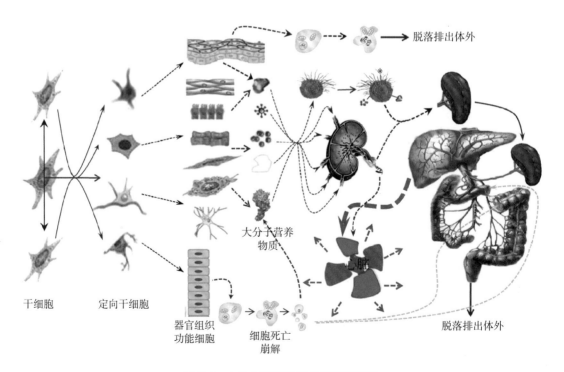

干细胞　　定向干细胞

器官组织
功能细胞

细胞死亡
崩解

大分子营养
物质

心脏

脱落排出体外

脱落排出体外

图 5-8　人体组织细胞回收再利用学说

条。死亡老化细胞的清除同样是维持这一循环链条运转的重要环节。清除机制的障碍同样会阻碍新生细胞的更新，有时还会导致严重的疾病，如脑积水、青光眼、脊髓空洞症等。从生理的角度讲，对这一系统的机制研究有助于解释人体微细管道的开放机制、脑积液循环的动力机制、房水循环的机制等一系列目前尚未有明确认识的基本生理现象。

二、单核巨噬细胞系统

人体内部存在一道奇妙的防线，即单核巨噬细胞系统（mononuclear phagocyte system，MPS），又称网状内皮系统。该系统具有吞噬病菌、异物的功能，是人体内具有吞噬功能的各种细胞的总称。吞噬细胞又称为"巨噬细胞"，来源于单核细胞。

MPS 由骨髓干细胞衍生而来，包括前单核细胞，外周血中的单核细胞及组织中的巨噬细胞。前单核细胞在单核诱生因子作用下发育成单核细胞，并不断进入血流，在血液内仅存留数小时至数日，即移行至全身各组织器官内，发育成熟为巨噬细胞。巨噬细胞可以在组织间隙中自由移动，成为游动的巨噬细胞，或在组织中成为固定的巨噬细胞。其在不同的组织器官内有不同的名称，如果从血液移行到肝脏，就成为库普弗细胞；进入结缔组织或皮肤内，就叫组织细胞；进入神经系统，称小胶质细胞；进入脾脏、淋巴结则称为游走及固定巨噬细胞；进入肺内时称为肺泡巨噬细胞；进入骨内，称破骨细胞，虽然它们存在的部位不同，名称也不同，但它们都有同一功能：吞噬病菌和其他异物。病菌入侵到机体内，其本身含有的多糖类物质，能够吸引吞噬细胞前去，这种现象叫做"趋化作用"。巨噬细胞对入侵人体的细菌、异物，以及体内衰老、死亡的细胞和组织中的碎片进行吞噬、消化，以增强人体的防御功能。

吞噬细胞吞噬和消灭病菌有两种办法。第一种是"陷阱"，当它们遇到病菌后，表面就立即下陷，病菌便会陷进去，这叫"胞饮"作用。第二种是"抓捕"，巨噬细胞发现病菌后，会伸出"伪足"，一次伸出多条伪足，把病菌牢牢抓住，并卷到体内。吞噬细胞把病菌捉到体内，释放出一种可致病菌死亡的酶，消化或杀死病菌，剩余的残渣又被吞噬细胞排出去，任务也就顺利地完成了。

简单来说，巨噬细胞可将身体的非特异性免疫反应，转换成特异性免疫反应。巨噬细胞是连结第一道天然免疫防线和第二道特异性免疫防线的主角，也可以说巨噬细胞是开启人体自体免疫反应的钥匙。巨噬细胞的角色可分以下几方面：免疫防御功能；免疫自稳功能；免疫监视功能；抗原提呈作用；免疫调节功能；分泌功能及参与组织修复再生；等等。

体内衰老和死亡的细胞可被单核巨噬细胞吞噬、消化和清除，从而维持内环境的稳定以达到其免疫自稳功能。同时，MPS 细胞构成了机体抗肿瘤免疫的重要防线，可通过吞噬肿瘤细胞及产生 TNF-α 等发挥抗肿瘤作用。

创伤修复是一个在时间和空间上受一定细胞生物因子调控的复杂生物学过程，其中巨噬细胞分泌的细胞因子在创伤修复中的活跃表达近年来已被中外学者所关注。在机体创伤修复的过程中，巨噬细胞主要有两方面作用。其一，机体一旦受到创伤，巨噬细胞就能大量分泌多种生物活性物质以及多种酶类物质，其中，生物活性物质又称巨噬细胞源性生物因子，包括多肽转换生长因子、白细胞介素、肿瘤坏死因子、血小板衍生生长因子以及 NO 等。酶类物质主要包括胶原酶、弹性蛋白酶、纤溶酶原激活剂等。这些生物活性物质可直接引导机体修复的整个进程。其二，巨噬细胞作为炎症阶段的主要吞噬细胞，负责清除机体损伤处组织和细胞的坏死碎片以及病原体等，这些物质对创伤愈合过程都有重要的调控作用。

活体组织受损后，局部可发生出血、坏死，巨噬细胞吞噬组织间隙的血细胞和坏死组织后，吞噬物与胞浆内的溶酶体融合，随损伤时间的延长而逐渐被降解，不能分解的物质则在胞浆内形成残留物。组织内出血时，从血管中溢出的红细胞被巨噬细胞摄入并由其溶酶体降解，使来自红细胞的血红蛋白的 Fe^{3+} 与蛋白质合成电镜下可见的铁蛋白微粒。巨噬细胞破裂后，此色素也可见于细胞外。Laiho K 报道，人体损伤出血 21～48 小时后，皮肤和皮下出现噬铁细胞，4～8 天后更多。Betz P 表明，含吞噬物的巨噬细胞如噬脂细胞、噬血红蛋白细胞和噬铁细胞最早在伤后 2～3 天出现，损伤组织中出现吞噬细胞的时间有部位差别。在人体脑和皮肤组织出现噬铁细胞的时间为出血 15～17 小时后，而在肺则为出血后 30 分钟左右。

巨噬细胞游走抑制因子（macrophage migration inhibitory factor，MIF）是集细胞因子、生长因子、激素和酶特性于一身的多效能蛋白分子。MIF 高度保守，在多种急慢性炎症性疾病中发挥多种免疫功能。其转化生长因子（transforming growth factor-β，TGF-β）是具有广泛生物学效应的多肽细胞因子，参与细胞的增殖分化、代谢和内外间质的形成，在组织创伤、修复、炎症、骨质再生、肿瘤发生等病理生理过程中起重要作用。TGF-β 还是一种极强的免疫调节剂,能抑制多种免疫反应,对单核巨噬细胞等炎性细胞具有极强的趋化性。TGF-β 能诱导中性粒细胞和巨噬细胞对创伤部位进行补充,促进成纤维细胞增殖和细胞基质的合成,并能促进表皮细胞的增殖。TGF-β 是再生上皮化的重要标志,是皮肤基质和肉芽组织形成的重要且必不可少的条件,已证实它能影响愈合过程的各阶段,能提供正常愈合的信号物质。此外,TGF-β 还能促进成纤维细胞趋化,产生胶原和纤维连接蛋白,抑制胶原降解,促进纤维化发生。

巨噬细胞(macrophages)能够吞没、破坏受损组织,有助于启动康复过程。虽然它们能在损伤位点发挥关键作用,但一旦任务完成,就需要尽快撤离,结束炎症反应,以促进再生过程。继续存在的巨噬细胞不利于组织恢复。尽管研究人员对于启动巨噬细胞的分子机制研究得比较透彻,但关于其退出损伤位点的过程还不甚了解。研究人员鉴别出一清除外周神经损伤位点巨噬细胞的关键环节,对弄清脊髓损伤、中风和多发性硬化中相似的分子机制提供了重要线索。

巨噬细胞也是一群组成复杂的细胞,它的活化牵涉到复杂的步骤,它的作用与活化程度和它本身的状态、活化的细胞激素种类及刺激本身都有关。

第七节　筋膜组织的神经支配及神经内分泌调控

人体筋膜组织的神经调控主要通过神经递质的扩散,并与筋膜中活跃的细胞膜上相应的受体结合以激活细胞,主要调控形式为干细胞的分化与增殖。其中,乙酰胆碱刺激干细胞的增殖,去甲肾上腺素促进干细胞的分化。内脏器官旁和器官内的筋膜组织受交感和副交感神经的双重支配,交感神经的二级神经元分泌去甲肾上腺素,刺激干细胞向功能细胞分化,副交感神经的一级、二级神经元分泌乙酰胆碱,刺激筋膜组织中干细胞的增殖。躯体筋膜组织中交感神经二级神经元分泌的去甲肾上腺素促进干细胞的分化,机械牵拉刺激则促进干细胞的增殖。以往的研究中神经和神经内分泌对各种功能器官和已分化的功能细胞的作用已经有了系统的描述,但对于筋膜和筋膜组织的研究尚未做系统的研究,我们依据前人研究的结果,对全身筋膜的神经支配特点和规律进行系统分析，以期为更清晰地了解人体自身的运行规律，尤其为研究人体长寿的奥秘提供新的研究思路。

我们在数字人研究基础上，结合多学科理论，在国际上率先提出"筋膜学"感念，并在基础医学、临床医学和中医药领域进行了较广泛的研究，学术影响不断扩大。在长期的人体解剖和神经生理的研究过程中，我们对各个功能器官的神经支配已经很清楚，但对于构成人体支持与储备系统的筋膜的神经支配未见系统详述。

一、筋膜组织

筋膜广泛覆盖于人体全身，与身体各重要脏器关系密切，不同部位的筋膜均由纤维结缔组织构成，它们具有相同的胚胎起源、组织学特征及生理功能，但是它们的构筑模式与邻近组织、器官的关系大不相同。筋膜本身又存在不同类别，结构、功能存在广泛差别，但以往多认为其仅具有缓解牵张、减少摩擦等"被动"功能。近来，对筋膜作用的认识，一直都在不断深入，逐步发现筋膜具有"主动"收缩能力。目前，已经知道筋膜能够通过调节含水量，行使平滑肌样的慢性收缩功能。由于身体水量与年龄相关，故筋膜功能状态与老年病相关。筋膜也存在短时收缩，对人类脊背的稳定十分重要。另外，筋膜中有许多未曾被注意到的神经末梢及神经递质受体的调节作用，其包含丰富的神经感受器，可以看作是一个感受器官。目前，欧美发达国家已经看到筋膜绝非是以往认识的那样简单，而是一种"极其有诱惑力"的组织，具有生物医学包括基础和临床研究的广阔前景。

近年来，我们从发育生物学和生物进化的角度出发，提出了人体结构的双系统理论。同时，根据筋膜本身并不具有随意识运动的功能，提出筋膜受自主神经支配，具有随情绪紧张而紧张，随情绪放松而放松的现象。在交感/副交感神经比率正常的情况下，促进机体在各阶段的适应。内脏筋膜的神经支配主要为自主神经，包括交感和副交感神经，而躯体筋膜的神经支配主要是交感神经。

二、筋膜组织的神经支配方式

自主神经系统（autonomic nervous system）代表神经系统的内脏成分。内脏神经系统包括内脏感觉神经和内脏运动神经，后者又称植物性神经系统，包括交感神经系统和副交感神经系统。自主神经系统一方面支配人体的功能组织，另一方面也同时支配人体的筋膜组织。交感神经节后纤维分布于全身几乎所有的内脏器官，交感神经兴奋能产生广泛的影响。副交感神经的分布较局限，有些组织（如皮肤和肌肉内的血管、肢体血管、汗腺、竖毛肌和肾上腺素髓质）无副交感神经的支配（图 5-9）。

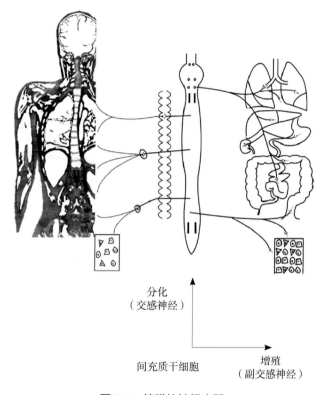

图 5-9　筋膜的神经支配

自主神经系统的主要功能是调节内脏和躯体的活动，以维持机体内环境的稳态。副交感神经活动可引起心跳减慢、消化腺分泌增加、肠蠕动增强，这种作用方式可认为是为了增加身体的能量储备。而交感神经活动可引起绝大部分皮肤的动脉收缩（以增加心、肌和脑的血供）、心跳加快、血压升高、括约肌收缩（如有人紧张时想小便）、肠蠕动减弱，所有这些内脏活动都是为了动员身体的能量储备，以适应应急的需要，这与双系统理论相同。人体筋膜的神经支配，也主要是在自主神经的作用下，通过交感神经和副交感神经的调控，为功能系统的活动提供一个稳定的内环境，并为衰老和损伤的功能细胞的更新和修复提供细胞来源。自主神经对筋膜内未分化干细胞的作用主要是交感神经促进其分化，而副交感神经主要促进其增殖。治疗性触摸伴随副交感神经反应，可以导致压敏机械感受器的活跃。在副交感神经的影响下，局部血管舒张及组织黏性变化，可降低肌肉筋膜内平滑肌细胞的强直，最后响应本体感受器的输入，中枢神经系统可能改变肌张力，允许临床医生循着肌肉筋膜的最小阻力方向到达基质交联点以进行治疗。

筋膜富含神经支配，神经含有三个筋膜层结构。神经内膜包裹轴突，神经束膜包裹轴突束，神经外膜较厚，包裹神经束。三层结构也受神经支配，且含有伤害感受器。筋膜内包含大量游离的和有被囊的感觉神经末梢，在胸腰筋膜、肱二头肌腱膜及各种支持带中均有发现。Bhattacharya 等在深筋膜中发现了神经纤维。胸腰筋膜的各个筋膜层密集分布着各种不同的神经末梢。游离神经末梢提供伤害感受器，胸腰筋膜感觉纤维输入腰背角神经元，这可能是下腰痛的一个来源。筋膜在本体感觉上有重要作用。肌梭与肌肉定位并不一致，但力传递集中到肌肉周围的筋膜区域。当筋膜有张力时，可以作为一种特殊的本体感受器刺激，同时，这也与深筋膜与肌肉的关系相关。

筋膜含有疼痛感受器末梢，与肌肉痛相关。疼痛感受器能探测损伤组织的刺激，如机械过载、外伤、炎症介质（缓激肽、血清素、前列腺素 E2）。所有活细胞也通过其细胞骨架产生张力并表现一些固有的收缩。筋膜在传递机械拉伸力方面具有动力作用，同时，它具有平滑肌样收缩。体外研究胸腰筋膜，发现其能自主收缩，主要是其内含有收缩细胞。筋膜内含有成纤维细胞，能够转变成肌成纤维细胞并表达 α- 平滑肌蛋白，同时显示收缩功能。通过这些细胞调控细胞因子分泌、细胞外基质产生及其他组织重构过程来发挥机械力。

众多学者认为筋膜是一个三维网状结构并贯穿全身。当肌肉收缩，结缔组织支架网络被拉伸，同时可以传递张力。筋膜在本体感受方面具有重要作用，尤其是动力本体感受。事实上，筋膜作为一种膜性结构，贯穿了整个身体并扩展维持了基线张力。当肌肉收缩时，可以传递收缩力到特定的筋膜区域，刺激相应区域的本体感受器。尽管如此，有关筋膜研究的文献依旧很少。在先前的研究中，我们发现，不同区域的肌肉筋膜具有不同的解剖和机械性能。事实上，大量解剖学书籍并没有注意到这些筋膜的不同：胸腰筋膜类似腱膜，而胸肌筋膜是一薄层的疏松结缔组织，而且其神经支配方式也不尽相同。

三、筋膜组织的神经递质及效应

自主神经的作用是通过末梢释放递质来实现的，主要为乙酰胆碱和去甲肾上腺素。交感神经节节前纤维和副交感神经节前、节后纤维的神经末梢释放的化学递质，均是乙酰胆碱，交感神经中支配汗腺和骨骼肌舒张血管的节后纤维，末梢释放的是乙酰胆碱。凡是释放乙酰胆碱的纤维，称为胆碱能纤维。大部分交感神经节后纤维的神经末梢，释放去甲肾上腺素和少量肾上腺素，这种纤维称为肾上腺素能纤维。

自主神经纤维末梢释放的化学递质是乙酰胆碱和去甲肾上腺素，它们可以引起兴奋或抑制反应，而躯体神经纤维末梢释放的递质是去甲肾上腺素，通常只引起兴奋反应（图 5-10）。

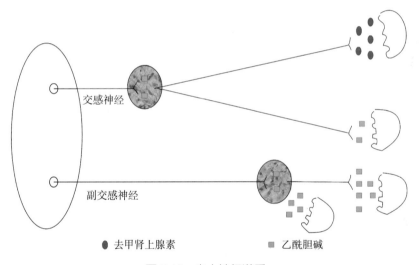

交感神经

副交感神经

● 去甲肾上腺素　　■ 乙酰胆碱

图 5-10　自主神经递质

肾上腺素受体为细胞膜上的 G 蛋白耦联受体，能与去甲肾上腺素特异结合，介导交感神经的信号传递。肾上腺素受体分为 α 和 β 两种类型。目前，已经知道 α 受体主要有 α_1 和 α_2 两种亚型。α_1 受体主要分布于血管、瞳孔开大肌、胃肠及膀胱括约肌、竖毛肌、泌尿生殖肌和肝等处，α_2 受体主要分布于去甲肾上腺素末梢突触前膜以及血管等处的突触后膜。β 受体主要有 β_1、β_2 和 β_3 三种亚型。β_1 受体主要分布在心脏以及肾的球旁细胞中，β_2 受体主要分布在血管平滑肌、细支气管平滑肌、膀胱平滑肌、子宫平滑肌、骨骼肌和肝中；β_3 受体主要分布在脂肪组织中。多肽、蛋白质类及儿茶酚胺激素如肾上腺素、胰高血糖素、胰岛素、促肾上腺皮质素、促甲状腺素等都是通过这一信息传递而发挥作用的。腺苷酸环化酶广泛分布于哺乳动物的细胞膜中，此酶催化 ATP 生成 cAMP 并释放焦磷酸（图 5-11）。

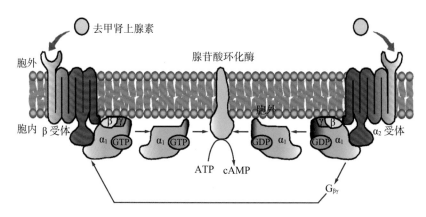

图 5-11　肾上腺素受体介导的腺苷酸环化酶激活和抑制

副交感神经末梢分泌的乙酰胆碱作用于靶细胞膜上的 G 蛋白耦联型受体——毒蕈碱型受体（muscarinic acetylcholine receptor，mAChR，简称 M 受体），介导副交感神经的信号转导。M 受体目前主要有 $M_1 \sim M_5$ 受体。M_1、M_4 和 M_5 受体主要分布于脑内，调节中枢神经某些认知或运动功能；M_2 受体主要分布于心脏窦房结和房室结、心房肌和心室肌细胞中；M_3 受体主要分布于胃肠道、输尿管的平滑肌和汗腺中（图 5-12）。

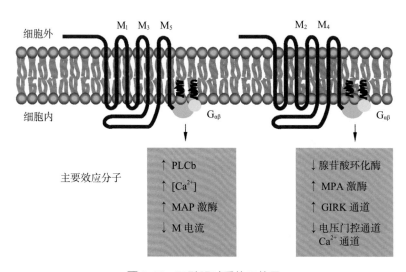

图 5-12　乙酰胆碱受体及信号

筋膜内的干细胞主要为间充质干细胞，是保留在成体结缔组织内较原始的未分化细胞，具有很强的增殖能力和多向分化的潜能，在适宜的体内外环境下，既可以分化为中胚层的功能细胞，又可以跨胚层分化为外胚层和内胚层的功能细胞，具有强大的分裂和分化潜能，从而能为衰老和损伤的功能细胞的更新和修复提供充足的细胞供应。间充质干细胞的增殖和分化，受自主神经的调控。自主神经递质通过神经内分泌的形式，扩散到筋膜组织，成为筋膜干细胞外微环境中的一员，调控干细胞的增殖及分化。董燕湘经研究证实去甲肾上腺素在体外可诱导大鼠骨髓间质干细胞分化为神经样细胞。另有研究用体外细胞培养的方法，证实去甲肾上腺素能够诱导前列腺间质细胞向平滑肌细胞的分化。许多研究表明，α_7-胆碱受体在未分化的干细胞和祖细胞的自我更新和分化的调控中都起着一个关键性作用。Ishizuka 的研究表明，激活 α_4-胆碱受体和 α_7-胆碱受体，可使 CaMKcapital PE（钙离子/钙调素依赖的蛋白激酶或钙调蛋白激酶）信号通路增强，小鼠 iPS 细胞的增殖率显著增加。Landgraf 等认为乙酰胆碱不仅作为神经递质，还可能作为一种信号分子，对胚胎干细胞的存活、增殖和凋亡起调控作用。

李康生等人的实验显示，生理条件下交感神经对免疫系统具有负调节作用。Felsner 用儿茶酚胺缓释剂皮下埋植处理 20 小时的方法，证明儿茶酚胺可通过 α_2 受体抑制外周血中淋巴细胞的增殖。研究副交感神经对免疫功能影响的体内实验还不是很多，主要是用离体的方法：在 T 细胞培养液中加入 Ach 可增加细胞 DNA 的合成，使细胞毒性 T 细胞杀伤靶细胞的功能增强，提示副交感神经具有免疫增强作用，本实验也发现体外 Ach 可促进淋巴细胞增殖，低氧可使血中 Ach 的浓度降低，因而推测低氧和降低免疫功能与副交感神经受到抑制也有一定关系。

有研究显示前列腺等组织的间质平滑肌主要接受肾上腺素能神经的支配，而上皮组织主要接受胆碱能神经的支配。交感神经纤维末梢分泌的神经递质为去甲肾上腺素，对前列腺间质细胞的分化及血管、平滑肌的收缩具有重要作用。前列腺内的副交感神经可刺激腺泡的分泌，而交感神经则促使前列腺液排入尿道内。交感神经和副交感神经可调节正常前列腺的发育和生长。

几乎所有的内脏组织器官均接受交感和副交感神经的双重支配，因此，有学者提出白色脂肪组织可能同其他器官一样接受自主神经的双重支配，但都还停留在推测阶段。直到 Kreier 等的工作第一次为副交感神经支配白色脂肪组织提供相关的神经解剖学证据，并指出副交感神经的生理学效应为调节机体的合成代谢。

褐色脂肪可接受丰富的交感神经支配。当机体处于饥饿或低温状态时，交感神经兴奋，去甲肾上腺素释放增多，可促进脂肪氧化分解，为机体提供能量。Bamshad 等通过褐色脂肪中注射伪狂犬病毒标记，第一次确定了与其中枢交感神经传出相关的核团。褐色脂肪的副交感神经支配一直缺乏证据支持。Bryant 等通过测量肩胛间褐色脂肪中乙酰胆碱水平和乙酰胆碱酯酶的活性，以验证褐色脂肪是否存在胆碱能神经支配，得出了否定的结论。Giordano 等虽然在纵隔褐色脂肪中发现了乙酰胆碱的存在，但由于少量交感神经节后也存在胆碱能神经，因此也无法排除纵隔褐色脂肪中的胆碱能神经元是否来源于交感链。伪狂犬病毒是交感神经系统特异性嗜神经示踪剂，并且只通过突触传递，因此可以先通过将交感神经切除后再注射伪狂犬病毒，观察在迷走背核中是否含有感染神经元来鉴别，以更进一步地验证褐色脂肪是否存在副交感神经的支配。

综上所述，提示交感神经可能在白色脂肪组织能量消耗的分解代谢中占优势，而副交感神经在能量储存的合成代谢中占优势：机体需要能量时（如饥饿，低温，寒冷等），交感神经兴奋，机体脂肪动员增加，脂肪储存库中的三酰甘油氧化分解，为机体提供能量；机体能量过剩时（如饱食），则副交感神经兴奋，把多余的能量转换成三酰甘油，储存在脂肪细胞中。因此推测中枢神经系统很可能是通过交感和副交感神经之间的平衡调节白色脂肪组织的脂肪动员，从而调节机体的能量代谢。但是，Kreier 等的工作引起了很大的争议，其主要原因是在白色脂肪组织中未发现任何副交感神经节后递质的免疫反应性（包括乙酰胆碱、血管活性肽、一氧化氮合酶），缺乏有力的神经组织化学证据，因此，以上推论能否成立还需要更进一步的研究。

人体筋膜的神经支配主要是以神经递质扩散的形式与筋膜中活跃的细胞膜上相应受体的结合来激活细胞的方式进行，主要调控形式为干细胞的分化与增殖。其中，乙酰胆碱的作用为刺激干细胞的增殖，去甲肾上腺素的作用为促进干细胞的分化。内脏器官旁和器官内的筋膜组织受交感和副交感神经的双重支配，交感神经的二级神经元分泌去甲肾上腺素，刺激干细胞向功能细胞分化；副交感神经的一级和二级神经元分泌乙酰胆碱，刺激筋膜组织中干细胞的增殖。躯体筋膜组织中交感神经二级神经元分泌的去甲肾上腺素可促进干细胞的分化。机械牵拉刺激可促进干细胞的增殖（图5-13）。

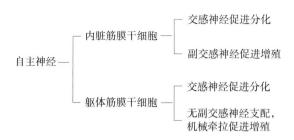

图 5-13　自主神经的筋膜干细胞效应

四、筋膜组织的神经支配与神经内分泌调控

筋膜学研究将人体分为两大系统：从生物进化过程中单胚层生物的细胞外基质、两胚层生物的中胶层以及三胚层生物的间充质，一直到全身尚未特化的结缔组织（疏松结缔组织和脂肪组织），后者形成遍布全身的筋膜支架网络并构成维持人体的支持与储备系统；由被该支架网络包绕和支持的各种已经分化的功能细胞构成人体的功能系统。

两系统之间的相互作用主要由神经和神经内分泌进行调节。各种冲动通过感觉神经经脊髓皮质束到达丘脑，并在换元后向大脑皮质、边缘系统及皮质下结构发出冲动，再由这些结构向丘脑发出冲动，并阻断上行伤害刺激向皮质的传导，向丘脑下部发出冲动并激发下丘脑分泌各种调节激素，调节交感、副交感的兴奋性，一方面调控功能组织的活动和代谢，另一方面释放递质并通过神经内分泌的形式扩散到筋膜组织以调控干细胞的增殖和分化，从而促进功能细胞的更新和修复。

神经内分泌在内脏及其筋膜中发挥的功能：①监测机体内外环境的变化，通过内脏和筋膜中的感觉神经感受各种理化刺激。②促进功能细胞的更新和修复，在局部细胞再生因子和神经递质（如交感神经末梢分泌的去甲肾上腺素和副交感神经末梢分泌的乙酰胆碱类递质）内分泌激素的共同作用下，人体筋膜中的干细胞进行增殖和分化（去甲肾上腺素促进干细胞的分化，乙酰胆碱促进干细胞的增殖），修复受损的功能细胞。③调节功能细胞的代谢。一方面，筋膜结缔组织含有的交感和副交感神经末梢，通过作用于功能细胞所附着的毛细血管可改变局部血液供应，为功能细胞的活动提供充足的营养物质；另一方面，交感神经和副交感神经兴奋产生的神经递质可直接或通过旁分泌的形式作用于功能细胞（如交感神经可促进细胞的分裂和增殖，副交感神经可促进细胞的分泌和蠕动）。

在躯体，由于没有副交感神经的支配，机体的内环境受交感神经和机械牵拉的调控。一方面，交感神经促进筋膜内干细胞分化为功能细胞，调节功能细胞的代谢，另一方面，可以通过机械牵拉，使躯体筋膜支架网络中细胞的形态和细胞骨架发生改变，将胞外的力学信号传导传递到胞内，引起结缔组织细胞信号传导的改变，从而导致相关细胞因子浓度的变化，并引起细胞微环境的改变，同时，机械牵拉可促进躯体血液循环，有利于代谢废物的清除，从而调节机体内环境的稳定。

五、神经内分泌调控与保健治疗

许多保健方法和治疗手段，如气功中的调息、搓擦皮肤、伸懒腰、太极拳、瑜伽等，其作用机制都与筋膜的神经支配和神经内分泌调控密切相关。体育运动能够调节交感／迷走神经的比率并使之正常，进而改善各种症状。

气功的调息作用机制与内脏的神经内分泌调控密切相关。气功锻炼中的调息，通过肺牵张和呼吸肌收缩，可调整呼吸的频率和深度，并对机体的压力感受器和化学感受器产生刺激，进而影响机体的交感神经和副交感神经，并触动内脏的神经内分泌调控，以达到调整机体的功能。自主神经还可以通过调整免疫系统以改善机体状态。白海波等的研究显示自主神经系统参与低氧下的免疫调节，交感神经系统有免疫抑制作用，副交感神经起免疫增强作用。

搓擦皮肤、太极拳、瑜伽等，与躯体的神经内分泌调控密切相关。搓擦皮肤，是推拿按摩一种重要的手法，同时也对由自主神经系统失衡引起的调节障碍有很好的治疗作用，其通过刺激皮肤的一些感受器，来调节躯体的自主神经内分泌，从而达到保健和治疗作用。国外的筋膜理论认为，通过牵拉皮肤就能放松其下痉挛的肌肉。练习太极拳、易筋经、瑜伽等能舒经活络，强身健体，并对疾病有一定的治疗作用。研究发现，纤维性肌痛患者练太极拳可大大缓解慢性疼痛。不管是人还是动物，都有伸懒腰的习惯，而伸懒腰能有效缓解疲劳，振奋精神。太极拳、易筋经、瑜伽或者是伸懒腰，其作用主要是通过对躯体的机械牵拉提高自主神经的调控，一方面，收缩肌肉以挤压血管，改善血液循环，清除代谢废物，另一方面，机械牵拉产生的力学信号可引起结缔组织细胞信号传导的改变，促进自主神经末梢分泌递质，进而作用于筋膜内的干细胞，从而对机体进行修复。

筋膜是一种纤维性结构，遍布全身，构成了全身连续性的网络支持。基于这种结构，它对机体具有全身支持、储备、调控与修复更新的作用，是一个独立的对全身具有调节功能的体系。筋膜组织内含有丰富的血管、淋巴管、神经末梢，这些结构都在不断地实时检测局部环境的变化。

综上所述，由筋膜组织构成的支持与储备系统为功能系统提供了一个稳定的内环境，筋膜内的间充质干细胞为功能细胞的修复和更新提供了细胞供应，而这些有赖于筋膜内神经的支配和神经内分泌的调控。

第八节　从筋膜学分析脊柱骨骼支架的作用

一、骨骼——筋膜网的支架

从筋膜学角度研究人体结构，人体是由尚未分化的筋膜支架网络所组成的支持与储备系统，和已经分化的功能系统两部分组成，作为这一遍布全身各个部位并组成各种器官构造的结缔组织筋膜网，其核心结构均附着在人体的硬性支架——骨骼上。因此，骨骼支架与筋膜网的关系不能不引起我们的重视。

（一）骨骼的起源

与生物起源34亿年的漫长历史相比，生物的骨骼起源并不长，大约在5亿～6亿年前。最早的骨骼化动物为外骨骼，在软体动物的表面形成钙化的外壳，起到对生物自身的保持和屏蔽作用。随后，在脊索类动物的间充质内伴随着胶原纤维的增生和间充质或成纤维细胞的钙化，出现了内骨骼，内骨骼的出现使生物能够通过骨骼内的力学支撑，使构成机体各个器官的位置有了更加合理的空间布局。在生物个体的生长过程中，有更大的空间和效率，不必像昆虫那样不断地脱壳。在组织构成上，内骨骼从最初的软骨构成最终进化为骨组织。在整个骨的进化中，我们认为其主导因素源自生物本身面对生存的压力，其中，力学因素占主要成分，间充质在应力的作用下产生更多的成纤维细胞和胶原纤维，又在应力的作用下钙盐沉积在细胞和组织间。现代高等动物的骨质呈蜂窝状力学框架，有很高的强度，又能相对重量较轻（如鸟翼）。

整个生物的进化是沿着外骨骼—内骨骼—软骨—骨的方向逐渐完善的。利用比较解剖学进行观察，我们发现另有多种趋势：①在进化中的骨骼，数量由多变少。像哺乳类、鸟类的骨数量明显少于鱼类。②同一物种，骨的数目在其生存过程中也在不断变化。如婴儿的颅骨和脊椎骨要比成人多，出生后一些骨之间相互融合，数目逐渐减少，而另一些部位又逐渐出现新的骨（如肌腱的籽骨）。③骨的结构和形态也在发生变化。骨髓腔出现后，在骨皮质深面出现网格状布局。网眼中充填具有造血功能的骨髓，在长骨的干部出现腔隙，充填有脂肪组织，即黄骨髓。生物的另一项重要机制，造血功能由遍布于肝、脾和其他网状结缔组织中逐渐向骨髓转变。同时沉积于骨组织内的各种矿物质作为人体硬物质的"库"，参与机体游离钙、磷、钾等矿物质的代谢和调节。在这些代谢和调节过程中，除了机体本身的生物化学因素外，力学因素始终贯穿着整个骨的形成、发生、代谢、修复等一系列生命活动。

（二）骨骼与筋膜网

诞生于中胚层间充质，即其后结缔组织筋膜中的骨骼，对于整个筋膜网状结构来说，是为该软性支架树立了一个硬性支架，骨骼的出现为机体提供了保护、支持和力学传导的作用，对于筋膜软性支架来说，相当于给这面网状旗帜增加了一个具有传送应力的旗杆。筋膜软性支架在骨骼的牵动下进行形变。形变的应力牵动筋膜组织到筋膜内组织：细胞的活动发生改变，其运动的幅度和部位的不同可导致不同部位筋膜组织的活性状态发生变化。

1. 骨骼对筋膜的作用　我们说骨骼本身起源于筋膜。生物体内的筋膜组织在生物进化中得力于成纤维细胞和胶原纤维，通过分化为软骨细胞和钙盐沉积形成骨细胞，最终形成生物个体的硬性支架。在物种的生命过程中，筋膜中的成纤维细胞还在不断地分化出成骨细胞，同时老化的骨细胞和骨组织也不断地被筋膜中的另一类具有吞噬和清除功能的细胞所清除，我们称之为破骨细胞。因此，筋膜组织对骨的再生修复和重建起到了至关重要的作用，形成一种循环过程。

在这个过程中，任何一个环节出现问题都会影响到骨的形成、发育、修复，严重者就会出现不同的病理改变。影响这一过程的因素众多，有物理因素：如温度、磁力、电场；化学因素：酸碱度；生化因素：各种生长因子；神经体液因素：交感与副交感；力学因素：张力和应力等。在临床治疗中，现代医学界对如何促进骨的再生关注较多，而对如何促进老化骨组织细胞的清除关注不够，因而遇到这种疾病就显得干预无方了，如常见的股骨头坏死，就是一个典型的例子。

2. 骨骼对筋膜的作用　作为整个筋膜网的硬性支持或者是旗杆，骨骼对筋膜的作用体现在力学方面，然后通过应力的改变调节筋膜的生理活性。

脊柱是脊椎类动物最原始的骨骼，它在鱼类中得到了充分的发育，四肢骨骼的出现是从两栖类才开始充分发育的。脊柱是人体骨骼的中心和轴线，脊柱的运动是一种联动，运动的中心位于椎间盘的后缘，以此中心为支点，离它越远的运动幅度越大，因此，椎骨向后、外的三个较长的突起，以及椎骨向后突起的棘突通过脊上韧带实现上、下椎骨联动的力学传动的张力线，两侧与躯干肌肉表面的深筋膜向两侧包绕躯干，深部通过两侧的横突向肌肉间深入，在不同的深度包绕肌肉并向两侧延伸，最终深、浅部的筋膜都在腹部正中线交织融合。通过这种结构布局，机体在运动时将应力通过筋膜传递到躯干的其他部位。在脊柱的前方，筋膜在一些部位增强形成悬挂内脏器官的韧带或系膜，如心底部。

在这些连系脊柱与躯体（后及两侧）和内脏器官（前面）的筋膜结构中，与之伴行或潜行其中的包括了神经、血管、淋巴等重要结构。因此，脊柱通过筋膜对内脏和躯体的影响就不单单是一种力学效应，脊柱周围的筋膜损伤或退变不是单纯地影响运动的力学改变，还会对内脏的机能产生影响，如颈椎的病变会影响颈部、喉、气管的状态；颈段和上胸段的脊柱病变会影响心、肺的健康状态；下胸椎和腰椎的病变会影响腹腔脏器的功能状态；腰骶椎的病变会影响下消化道、生殖、泌尿器官的功能状态。我们可以通过水平切面直观地观察到脊柱通过筋膜与躯体和器官的连系状况。

3. 脊柱对筋膜的作用机制

（1）力学机制：脊柱通过与其相连的筋膜向躯体和内脏传递应力，在应力的作用下，通过牵拉效应影响筋膜中细胞的活性。

（2）传输机制：从脊柱向躯体和内脏延伸的筋膜，实际上也是一个连通的慢性传输通道，它可以将背部的活性细胞或活性因子向躯体和内脏传输。

（3）神经传递和反射通道：脊柱内的椎管、椎间孔与脊神经关系密切，脊椎两侧交感神经的交感干可贯穿脊柱的全长。内脏和躯体的感觉神经也潜行于这些连系的筋膜间隔、内脏系膜和韧带内。因此，脊柱的健康状态会对全身各部位造成影响，包括对运动系统的影响和对内脏功能的影响，以往对前者关注较多，对后者关注不够，因此，在我们诊治一切疑难疾病时应考虑到这一因素的存在。

二、脊柱——筋膜支架的支架

从筋膜学双系统理论的角度，我们认为人体由两个系统组成：支持与储备系统，和功能系统两大部分。储备系统的不断消耗可维持机体的正常运转，储备系统的耗竭就意味着生命的结束，局部更新障碍就意味着疾病。这样，人体就像一支燃烧的蜡烛，火苗是功能系统，蜡杆是储备系统，蜡芯是脊柱，芯的顶端（火焰燃烧部位）是颈椎段。许多中医民间高手往往在这一部位下功夫，对一些疑难病症可以起到极佳的效果。就如同蜡烛芯头上有积碳，火焰逐渐暗淡下来时，用针拨一拨就能明亮起来神似。

脊柱的生物进化：脊柱的出现是在脊索动物的基础上，中胚层结缔组织纤维化并形成了原始的脊柱（脊索）。脊索在力学的作用下进一步经历了成骨过程，形成贯穿身体中轴的神经系统，包括脊柱在内。内脏器官悬挂在脊柱前方、后方和两侧，支持着躯体和四肢。脊柱的进化是在力学的作用下不断完善，经历了从软（脊索）到硬（脊椎），椎骨的数目从多到少的过程。因此，我们在讨论脊柱时一定要注意脊柱的力学因素，即它所传递的力学信息、产生的力学效应。

（一）脊柱与筋膜支架的解剖学关联

脊柱与筋膜的解剖学关联分为两个部分：脊柱后部结构与筋膜的关联，脊柱前部结构与筋膜的关联。脊柱后部结构主要是椎骨的椎弓和突起，其中椎弓和两对关节突主要承担相邻椎骨间的连接，其余三个大的突起，向后的棘突和向两侧的横突，向后和向两侧连系着躯体的筋膜，在不同的脊柱部位分为不同层次，从后向两侧，再向前，最终在前正中线汇合。在相邻的椎体之间，由后面的棘突间韧带和脊上韧带形成贯通脊柱后面全长的韧带链。在两侧通过棘突间韧带也形成贯通整个脊柱的韧带链。通过这两个韧带链再向前形成面状的筋膜间隔，分层包绕躯体的不同层面。一般可分为三层：

浅筋膜层：真皮的皮下间隙，主要组织为皮下脂肪和由疏松结缔组织构成的皮下间隙。

深筋膜层：肌肉表面的深筋膜（固有筋膜）和各层肌肉之间的肌间隔，其组织学构成是疏松结缔组织，实际上是一误区，在解剖实践中我们知道肌肉表面和深入到肌肉内部的肌束膜、肌内膜都是疏松结缔组织。它们共同构成肌肉的筋膜支架，支持和包绕肌细胞，维持细胞的代谢、活动和更新修复。

脏筋膜层：在深筋膜的深层，包绕脊柱前方的内脏器官，如颈部的咽、食道、甲状腺和大血管，形成这些器官的被膜并且深入器官（腺体）内部，以形成这些脏器的筋膜支架。在颈部尤为典型。在胸部由于肺脏的发育将其挤压到纵隔，并与脊柱前部的筋膜融合。在腹部形成腹膜外脂肪。在腰部形成包绕腹后壁的大血管筋膜。在盆部形成包绕盆部大血管和腹膜外位器官的筋膜。

脊柱前部的椎体结构为椎体和椎间盘所形成的柱状结构，它是承受重力的主要结构，前方是贯通脊椎前面的前纵韧带，其从颅底一直延伸到骶骨前面，并直达尾骨尖。前纵韧带两侧的椎体附着有纵向筋膜束，向前、向下延伸到内脏器官的表面。部分纤维成分增强的部位称为器官固有韧带，如肝、脾、胃、肾、小肠、大肠的固有韧带或系膜，它们将这些器官固定和悬挂在脊柱前方。

一般四足动物的脊柱应力主要来自脊柱纵向肌肉的张力，是脊柱维持正常形态的力学基础。当机体处于休息状态时张力较小，产生的纵向张力也小，脊柱的纵向稳定性较差。当机体运动时肌肉收缩力大增，产生的纵向应力剧增，纵向压力强大，脊柱的稳定性增强，这本是动物在进化过程中形成的自然机制。人类的特点是，人类是有别于其他动物的直立动物，成人在一天内有一半的时间处于直立状态，这就造成了人类脊柱所要承受的压力由两部分组成，肌肉的张力和重力，脊柱在运动时要保持稳定性，在搬运负重的情况下，肌肉张力所产生的压力要远远超过负重的载荷。有人研究测出脊柱在负重条件下对脊柱的压力是非负重的 4 倍以上，如一个人挑 100 斤，脊柱承受的压力可达到 400～500 斤。应力在脊柱上的分布是从上到下逐渐增大，最大部位是腰部，承重最大的节段在第五腰椎和骶骨之间。

在脊柱的结构中，位于相邻椎体的椎间盘是受力最为集中的部位，其由纤维环和髓核组成，组成成分是弹性软骨、弹性纤维和胶冻状液体。它们的共同特征是代谢较低，没有血管。它们的代谢主要来源于上下椎体软骨板和周边结缔组织液，在重力作用下代谢产物随液体进入椎体，在压力解除后营养物质又随液体进入椎间盘。通常情况下，白天直立状态是出的过程，晚上睡眠时为入的过程，在这种循环下维持正常代谢。

椎间盘这种昼夜循环的平衡往往被脊柱的轻微损伤所打破，而这种损伤并不是源自椎间盘本身，而是源自脊柱周围肌肉的拉伤、扭伤，这些损伤一般来说并不严重。但是，其引起的保护性脊柱肌肉紧张收缩会形成巨大的、持续性的重压，导致夜晚平躺时这种压力依然存在。这种持续的压力会导致椎间盘的代谢紊乱，打破昼出夜入的平衡。代谢紊乱可导致椎间盘变性、椎间隙变窄，这是多数腰痛的原因，也为进一步的椎间盘突出，继而压迫神经根埋下了隐患。因此，我们认为在任何腰痛的治疗中，早期镇痛，解除腰肌紧张性收缩是首要任务。

（二）脊柱力学劳损

以往对脊柱的关注多集中在腰部的损伤，如各种腰痛和椎间盘的病变。随着人们生活、工作方式的转变，如从体力向脑力工作的转变，室外到室内工作的转变。脊柱的问题表现扩展到对人体健康全方位的影响，主要有以下几方面：

1. 颈椎劳损　长期的伏案工作和空调环境易导致颈部肌肉的紧张收缩，如通常所说的"落枕"，可导致颈部椎间盘的退变、肌肉的收缩和颈部脊柱的退行性变化，导致结缔组织纤维化的改变。对颈部脏器的细胞供应减少，血液循环降低，使这些器官的抵抗力减弱，易发生上呼吸道疾患。

2. 下颈段和上胸段劳损　这一节段的脊椎退行性变化会压迫其经过和包绕的内脏神经，并引起交感神经的兴奋性升高，导致心脏、肺、气管、支气管的功能障碍，如心律不齐、早搏、心悸、气管过敏、哮喘等。

3. 中下段脊柱劳损　该段脊柱外侧发出的交感神经内脏支（内脏大、小神经），压迫这些神经会导致众多内脏器官的功能紊乱。肝、胆、胰、胃肠道在高交感神经兴奋状态下都会出现一系列的功能紊乱，为这些器官进一步的病变埋下了隐患。

4. 腰骶部脊柱的劳损　腰骶部劳损的发生率最高，该段脊柱的两侧区交感链紧贴脊柱，脊柱的劳损、增生和纤维化可直接压迫这些神经干和神经丛，并会导致盆腹腔脏器的功能障碍，如便秘、阳痿、早泄等。

5. 脊柱劳损向躯干延伸　脊柱劳损向躯体的延伸主要集中在颈胸段和腰骶段，

前者向上肢扩张，后者向下肢扩散。临床常见的颈肩腰腿痛追其源点，往往可在脊柱找到。

（三）对脊柱退行性疾病的干预原则

现代医学（西医）对脊柱退行性疾病的干预是典型的对症治疗。痛→镇痛，止痛药，实在不行就麻药封闭。有形态压迫→切除。椎间盘影像学的改变是椎间盘手术的黄金标准。这些方法，手术方式和疗效已有大量著作，不作过多评述。中医外治也有很多办法：中药、针具、器械等。我们只是从筋膜学角度概述我们所提议的干预治疗原则：

1. 快速镇痛　不管是急、慢性的疼痛，首先要快速镇痛。
2. 解除结缔组织纤维化病变。
3. 物理治疗　热疗、红外、超声。
4. 器械干预　针、针刀。
5. 手法干预　整脊。
6. 药物干预　中药活血化瘀，生筋健骨。

三、双系统理论与"熵"

"熵"最初是由德国物理学家鲁道夫·克劳修斯（Rudolf Clausius）提出的物理学概念，用以表示任何一种能量在设定体系中的混乱程度，在多个领域都有重要应用。在生命科学领域，"熵"的概念体现在生命起源、生物进化、能量代谢、细胞代谢和老化等方面。在论述量子生物学的著作中，指出生命的过程就是一种"熵"值不断增大的过程，人类的一切医疗手段都是试图增加体系中的"负熵"，从而使生命过程中出现的无序（熵）转化为有序（负熵）。

（一）负熵是生命的热力学本质

根据鲁道夫·克劳修斯提出的"熵"的概念，"熵"用来表示任何一种能量在空间分布的混乱程度，能量分布得越混乱，"熵"就越大，一个体系的能量完全均匀分布时，这个系统的"熵"就达到了最大值。在一个系统中，如果听任它自然发展，那么能量差总是倾向于消除。如在一个理想状态的容器中，上半部为0℃的水，下半部为 100℃的水，中间用薄膜分隔，热量会自发地从高温传到低温水域。

在宇宙这个大体系中，也是遵循着这一原则，热从高传向低，像河水在重力作用下从高流向低的过程一样。这就是我们所熟悉的热力学第二定律。但是，在地球环境中出现的生命现象却违背了热力学第二定律。生命物质将来自太阳的热能转化为生物化学能并储存在有机物的化学键中。这就像水流到小河里，由于河底的阻碍会形成一个个旋涡，这些旋涡的部分水流是逆向流淌，违背了从上往下的规律。生命中，生命物质的合成就是这种类似旋涡的形式，它阶段性地违背了热力学第二定律，在不断增加的"熵"中出现了"负熵"。因此，我们也可以把"负熵"看成是生命物质的合成。将"熵"的增大看成生命物质的分解代谢，我们的生命过程就像小河里的一个个旋涡。

1. 不同温度的水之间的传导（熵一般用 S 表示） 见表 5-1。

表 5-1 不同温度的水之间的传导

T1 :0℃
T2 :100℃

热量自发地从高温物体传到低温物体，在这个变化过程中，上层的水吸收的热量为 Q，所以熵变（熵的变化量）$\Delta S_1 = \dfrac{+\Delta Q}{T1}$

下层的水释放的热量为 Q，所以熵变 $\Delta S_2 = \dfrac{-\Delta Q}{T2}$

在这个过程中，总系统的熵变 $\Delta S = \Delta S_1 + \Delta S_2 = \dfrac{\Delta Q}{T1} - \dfrac{\Delta Q}{T2} > 0$（因为 T2 > T1），这表明在热传导的过程中，整个系统的熵增加了。

2. 用熵变来模拟生命过程 系统的熵值直接反映了它所处状态的均匀程度，系统的熵值越小，它所处的状态越是有序，越不均匀；系统的熵值越大，它所处的状态越是无序，越均匀。系统总是试图自发地从熵值较小的状态向熵值较大（即从有序走向无序）的状态转变，只有熵增加的过程才能自发发生。

生物熵（biological entropy）：即引入广义熵的概念来度量生命活动过程中的质量。生命过程可以看成一个开放的热力学系统，其熵变过程可以用一个耗散型结果进行如下描述：

$$\Delta S = \Delta S_i + \Delta S_e$$

其中 ΔS_i（$\Delta S_i \geqslant 0$）为系统内不可逆过程产生的熵变；ΔS_e 为开放系统与外界环境交换物质、能量产生的熵变，其可正可负。

假设人体是一个孤立系统，根据热力学第一定律的普遍表达有：

$$\Delta E = \Delta F + T\Delta S$$

其中 ΔE 为人体内糖、脂肪、蛋白质的转化所提供的能量；ΔF 为自由能，即可以转化为有用功的能量（例如合成代谢过程中所需要的能量）；$\Delta U_{无用} = T\Delta S$，为无用能，即不可用能量，主要耗散为热；$\Delta S$ 为体内熵的增加。当 ΔE 一定，ΔF 为 0 时，$\Delta E = T\Delta S$，即能量全部转化成无用能，ΔS 达到最大值，说明人体内的有序被破坏，出现热力学平衡态（死态）。实际上人体是一个开放的系统，它可以靠调节"熵"的外流速率或引进负熵流维持熵值在最低的水平上，从而使人体处于非平衡定态（健康态）。由此表明，生命体随时间的变化过程，即生命体的熵变（ΔS）是由负转正的过程。

（二）细胞的生命过程

细胞作为生命最基本的功能单位，在整个生命过程中也是一个"熵"不断增加的过程，其内部的能量代谢过程和结构维持也是一个从有序到无序（混乱）的不断递增的过程。也就是熵值不断增加的过程，当绝对熵值小于等于 1 时生命就结束了。整个生命过程的熵值在 0 到 1 之间。

（三）两系统结构中的熵

我们在研究人体结构的过程中，把遍布全身的筋膜支架网络称为支持与储备系统，将各种已分化的功能细胞称为功能系统，这从热力学的观点构成了一个系统，用钱学森的话表述就是一个开放的复杂巨系统。在这个系统中，支持系统中的干细胞，或成纤维细胞逐渐分化成各种功能细胞，这也是一个生命"熵"不断增加的过程。如果熵值接近最大，干细胞向功能细胞的转化不足，那么维持正常功能和结构的局部器官、系统以至于整体的系统都会崩溃——死亡。之所以是一个开放的巨系统，在这种不断增加"熵"的前提下，人类可以通过多种手段，增加"负熵"以保持机体内外环境的稳定，这就是医疗行为或手段。

四、筋膜学与量子生物学

量子生物学是量子力学在生物学领域的一个分支，量子力学是 20 世纪初，一批科学家在研究微观物质的过程中发现的。他们在研究时发现，以往的经典力学在描述微观系统时的不足越来越明显。他们通过对物质微观现象的观察分析，提出了一套全新的革命性的理论，使这些现象得以解释，还对一些无法解释的现象进行了预言，使人类对物质的本来面貌有了一个全新的认识。

量子力学及量子生物学虽然取得了很多被验证的成果，并被广泛应用于电子、通讯、高能物理等多个领域，但在生物学领域的研究才刚刚开始。谈到量子生物学在生物学方面的影响，其实离我们并不遥远。作为生物学中排列第一位的重大科学问题——生命起源，其中量子物理的作用就是最关键的环节。生命物质的合成，我们所有生命物质内部化学键的形成都离不开最初来自太阳的光化学作用。在光合作用中，对光子的俘获和其后发生的分离，及对质子的量子式的释放已经获得显著的成果。实验和理论发现，都支持酶促反应中包含量子穿梭机制。将能量转化为化学能的生物学过程在实质上都是量子力学过程。我们熟知的视网膜感光物质的分解与生物电转化早已研究清楚，并被用于指导相关疾病的治疗。

与筋膜学相关的量子生物学研究尚未提到日程，但就我们对筋膜组织的成分构成和生物学特性的理解，以下几方面的研究应该立即给予重视：

1. 水 水是组成人体的最基本成分，量子辐射有助于打断链接水分子之间的弱键，并使水分子恢复离子状态（水结晶）。

2. 电荷 人体在生命活动中产生的代谢产物往往带有电荷，这些电荷会导致血液里或其他体液中的蛋白凝集，生物活性下降，也可导致游离的细胞（如红细胞）相互黏附，聚集并阻碍微血管内的血液流动。通过激光照射产生的量子效应，能消除这些电荷。

3. DNA、RNA 各种不同波段和强度的光（电磁波）能对 DNA 和 RNA 的活性、结构产生影响。如高强度的紫外线能破坏细胞中的 DNA、RNA 分子，直接杀死细胞。X 线和高能粒子能破坏 DNA 的分子结构，引起细胞变异。而远红外线则具有聚集多种酶的生物活性，消除体内电荷的作用。

4. 现有的临床应用 虽然从理论研究方面似乎量子力学离我们很遥远，但在我们日常生活中，民间中医保健很早就在使用它。"艾灸"，其中灸的应用机制，就体现了量子生物学的内涵。民间的天灸，也是一种量子生物学理念。临床上用的"X"线检测、强"X"治疗仪、红外治疗仪、激光治疗仪、加速器治疗仪、γ射线治疗仪等均是量子生物学的成功应用。以量子计算和分析对分子、原子进行分子设计与合成也在应用中。

5. 量子效应对未知现象的预测　人类对微观世界的认识才刚刚起步，就量子力学本身还有许多现象尚不能用现有的理论得到满意的解释。如量子力学中的量子缠绕、量子叠加以及量子态等。在生物学方面，我们只是对量子的分子化学、生物学和组织学层面有一些了解，对于人类高级生命活动的量子生物学效应则知之甚少。

五、筋膜学与人类起源

达尔文的物种起源，开启了人类起源研究的科学阶段，越来越多的比较解剖学在考古学的研究中，逐步揭示了人类的起源和演化路径。大约 300 万～500 万年以前，生活在非洲原始森林中的一种灵长类动物，由于气候的变迁，森林面积的大幅缩小，森林中的生存空间和生存资源大幅减少，同一物种内部族群之间的竞争，就不可避免，且日趋激化，其结果是强势的群体留在森林里，而弱势的群体被逐出他们原先赖以生存的森林。

让我们一起回到几百万年前，构思一下这群被逐出森林的灵长类动物，首先环境变了，食物来源减少了，由物产丰富的森林变成了相对干燥贫瘠的荒原；其次失去了森林中树木的庇护，上树成为一种不错的自保方法，问题是荒原上很少有大树可爬，而且面临食肉动物的侵害，危险大增。作为一个新来者，没有其他动物练就的奔跑速度（草食动物）和肉食动物锋利的爪牙。在生存的压力下，最好的办法是早期发现潜在的危险。这时的行为就是站立，增加身体的高度，使视觉器官的观察范围增大。早期发现危险，这一招很多动物都会。如野兔、黄鼬、鼠、熊都有这一招。但这些动物都没有进化成人，为什么只有这个外来群体能逐渐把直立作为一个经常的行为，固定下来呢？那是因为他们在森林中没能演化出快速奔跑的能力，在森林中没有开阔的奔跑空间，只要能灵活爬树就行，只有早期预警，时时处处直立状态才能及早发现危险，久而久之，一代又一代。经过了几十万年的演化，他们终于站起来并逐渐形成人类。

因此可以说，直立是动物进化成人的关键因素。我们一起推测一下，直立会造成什么样的后果。①直立增大了动物的视野：作为动物最重要的感觉器官，使进入大脑中的信息量，急剧增加，促进了人体大脑感觉区皮质的发育。②上肢的解放：由原先的主要起支撑固定体重的器官，演化成能进行复杂精细运动的器官——手。随着手运动功能精细度的增强，又反馈促进了支配手运动的大脑皮质的发育，使额叶中央前回的皮质急剧增加。手的运动功能增加又促进了其感觉功能的增加，进而促进感觉中枢的发育。③食谱的改变：直立及大脑的发育不单使这个群体能更好地保护自己，还使他们通过群体协作和工具的创造及使用，能够向其他动物发起进攻，使那些跑得快的、爪牙锋利的强者都成了自己的食物。这种群体行动，也促进了群体之间沟通和交流的复杂化，这又促进了另一重要功能的形成——语言。伴随着大脑皮质语言和听觉的发育，导致了食物中增加了动物成分的比例，如蛋白质和脂肪，这些来自动物的食物，比来自植物的更接近体内成分的组成，能更加直接和高效地合成自身的结构成分。其中就包括急剧发育的大脑组织。因此，我们可认为导致物种从猿到人的关键步骤是逐出森林→直立→感觉、运动神经的发育、脑营养的补充→智能物种的出现→人。

有些人可能会联想到食谱中由植物叶茎到植物种子的演变，我们认为这种演变早在被逐出森林以前就完成了。现代人与被赶出森林时的人，在对植物来源食物的消化方式上没有大的区别。就是现在的灵长类，其用于转化纤维素所用的盲肠，也早退化成了阑尾。

有了以上三个主要的演变，关键是大脑的急剧发育，人的出现，就成了必然。当然以后的路还是很长的（比较而言，在生物几十亿年的时间长河中，这几百万年也只是一瞬间）。至于形态方面的改变，从进化的角度也只是一瞬间的事，如尾巴的消失，跑得不快，体毛减少等。人的皮色也逐渐发生变化，阳光强的地方皮色深些，毛发少些。气候寒冷的地方，肤色浅些，毛发浓些。

简要回顾人类这一特殊物种出现的基本历程，我们清楚地了解了人类出现的关键环节和人体自身演化的特点，可将其浓缩到两点：一个是直立，一个是大脑。这两个环节之间的关联，除了我们分析的各种因素之外，还有无其他因素呢？这是我们在通过观察和研究人体的结构模式——筋膜学的基础上，看到与人类出现有密切关系的另一个重要推理：中枢神经激活学说。激活学说的基本思路是：走出森林的灵长类生物的直立行为，改变了身体的重力作用线（图5-14）。重力由于和脊柱垂直，从背部到腹部逐渐加大的重力，转化为从头向尾逐渐加大的方式。内脏的重力从作用到腹部肌肉，转化为作用到盆底肌，经过长期的演化，使盆底肌肉逐渐增强，以承受内脏的重力和腹腔的压力（由腹壁肌肉收缩形成）。

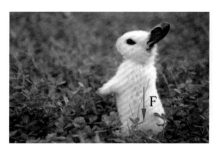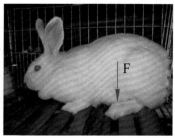

图 5-14　重心

比较人类与猿类及其他动物的盆底肌肉，我们可以看出，这些动物的盆底肌从数目到结构与人类都相差不大，唯有人类的盆底肌，其强度和厚度远超其他动物。这就造成了人类在分娩过程中，胎儿通过产道所受的阻力要比其他动物要大得多。自然界中的其他动物，如牛、马、驴等，虽然胎儿的个头比人类还要大，但生产速度一般比人要快。人的分娩就麻烦得多。人类新生儿出生时，我们通常可以看到，头部被产道挤压得严重变形，形成为一个长的圆柱体，要经过数周才能逐渐恢复至原来的形状（图 5-15）。

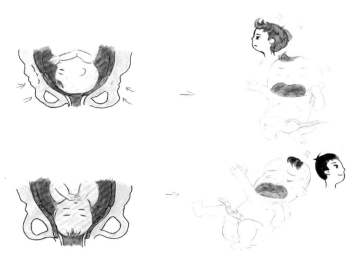

图 5-15　婴儿头部受挤压示意图

胎儿分娩过程中，产道对胎儿头部的挤压，会造成颅内脑组织广泛的微创伤。如细胞的变形，微小血管壁的损伤，这些微损伤，都会造成各种创伤因子和生长因子（表皮生长因子，EGF；转化生长因子，TGFα 和 TGFβ）、成纤维细胞生长因子（αFGF、βFGF）、类胰岛素生长因子（IGF-Ⅰ、IGF-Ⅱ）、神经生长因子（NGF）、白细胞介素类生长因子（IL-1、IL-3 等）、红细胞生长素（EPO）、集落刺激因子（CSF）等的释放。这些因子会促进中枢神经组织的发育，因此，生产对胎儿脑部的挤压，相当于对脑的一次激活。针对"人类出现"的认识，我们提出这一假说，相当于在原有的研究框架基础上，增加了一项新内容：

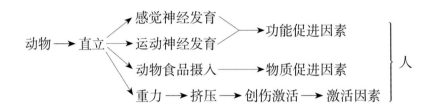

这一假说，尚没有经过严格的实验研究的进一步证实，但不妨碍我们把它作为一个研究思路，来应对现实社会中，对脑认知的深入研究，从中也可以解释现实社会中的一些现象。其实现代科学对脑的研究还很有限，有些所谓的定论，也值得商榷。很多来自民间的疗法（如震脑术等），看似野蛮不科学，但其中包含有科学因素，他们往往用习俗的方式保存下来，等待科学家去研究。在现代社会，世界各民族的习俗，其实是一个巨大的宝库，如果能下力气发掘、研究，说不定是战胜重大科学难题的一条捷径。

第六章

筋膜学对中医学的解读

　　根据筋膜学对人体结构的理解，人体是由功能系统和支持与储备系统所构成。功能系统通过各种功能细胞构成了各个系统的功能器官，完成并维持机体的各种活动；支持与储备系统为这些功能细胞提供支持，并为这些细胞的更新、修复提供细胞储备源，对这些细胞的功能活动进行调控。如果将这两个大系统比作土地与植物，那么现代医学与中医在对人体的生命活动进行干预的过程各有侧重：现代医学侧重于不同功能细胞的更新、修复和代谢异常所导致的形态与功能障碍（植物的表象），针对这些异常，研究病变的部位和病因（病原），治疗干预多采取外科切除或修复，清除病原（杀菌、杀虫、抗病毒等）和对症处理（图 6-1）。中医多侧重于对支持与储备系统的功能进行干预，改善机体的内部环境（土地），刺激储备系统，以增强机体的自身修复、更新能力，常用的干预方式主要是物理刺激和中药汤剂（图 6-2）。

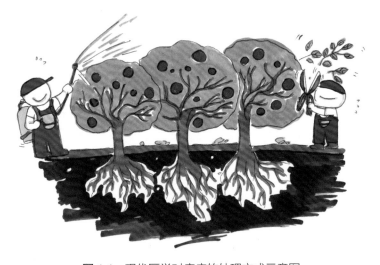

图 6-1　现代医学对疾病的处理方式示意图

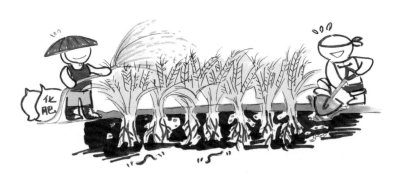

图 6-2　中医学对疾病的处理方式示意图

　　经络学说是整个中医理论的基础与核心，从现代生物学的角度揭示经络实质是中医理论科学化的关键，寻找人体经络的解剖学依据则是 50 多年来科学界锲而不舍的基本目标。我们以自身研究为依据，对经络的实质进行了科学阐释：人体的筋膜支架网络是经络的解剖学基础，其中"穴位"是能产生较强生物信息的神经感受器和活性细胞的结缔组织聚集处，"经脉"则为"穴位"间具有解剖学结构相连或与神经传入接近的筋膜结构。由于筋膜遍布人体的各个部位，所以，我们认为，古代医书所记载的穴位与非穴位之间只有产生生物信息量的差异，而无质的区别。

一、从筋膜学的角度分析经络的概念

　　经络是运行气血的通道，联系全身的网络。经络内联脏腑、外络肢节、沟通内外、贯穿上下。这个概念有两个方面的涵义：其一，经络联系着全身上下。经络的分布与筋膜结缔组织系统的形态分布高度一致，全身的结缔组织广泛分布到人体的各个部位，外至皮肤、内至脏器，形成了一个完整的结缔组织支架网络，不但包绕器官的表面，还深入到所有器官的内部，形成器官的被膜、间隔和内膜。《灵枢·经脉》指出："经脉十二者，伏行分肉之间，深而不见。"张介宾注："分肉，言肉中之分理也"，"大肉深处，各有分理，是谓分肉间也"。这也是解剖学疏松结缔组织对肌肉外膜、束膜和内膜的描述。其二，经络运行气血。那么，筋膜结缔组织是否也具有这种功能呢？现代医学对结缔组织的研究已经明确，所有营养功能细胞的血管、神经、淋巴管均位于结缔组织内。结缔组织有着分隔、固定和支撑，监测机体内环境的变化，促进组织细胞的修复和再生，调节组织细胞的代谢，清除损伤老化的组织细胞，提供营养成分以稳定细胞活动的内环境等功能，这些功能概括起来，具备了中医学中气血的功能特点。中医学认为"气"具有推动、温煦、防御、固摄、气化和营养作用；"血"则能够濡养滋润全身的脏腑组织，并为神志活动的主要物质基础。对筋膜结缔组织的功能描述与对"气""血"的功能描述非常类似。"运行"这个概念，可理解成向一定方向转化。那么，筋膜结缔组织系统促进成体干细胞向定向干细胞分化，定向干细胞向功能细胞分化，这也就是一个定向的转化。这个联系或许有些牵强，但其宗旨在于提出思路，进行启发。

经络由经脉和络脉组成，经脉又进一步分为十二经脉和奇经八脉，以及附属于十二经脉的十二经别、十二经筋、十二皮部，而络脉又分为十五络脉和孙络、浮络。这也就是说，经络由主要的"干道"（经脉）和"分支"（络脉）组成，即经络系统有着大小、粗细、深浅等不同的"形态"基础。这和结缔组织的形态结构高度相关，结缔组织也同样有着大小不同的形态分布。经络系统存在着相对的"形态"和功能类别，有着重运行气血的，有着重网络全身的；有主要分布在皮肤的，有主要结聚于筋肉关节的，有主要深入体腔并与脏腑发生联系的。结缔组织分为真皮层致密结缔组织、皮下疏松结缔组织层、肌间隔疏松结缔组织、神经血管束周围结缔组织以及器官门和被膜结缔组织。初步假设，十二皮部、孙络、浮络与真皮层致密结缔组织、皮下疏松结缔组织层相对相关；十二经脉、十五络脉与肌间隔疏松结缔组织、神经血管束周围结缔组织相对相关；奇经八脉、十二经别与肌间隔疏松结缔组织、器官门和被膜结缔组织相对相关。

二、从筋膜学的角度分析腧穴的概念

腧穴是人体脏腑经络之气输注于体表的部位。人体的腧穴，既是疾病的反应点，又是针灸的施术部位。把经络实质和筋膜学进行比较，发现以下共通之处。《素问·气穴论》中用"溪谷"描述穴位的所在，"肉之大会为谷""肉之小会为溪"。近年来的研究也发现经穴的分布与筋膜结缔组织高度相关：四肢和躯干经穴大多数定位于肌间隔疏松结缔组织聚集处（少数定位于神经血管束结缔组织和器官门结缔组织），头颅部经穴多数定位于神经末梢分布的真皮层致密结缔组织层和皮下疏松结缔组织层，颈根部和面部经穴定位于肌间隔疏松结缔组织聚集处。因此，我们认为穴位的物质基础为筋膜结缔组织以及其中的血管、神经和 K^+、Ca^{2+} 等离子富集区。

腧穴中有一类特定穴，比如，描述经脉之气血流动状态的井、荥、输、经、合五输穴，在手足肘膝以下从远心端向近心端排列。我们推想它和结缔组织由小到大、由下到上地不断分割、包绕有关。又如，气、血、筋、脉、骨、髓、脏、腑之气所聚会的八会穴，脏腑原气输注、经过和留止的原穴，各经经气深聚的郄穴，六腑之气下合于足三阳经的下合穴，脏腑之气输注、汇聚于背腰部的背俞穴和胸腹部的募穴，均与结缔组织所支持、联系的不同脏器、血管、神经相关。筋膜理论对腧穴的诠释为信息聚集和传递的中心。筋膜结缔组织遍布全身，并不是说穴位遍布全身。腧穴要发生作用，与该腧穴所受到的刺激（比如针刺）量有关系。透过筋膜学理论，可以认为腧穴的数量不定，其多少与刺激量呈正相关。某一个点，刺激量小，就没有相应的腧穴效应，当刺激量足够大时，就会产生相应的效应。基于此，对于穴与非穴的界定也是基于刺激量的大小。

三、从筋膜学的角度分析经络系统的功能作用

上述研究和假说，证实或关注了经络、穴位和结缔组织之间的联系。但是，这些研究中的结缔组织，多以物质基础的形式出现。筋膜学是建立在结缔组织基础上的，结合发育生物学理论，可以认为在生物内部始终存在一个由细胞外液—间充质—筋膜结缔组织构成的支架网络，其对组织细胞的生命和功能状态进行监测和调控，并维持机体内环境的稳定，我们称之为支持与储备系统。在高等动物（包括人类），该系统的解剖学组成为分布到除中枢神经系统以外的，各种组织器官中的筋膜结缔组织。我们不妨将筋膜系统的功能与经络的生理功能联系在一起，并进行讨论。

经络的生理功能包括以下 3 个方面：①联络脏腑、沟通肢窍。经络中的经脉、经别、奇经八脉、十五络脉，纵横交错、入里出表、通达上下，联系了人体各脏腑组织；经筋、皮部联系了肢体筋肉皮肤，加之浮络和孙络，形成了一个统一的整体。结缔组织支架网络对全身脏器的联系，则毋庸赘述。②运行气血、濡养周身。气血是人体生命活动的物质基础，经络是人体气血运行的通路，能将营养物质输布到全身各组织脏器，从而完成调和五脏六腑的生理功能。筋膜学认为，筋膜结缔组织中所含有的丰富的毛细血管，为各种器官的细胞代谢提供了所必需的营养成分，并提供了保持器官细胞活动的内环境。筋膜结缔组织还能调节组织细胞的代谢。结缔组织含有交感和副交感神经末梢，作用于功能细胞所附着的毛细血管，可改变局部的血液供应，为功能细胞的活动提供充足的营养物质。同时，交感、副交感神经兴奋产生的神经介质，

可直接作用于功能细胞（如交感神经可促进细胞的分裂和增殖，副交感神经可促进细胞的分泌和蠕动）。③抗御外邪、保卫机体。经络"行气血而营阴阳"。当外邪侵犯机体时，卫气首当其冲，发挥抗御外邪、保卫机体的屏障作用。筋膜学理论指出，通过遍布筋膜结缔组织中的感觉神经，包括意识性和非意识性、内脏神经和躯体神经，感受各种物理和化学刺激，以监测机体内环境的变化。通过筋膜结缔组织中的各种炎症细胞和免疫识别细胞，监测机体细胞生命状态的改变，如细胞的变异、突变、损伤、衰老。结缔组织中存在大量毛细淋巴管和巨噬细胞，能清除损伤或衰老的功能细胞。同时，还能在局部细胞再生因子和神经递质、内分泌激素的共同作用下，促进未分化间充质细胞向功能细胞分化，促进组织细胞的修复和再生。

四、从筋膜学的角度阐释腧穴的作用机制

筋膜学认为，针刺或按摩等方法刺激腧穴时，可对局部结缔组织产生一定的牵拉作用，表皮、骨膜、韧带、肌肉、关节等穴区局部都会产生牵拉效应。后者进一步扭动，可挤压毛细淋巴管、毛细血管，促进淋巴液、血液回流，也可通过皮神经兴奋启动神经信号的传送，产生神经冲动，穴位功能的发挥与体液流动之间的关系已有研究。另有研究表明，局部筋膜的切断，能显著减弱穴位对其内在脏腑的影响，如"曲池"穴对大肠蠕动功能的影响和"委中"穴对膀胱排尿功能的影响都有明显减弱。结合筋膜学内涵和发育生物学理论，还认为穴位对脏器的作用与三胚层分化有关。哺乳动物，包括人类，其外胚层进化为表皮、感官和中枢神经，内胚层进化为消化和呼吸系统上皮，中胚层进化为运动系统、脉管系统、免疫系统以及泌尿和生殖系统。中胚层大量未分化的间充质成分，则形成了遍布全身的筋膜结缔组织结构，构成支持除中枢神经系统以外的功能组织细胞的结缔组织支架网络——筋膜。刺激穴位产生的功效，与"穴位－筋膜－三胚层－脏器"等环节有关。筋膜学认为腧穴是通过筋膜结缔组织系统发挥作用的。筋膜系统，即支持与储备系统，能使生物个体保持稳定的内环境，并对功能细胞不断地进行更新和修复，从而使生物个体具有较长的生命周期。

支持与储备系统主要涉及以下4个方面：脊神经反射调节、神经内分泌调节、淋巴自体免疫调控和组织器官修复再生。前2个方面在以往的研究中涉及较多，主要的研究结论是：①神经反射调控是指通过感觉神经脊神经节进入脊髓后角，然后通过中

间神经或直接作用于脊髓前角运动神经元和感觉中间神经元，提高这两种神经元的兴奋阈值，起到解痉和镇痛的作用。穴位的针灸刺激可影响脊髓反射，阻止病理性痛觉信息的传导，实现镇痛和解痉。②神经内分泌调控是指感觉神经冲动，经脊髓皮质束到达丘脑，向大脑皮质、边缘系统及皮质下结构发出冲动，再反馈至丘脑，向丘脑发出冲动。阻断上行伤害刺激向皮质的传导，可使丘脑下部发出冲动，激发下丘脑分泌各种调节激素，调节交感、副交感神经的兴奋性。穴位的针灸刺激可通过神经内分泌调节，提高整个机体的应激性。

但是，关于针灸刺激对淋巴的自体免疫调控和机体组织器官修复再生机制的影响还没有深入。淋巴的自体免疫调控是指机体的细胞碎片及大分子物质，进入筋膜毛细淋巴管，而淋巴管进入中枢淋巴器官，这可激活特异免疫反应，并通过体液和细胞免疫反应清除坏死细胞。可以进一步推测，针刺腧穴可以促进筋膜毛细淋巴管对机体细胞碎片及大分子物质的识别和运输。机体组织器官修复再生是指干细胞的定向分化，进而修复损伤的脏器细胞。探索针刺作用对正常筋膜组织中的成体干细胞向定向干细胞分化，定向干细胞向功能细胞分化的促进，以及对功能细胞的修复和器官功能的改善，可以阐释腧穴治疗器官功能障碍性疾病的机制。例如，对肥胖症的治疗，就是通过直接刺激皮下筋膜组织，促进脂肪细胞转化为疏松结缔组织。再如肾功能衰竭，其基本病理表现是肾小球上皮和肾小管上皮的缺失和功能障碍。那么，有针对性地刺激肾筋膜，促进筋膜干细胞向定向干细胞转化，再向上皮细胞转化，有可能是一种不错的针刺干预思路。

五、从筋膜学的角度着手开展经络腧穴相关研究的设想

基于筋膜学理论，可以进一步开展以下关于经络腧穴的研究：

1. 经络的走行和腧穴的数字化定位　我们通过国家"863"计划项目——"虚拟中国数字人"研究和CT对结缔组织的数字扫描来研究结缔组织，发现了与经络、腧穴分布十分类似的影像结构，应该在这个研究成果的基础上，继续深入，以探明经络、腧穴的数字可视化问题。

2. 新穴位的发现　基于筋膜理论和三胚层发育内涵，刺激与脏器相关的筋膜，能够影响该筋膜所支撑和联系的脏器。如果这个假说成立，则能指导临床，根据脏

器—结缔组织之间的对应关系，寻找特殊的有针对性的筋膜刺激点，从而将找到新的穴位。

3. 新型针灸针的研发　在经络腧穴与筋膜高度相关的假说前提下，临床运用的针灸针，将倾向于针对筋膜的刺激，以牵拉局部筋膜为重要环节。因此，将会研制出一种特别的、能够最大限度地牵拉局部筋膜的中医外治针具，并投入临床运用。

4. 新的针灸疗法的创立　根据筋膜理论和发育生物学理论，可以专门刺激"脏器门"结缔组织结构，对脏器功能进行干预。比如刺激睾丸门筋膜，以治疗男性不育；刺激胰尾部周围筋膜治疗糖尿病等，为穴位疗法治疗疑难杂症提供新的思路。

六、经络的实质在筋膜

筋膜在血管的外层形成血管外膜，由绝大多数纵向排列的成纤维细胞和纤维成分所构成，这一层伴随有血管的疏松结缔组织逐渐结合在一起。静脉壁的平滑肌和弹性纤维组织不及动脉丰富，但结缔组织成分较多，所以结缔组织与血管关系密切。许多医学工作者都发现经脉线上的血管分布十分丰富，十二经脉上的 309 个穴位中，穴位旁有动脉和静脉干的有 262 个，占 84.36%。用免疫组织化学荧光方法研究人和动物的内脏器官（心、胃、肝、膀胱等）和躯体浅、深结缔组织中结构的相关资料，都表明小血管周围分布有肾上腺素能和胆碱能神经末梢，它们分布在小动脉、细小动脉和毛细血管前动脉这些阻力血管上，而不分布到容量血管上。在小血管壁上的这些神经末梢，绝大部分属于交感节后纤维。

经络的实质是什么？这一问题一直是困扰国内外生物医学界的世界性难题，也是我国生命科学和医学界迫切需要解决的一个重要学术问题。过去人们曾试图从各种不同角度对其进行研究，提出有关经络实质的假说和理论层出不穷，但迄今仍未获得突破性进展。随着现代生命科学与医学科学的发展，这个问题已经成为生命科学与医学研究领域的一个新的前沿问题。回顾对经络本质的研究经历，可以看到最初的解剖学、组织学（包括对不同穴位点的组织细胞学观察）、神经生理学（神经通路追踪和电信号的传导）和分子生物学（包括 P 物质）及细胞信号转导（Ca^{2+} 载体的研究）等诸多研究。纵观整个有关经络本质研究的轨迹，表现为从粗到细、从宏观到微观的发展趋势。研究的另一个特点是所提出的每一种学说都能解释经络的一部分现象，而未能触及经络的本质。

迄今为止，人类对经络的认识还远远落后于临床实践。根据针灸医学的原理、经络的现代研究和虚拟人三维重建的研究结果，结合发育生物学的研究，我们提出了筋膜学这一新学说，即中胚层的间充质细胞分化形成泌尿系统、生殖系统等功能系统以后，所剩余的未分化部分发育为筋膜（或称成体间充质），在生物体内构成一新的功能系统，该系统的细胞学组成为以结缔组织中的活性细胞（间充质细胞、肥大细胞、巨噬细胞、浆细胞、粒细胞、成纤维细胞等）为基础，组织学构成为结缔组织，解剖学结构为全身的筋膜支架网络。该系统通过神经反射调节、神经内分泌调节、神经免疫调节等环节对机体的功能状况、组织修复、细胞活性进行调节，从而维持机体内环境的稳定，这也是经络实质在人体形态上的具体体现。

第二节　经筋及膜原实质的筋膜学阐释

经筋与膜原是中医学的两个基本范畴，同属于中医学中的形态学概念，具有实际的解剖学基础。两个概念虽同出于《内经》，但是相对于经络气血而言，后世医家对经筋与膜原的研究明显不足，即使在当前，这种研究也仍然十分薄弱。从筋膜学角度解释这两个概念如下：经络即是全身非特异性结缔组织支架网络，经筋是运动系统的结缔组织支架网络，膜原是内脏的结缔组织支架网络。

一、经筋与膜原的基本概念

经筋概念首见于《灵枢·经筋》，后世医家对经筋的研究多据此发挥。在《内经》中，"经"与"筋"联用仅见于本篇，而"筋"的概念则广泛散见于各篇。按《说文解字》，"筋"为"肉之力也"。《素问·痿论》称"宗筋主束骨而利关节也"，结合其他篇章的论述，"筋"是"五体"之一，由肝所主。因此，"筋"在《内经》中是一个非常广义的概念，"经筋"则是"筋"的下位概念。薛立功认为"先贤以十二正经为纲，沿经脉分布对诸筋进行描述和概括，故称之'经筋'"。冯广扬等也认为"古人以十二经筋总括全身之筋"。根据这种观点，"经筋"在实质上等同于"筋"，仅是强调了从经脉角度对筋的分类与概括。

膜原的概念亦首见于《内经》中《疟论》《岁露论》《举痛论》和《百病始生》等四篇文献。张景岳认为"盖膜犹募也"，"募，音暮，按《举痛论》及全元起本俱作'膜原'"。丹波元简认为"膜本取义于帷幕之幕，膜间薄皮，遮隔浊气者，犹幕之在上，故谓之幕，因从肉作膜，其作募者，幕之讹尔"。据此，"膜原"在《内经》中应作"募原"，以后才统称为"膜原"。但古人认为膜与原也是两类物质。关于膜，张景岳认为："凡肉理脏腑之间，其成片联络薄筋，皆谓之膜，所以屏障血气者也。"周学海对"原"加以总结，"人之一身，皮里肉外，皮与肉之交际有隙焉，即原也；膜托腹里，膜与腹之交际有隙焉，即原也；肠胃之体皆夹层，夹层之中即原也；脏腑之系，形如脂膜，夹层中空，即原也；膈肓之体，横隔中焦，夹层中空，莫非原也。原者，平野广大之谓也"。综合两人的观点，膜是一种联络薄筋的组织，遍及全身和脏腑；原则指膜间空隙，亦遍及全身和脏腑，因而膜原连用，应指遍及全身的膜类组织及其缝隙。

宋起佳等根据古人的论述，又把膜原分为广义与狭义两类：胃上口的横膈膜或肠胃附近的脂膜，是三焦的门户，此为狭义膜原；广义膜原指全身五脏六腑肉理之间所有的膜性组织和空隙。《内经》中《疟论》《岁露论》的论述属于广义膜原，《举痛论》《百病始生》则属于狭义膜原，这种局限于胃肠的狭义膜原在温病学派中得到了充分发挥和应用。

二、经筋与膜原的实质研究

经筋与膜原的实质研究开展得很晚，一般都是基于临床实践分别对其实质进行探讨，两者结合的实质研究尚未见报道。

关于经筋实质的观点，可以分为两类：一是把经筋实质与单一的组织相联系，此类观点仅见一种报道，即认为经筋实质是神经组织；另一种观点，是把经筋与多种组织联系讨论。如王雨认为经筋是类似于现代医学生理解剖上所指的肌肉（主要是肌腱和韧带）以及神经系统中的周围神经。《中医筋伤学》的描述更为典型，认为"筋"

相当于解剖学中四肢与躯干部位的软组织，主要指肌腱、筋膜、关节囊、韧带、腱鞘、滑液囊、椎间盘等软组织。黄敬伟认为经筋是"总括全身皮肤、肌肉、肌腱、筋膜、韧带等有机联结的结构……是机体中具有的生物活性的庞大器官"，"十二经筋图线的实质，是人体经筋系统组织动态活动反作用力的力线遗迹"。薛立功认为："经筋更重要的临床意义在于它是对人体运动力线的深刻总结和描述。这种描述，从生理上概括出参与同项运动的肌肉组的分布规律，在病理发展过程中，又是病痛传变的潜在扩延线。"尽管各家提法不尽相同，但可以肯定的是，经筋涉及的范围极为广泛，在部位上，遍及全身，在组织类型上，几乎与所有软组织相关。关键问题是这些软组织都属于中医经筋范畴，还是这些软组织中的共性组织属于经筋范畴，这是问题的焦点。

关于膜原的实质，苏云放从四个方面加以总结：位于中焦的胃上口；介于中焦与上焦之间的胸膜；人体筋肉系统的筋膜与腱膜，消化系统的肠系膜、腹膜，呼吸系统的脏胸膜、壁胸膜；近似于淋巴系统、网状内皮系统，是人体内的一层免疫防御系统。宋起佳根据广义与狭义之说，认为横膈食管裂孔附近的膜类、淋巴、血管、神经等组织与狭义膜原相对应，而全身膜体系内的周围性淋巴组织、网状内皮组织，以及肝胆、脾脏、骨髓等免疫组织则与广义膜原相对应，并认为膜原也许是集循环、淋巴、神经、免疫、内分泌等系统为一体的、遍布全身的一个"综合性单位"。

据此可以得出结论，即经筋与膜原尽管存在差异，但都同属于全身性组织，并与其他多种系统的功能联系紧密。

三、现代筋膜理论的进展及筋膜学说的提出

现代解剖学领域的筋膜是指皮肤与肌肉之间，肌肉内部的纤维结缔组织，广泛存在于人体各部，具有连接、支持、营养、分割、运输、保护作用。相对于其他人体组织，筋膜研究长期处于非主流地位，只是在显微外科游离皮瓣移植出现之后，筋膜的血供才逐渐引起重视。令人关注的是，针刺、按摩等外治技术的基础研究也成为筋膜领域的重要推动力。

上海复旦大学与第二军医大学等单位联合组成的多学科课题组，首次证明了穴位的形态学基础是以结缔组织，连带其中的血管、神经丛和淋巴管等交织而成的复杂体

系。党瑞山等观察了手太阴肺经全部穴位和相关结缔组织的密切相关性。费伦等以磁共振成像、X线、断层扫描及组织解剖方法研究并表明，穴位都处于各种不同的结缔组织中。郑利岩用声测经络技术证实经脉线的物质基础为筋膜组织。在国外，Staubesand及 Heine 等发现筋膜层的表面有无数以静脉、动脉和神经穿过为特征的穿孔。

上述研究，有一个共同的指向，即从不同角度证明了经络经穴与筋膜结缔组织的密切相关性，也深化了对筋膜生理特征的认识，为探索筋膜的整体规律奠定了基础。

四、中医经筋与膜原实质的筋膜学分析

依据中医经典文献中有关经筋、膜原的论述，并与筋膜学的基本观点加以比较，可以初步认为，中医经筋与膜原的实质整合产物，正是人体的筋膜支架网络体系。从这个角度看，经筋与膜原的解剖学基础，不再是一个多形态组织或多系统的联合，而是一个独立的功能体系的概念。主要依据包括：

1. 经筋与膜原的不同实质体现为现代解剖学中筋膜的多样性　筋膜学说认为，筋膜在人体的不同部位呈现出结构的多样性，从浅入深依次分为：①真皮乳头层疏松结缔组织；②皮下疏松结缔组织（浅筋膜）；③肌肉表面疏松结缔组织（深筋膜）；④肌间隔和肌间隙结缔组织；⑤内脏器官门、被膜和内部间隔结缔组织。这五类筋膜在人体内部构成了完整的支架网络体系。根据《灵枢·经筋》的描述，十二经筋皆起于四肢末端指爪，沿四肢腕、肘及踝、膝、股上行，阴经多终止于胸腹，阳经上行至颈项，终于头面。值得注意的是，经筋不仅循行于体表，还有多条经筋进入体腔。如手太阴经筋下结胸中，散贯贲，合贲下；手少阴经筋挟乳里，结于胸中，循贲，下系于脐；手厥阴经筋入腋，散胸中，结于贲；足太阴经筋循腹里，结于肋，散于胸中。基于这种记载，中医经筋至少包括前三种筋膜以及内脏被膜与间隔。另根据前文膜原的分类，膜原应是对全身膜性结构及其空隙的泛指，以脏腑膜类组织为重点，但也遍及全身。明代后期出现的《易筋经》对脏腑以外的筋与膜进行了比较，认为"筋则联络肢骸，膜则包贴骸骨；筋与膜比较，膜软于筋，肉与膜较，膜劲于肉；膜居肉之内，骨之外，包骨衬肉之物也"。由此可见，筋与膜在中医学体系中同属于外联全身、内联脏腑的膜性组织，只不过膜比筋软且薄，在软组织中居于深层。并且后世医家论述两者的学术重点发生了偏移：论经筋偏于体表四肢，论膜原偏重体腔内部。如

果突破这种局限，依据《内经》理解筋与膜，可以发现两者整合而成的共同实质，与现代筋膜学所指的筋膜支架网络体系完全等同。

2. 经筋与膜原同源，筋膜的多种结构亦同源　有关经筋与膜原关系的研究，目前尚未见报道。但在《内经》中，已有筋、膜连用的提法。《素问·痿论》在论及肝与筋膜关系时，认为"肝，主身之筋膜"，"肝气热，则胆泄口苦，筋膜干，则筋急而挛"。也就是说，筋与膜尽管是两类不同的组织，但由于同为肝所主，在中医学五行分类中属于同一类生命过程，在生长化藏的进程中同源同流。筋膜学针对人体筋膜的多样性，也从发育生物学角度找到了各类筋膜的共同起源：从生物进化的角度来看，人体结缔组织支架网络与单胚层生物（如海胆胚囊期）的细胞外基质、二胚层生物（如水母）的中胶质、三胚层生物的间充质在生物进化过程中均为同源结构；从胚胎发育角度看，中胚层间充质在分化出泌尿、生殖、运动、循环、内分泌诸系统之后，剩余的间充质形成遍布全身的结缔组织支架网络。简言之，从多细胞生物、三胚层生物再到高等动物，筋膜的发育先后经历细胞外液、间充质、筋膜三个阶段。因此，虽然筋膜结构在全身呈现出多种形式，但是无论中医经典理论，还是生物学观点，都提示了各类筋膜在来源上具有同一性。

3. 经筋与膜原的基本功能与筋膜一致　根据筋膜学说，筋膜的功能表现为支持、储备、监控三个方面：①支持功能，指筋膜形成的被膜、韧带、隔膜及深入器官内部的间膜，对维持器官位置与形态发挥了物理支撑作用；②储备功能，指筋膜中的丰富血供为器官的细胞代谢提供了必需的营养，并通过储备的大量未分化间充质细胞向功能细胞分化，修复损伤的组织细胞；③监测功能，指通过遍布筋膜中的感觉神经监测机体细胞的活动（如细胞的变异、突变、损伤、衰老）及促进功能细胞的再生与更新。

另一方面，经筋与膜原的基本功能显示了与筋膜的一致性。郑利岩把经筋功能总结为三个方面：①联络骨骼，协调运动；②固护体表，抵御外邪；③维络器官，固定内脏。骆书彦等也得出了相似的结论。膜原尚未见总结报道，但据张景岳"成片联络薄筋""屏障血气"以及丹波元简"遮盖浊气"等的论述，膜原同样包括联络身体与脏腑、抵御外邪侵袭等功能。现代筋膜学中支持、监测的两大功能在上述经典的论述中，都得到了体现。此外，在张景岳关于筋膜的总结中，还强调了"凡筋膜所在之处，脉络必分，血气必繁"，这种提法也提示了筋与膜共有的营养储备功能。

由此可见，中医经筋与膜原的实质尽管有所区别，但是无论从其分布、来源以及功能上，都体现了与现代解剖学中筋膜的高度一致。

4. 从筋膜学角度看疼痛　疼痛是机体受到伤害性刺激时所产生的一种复杂的感觉，络脉是人体经络中循环末端的微小络体。中医认为疼痛与经络有着内在的联系，经络为痛觉传导的通路，古有"痛则不通，通则不痛"的理论。经络由经脉和络脉组成。经脉有一定的循行路线，而络脉则纵横交错，网络全身。经络系统把人体所有的脏腑、器官、孔窍以及皮肉筋骨等组织联结成一个统一的有机整体。我们认为，经络之所以是痛觉传导的通路，是因为经络系统有感应传导功能。这种感应传导功能就是针刺中所说的"得气"与"行气"现象。临床上的经络疼痛不同于神经痛及其他组织器官病变造成的疼痛，经络有其自身特有的症状、体征和发病规律。因此，可以遵循它的规律进行经络辨证诊断并进行针灸治疗。

经络实质的现代研究表明，循经感传现象的特征是：①感传路线：感传路线与《灵枢·经脉》所在的经脉路线基本一致，但亦有偏离、变异、串经现象。②感传速度：经络传感速度较神经传感速度明显为慢。③宽度和深度：多数的传感宽度为线状、绳索状（粗细约 2～5mm 之间，部分为横径 1～3cm 的带状）。一般四肢远端部较窄，近端和躯干部较宽。传感的深度：一般肌肉瘦薄处较浅，肌肉丰富处较深。在躯干部，有的深行于体腔内，有的浅行于皮下体壁层。经络的这种感传功能与感传路线的特征，虽然不等同于现代医学所指的神经传导和神经传导路线。但可以这样讲，中医所称的经络系统是痛觉的传导通路。

痛觉感受器为孙络和浮络，痛觉感受器的分布与十二经筋和十二皮部相似。痛觉就是通过身体各个部位的疼痛感受器感受的。现代医学认为，痛觉感受器是游离的神经末梢，即皮肤的痛觉感受器在皮肤的内层，深部痛觉感受器乃是游离神经末梢，内脏痛觉感受器也是无髓鞘的游离神经末梢。现代医学还认为，分布于体表的痛觉感受器是呈点状分布的，称为痛感觉点。

中医学认为，在经络系统中，从别络分出的孙络、浮络，从小到大，遍布全身，呈网状扩散，同周身组织的接触面甚广。中医所描述的孙络、浮络以及血络，与现代医学所指的神经末梢有相似之处。对于疼痛感受器的分布，现代医学认为在皮肤、黏膜、关节、骨膜及内脏。与中医十二经筋的分布（多结聚于关节和骨骼附近）、十二皮部的分布（全身皮肤）有相似之处。现代医学认为分布于体表的痛觉感受器是呈点状分布的，称之为痛感觉点，而中医的阿是穴与此亦有相似之处。

从络脉的网络层次看，孙络和浮络是人体的痛觉感觉器，经络是人体的痛觉传导通路，大脑为疼痛感受调控中枢。经脉是运行气血的主干，经脉支横别出后又逐层细分，形成别络、系络、缠络、孙络等不同分支。孙络之间又缠绊并构成网状的循环通路。这一通路，不仅是运行气血、渗灌濡养、经血互换的场所，也是信息交换、营养代谢、感觉传导的通路。中医认为，从别络系统分支出的孙络和浮络遍布全身，呈网状扩散，面性弥漫，周围组织接触面广。据此结构分布特点看，皮肤的痛觉感觉器是浮络，而深部和内脏的痛觉感觉器则为孙络，经络是人体的痛觉传导通路，脑为疼痛的感受调控中枢。正因为有经络的不同分布，才构成了疼痛的感觉、传导、感受调控系统。

从络脉的空间结构看，外、中、内的空间分布规律是疼痛性质和形式产生的基础。由经脉别出的络脉，循行于体表部位的是阳络、浮络，如皮肤之络称肤络，黏膜之络称膜络；循行于体内的阴络为深层之络，分布于各个脏腑，随其分布区域不同而称脏络（如心络、肝络、肾络等）、腑络（如胆络、胃络、小肠络、大肠络、膀胱络）、奇恒之腑络（如脑络、骨络、髓络、胞宫络）；循行于体内中层的络体（如肌肉、关节、韧带、骨膜、脉管等）为络体层次之中的中层之络，可称之为肌络、筋络、骨络、脉络。以此形成外（体表：浮络、阳络）-中（肌肉之络：经脉）-内（脏腑之络：阴络）的三层分布规律。这一分布规律的发现，为研究疼痛发生的性质和表现形式奠定了基础。现代医学研究表明，疼痛产生在三个层面：表层疼痛的痛觉产生在皮肤和躯体黏膜，其特点是：定位明确、分辨清楚、属于快痛及锐痛，其中以角膜和牙髓最明显。中层疼痛为皮内疼痛，其特点是：范围弥散、定位不确切、以钝痛为主。深层疼痛痛在内脏，其特点是范围弥散、定位不确切，对锐痛、烧灼及触压均不敏感，而牵拉、膨胀、缺血、痉挛、炎症、化学性刺激可致剧痛。以上三种疼痛的性质和形式是由不同层次络体的感觉传导功能和大脑的感受调控功能所决定的。

从络脉的生理功能看，络管通畅是预防疼痛产生的主要环节。中医认为，津血同源而异流，津在脉外，血在脉内。津血渗入脉内成为血液中的组成部分，血液渗出脉外则为津液。这种津血互换的过程是在络管系统及其循环通路缠绊（清代喻嘉言《医门法律·络脉论》）之间完成的。这与西医认识到动脉系统与静脉系统在微血管和微循环处发生连接，组织液及淋巴液与血液通过微循环中的迂回通路、直接通路或动静脉短路直接流通基本相同。

中医对疼痛解剖学的认识，主要涉及脑、髓、经络及孙络、浮络和十二经筋、十二皮部，其贡献在于为认识疼痛的生理（经络与神经的关系，经络与中枢部位的关系）奠定了基础，同时与现代医学对疼痛的神经解剖学认识有相近之处。

第三节　中医外治机制的筋膜学阐释

中医外治法是通过刺激经络、穴位、皮肤、黏膜、肌肉、筋骨等达到防病治病目的的医疗技法，是几乎对口服药物以外各种传统疗法的泛称。中医外治机制的研究，总体上分为两大类，一是从中医经典理论角度开展的理论探讨，以经络气血理论为重点；另一类是从现代医学角度开展的研究，其非常广泛，几乎涉及现代医学所有学科，但是这两类研究很难找到一个理论的结合点，因为在两种研究之间有一条难以逾越的理论鸿沟，即经络实质问题。筋膜学的提出，为中医外治机制研究提供了生物学依据，也为这两类研究提供了结合的平台。

一、中医外治研究的基本现状

中医经过漫长的临床实践，发展形成了丰富多样的外治疗法。但统观这些疗法，其发展并不平衡。根据理论与实践结合的紧密程度，可以将外治疗法分为三种情况：一是理论与实践结合最为密切的，其治则治法均有理论依据，以针灸为代表，可称为"紧密型"；二是理论与实践松散型结合的，一般表现为治则有依据，其治法更多依赖于经验，但治法也较为系统，如按摩推拿，可称为"松散型"；第三类在治法上以纯经验为主，技术体系也较为零散，如在西南地区广为流传的"滚蛋"疗法，可称为"零散型"。这一类外治技术虽然中医理论能够加以解释，但是在实际应用时施术者往往不重视理论的指导价值。

从外治技术的数量而言，以上三种情况呈现金字塔形（图6-3）：第三类"零散型"居于塔底，数量最为庞大，在民间被广泛应用，易学易用，简便灵验；第二类"松散型"居于中间，需要经过一定学习才能掌握；第一类"紧密型"居于塔尖，这类外置技术数量也最少，这是一种专门的医疗技术，必须经过理论与实践相结合的系统学习才能运用，否则不能取得预期疗效，并存在一定风险。居于塔尖的这类外治技术数量也最少。但这种划分方法仅是理论上的一种简单判断，具体到某一种外治技术属于何种类型，尚需要综合多种因素加以分析。但可以肯定的是，外治技术与理论结合的不平衡性是存在的。在这种情况下，筋膜学对中医经络实质的解读为各种疗法的科学研究提供了出路。

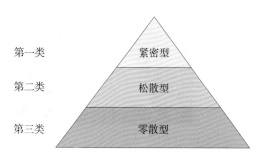

图 6-3　中医外治疗法的三分模式

二、各种外治疗法的刺激组织与各类型结缔组织的对应

"刮痧"疗法、"梅花针"疗法、"膏药"疗法以及现代常用的各种皮肤刺激疗法的刺激组织为真皮层致密结缔组织层（图 6-4）；针灸"浮针"疗法、"皮下针"疗法的刺激组织为皮下疏松结缔组织层；针灸经穴疗法的刺激组织为肌间隔结缔组织、神经血管周围结缔组织、器官门以及被膜结缔组织。经穴在四肢大多数定位于肌间隔疏松结缔组织聚集处，少数定位于神经血管束结缔组织。在躯干，经穴多数定位于肌间隔疏松结缔组织聚集处，少数定位于器官门结缔组织。在头的脑颅部，经穴多定位于神经末梢分布密集的真皮层致密结缔组织层和皮下疏松结缔组织层。在颈根部和面部，经穴定位于肌间隔疏松结缔组织聚集处。

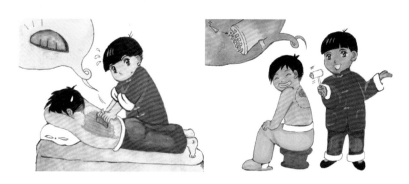

图 6-4　刮痧疗法和梅花针疗法示意图

针灸刺激效应：感觉神经冲动→神经反射调控→镇痛＋解痉→神经内分泌调控→镇痛＋调节内脏活动＋调节机体代谢；淋巴回流→激活特异免疫反应＋通过体液和细胞免疫反应清除坏死细胞（图6-5）。

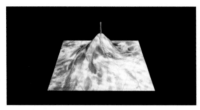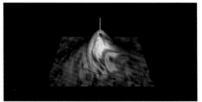

图6-5　针刺刺激组织的形变示意图

三、外治机制的筋膜学原理

物理刺激包括：针灸、刮痧、梅花针、灸（热刺激）等，这些物理刺激所产生的生物学效应主要有以下几点：

1. 产生损伤因子　不管是哪种物理刺激都是对机体组织的一种损伤，损伤局部的组织均会产生各种损伤因子，这些损伤因子具有促进局部结缔组织中干细胞增殖、分化加强、促进修复的功能。这些增殖的干细胞既可以促进局部的修复，也可以在分化前扩散到全身，增大全身活化干细胞的分布密度，提升整个机体的功能状况。

2. 机械牵拉效应　中医的针灸、刮痧对受到刺激的局部结缔组织还可以产生机械牵拉作用。这种牵拉可形成对细胞膜的张力，可促进细胞膜 Ca^{2+} 通道的开放，细胞内 Ca^{2+} 浓度的增加可促使细胞的分裂增殖，因此可导致受到刺激的局部干细胞密度增加，为进一步分化为功能细胞提供了较高密度的细胞源。这些局部的干细胞也可以分散到全身，改善整个机体的状况。

3. 神经反射效应　中医的各种物理刺激都会引起感觉神经的兴奋。在表皮的乳头层有大量的神经感受器（神经末梢、环层小体等），在骨膜上分布有密集的神经末梢，分别属于痛觉、触觉、压觉感受器。针刺在表皮所能引起的神经兴奋有限，所以针刺主要通过刺入结缔组织以后的旋转、提插动作带动周围的结缔组织，通过牵拉更大范围的神经感受器以产生神经兴奋，从而向中枢传入较强的生物学神经冲动。因此，"穴位"与"非穴位"的区别只有信息量的不同而没有质的区别。这些外源性的神经信息在传入的相应脊髓阶段会对内源性的神经信息产生屏蔽作用，和对肌肉的张力产生反射性松弛作用，这就是针刺镇痛和解痉的脊髓层面的生理学机制。

4. 局部损伤修复效应　局部损伤修复是生物最基本的功能，它保证了整个机体不会因局部的损伤而导致整个机体的崩溃。对这种损伤修复机制进行干预是中医疗法的一项重要内容。通过给予机体的病变部位以某种可承受的刺激，从而激发机体自身的修复机制以达到医治疾病的目的。至于采用何种方法和刺激的强度，每个医生都有自己的一套方法，可以是针刺，也可以是按摩、理疗、刮痧或梅花针等。

5. 机体应激效应　生物在受到伤害性刺激之后，机体可产生一系列的效应以提高机体应激能力，促进功能增强。因此，应激效应是生物最基本的应对外部刺激的能力。主要应激效应是强烈的神经冲动通过脊髓、脑干的上行传导通路到达大脑皮质，使大脑皮质意识到危险情况的存在，然后通过大脑皮质的意识性或非意识性的下行传出神经到达丘脑下部内脏活动中枢，并向机体发出应急神经冲动，包括应激激素的分泌、交感神经的兴奋等。由此产生一系列的应激反应：血压、血糖升高；肾上腺皮质激素分泌增强；心跳加快、血流灌注重新分布（胃肠道、内脏、皮肤的血管收缩，大脑和心脏的血管扩张等）。长期的效应是机体的免疫功能增强，整体代谢提高，糖原和脂肪的分解加速，大脑内类阿片物质的增加，等等。总之，应激效应主要归纳为：整个机体的高效率活动，防御能力的增强和对抗疼痛的能力增强（镇痛）。生活中，我们可以看到很多这样的例子，如激烈战斗中的战士能够承担常人无法忍受的剧烈疼痛，完成平时无法完成的动作——所谓超水平发挥就是这种人体潜能在应激状态下的表现，这种机制是各种中医疗法中重要的治病机制。

根据前人的研究结果，以上各种刺激疗法刺激的部位均含有丰富的感觉神经（Ⅲ类纤维和碳纤维）末梢和毛细淋巴管。其调控机制为：①神经反射调控：感觉神经冲动 [传入纤维有髓或无髓，往往是直径小、传导速度慢的Ⅲ类（Aδ）或Ⅳ类碳纤维]经脊神经节进入脊髓后角，然后通过中间神经元或作用于脊髓前角的运动神经元和感觉中间神经元，提高这两种神经元的兴奋阈值，起到解痉和镇痛的作用。②神经内分泌调控：感觉神经冲动经脊髓皮质束到达丘脑并换元后向大脑皮质、边缘系统及皮质下结构发出冲动，再由这些结构向丘脑发出冲动以阻断上行伤害刺激向皮质传导，向丘脑下部发出冲动以激发下丘脑内分泌各种调节激素，调节交感、副交感的兴奋性，起到镇痛、调节内脏活动、调节机体代谢的作用。交感神经的功能在于调节器官本身组织细胞的生命活动（代谢、修复、再生），副交感神经的功能在于调控内脏的功能性活动（分泌、蠕动），下丘脑神经内分泌激素可调节整个机体状况。③淋巴自体免疫调控：机体细胞碎片及大分子物质进入筋膜毛细淋巴管→淋巴管→中枢淋巴器官→激活特异免疫反应，通过体液和细胞免疫反应清除变性细胞。

6. 局部筋膜结缔组织的牵拉效应　刺激腧穴，即是刺激筋膜。在这个假说的前提下，其生物学效应包括：①神经牵拉刺激：众多感觉神经的末梢和感受器位于结缔组织内，刺激牵拉筋膜可产生较强的神经信息；②牵拉扭转筋膜可促进淋巴回流；③牵拉扭转筋膜可产生交感神经兴奋局部血管反应和细胞反应。

针刺或按摩等方法刺激腧穴时，对局部结缔组织可产生一定的牵拉作用，表皮、骨膜、韧带、肌肉、关节等穴区局部都会产生牵拉效应。后者进一步扭动、挤压毛细淋巴管、毛细血管，并促进淋巴液、血液回流。此外，也可通过皮神经兴奋启动神经信号的传送，产生神经冲动。有研究表明，局部筋膜的切断，能显著减弱穴位对其内在脏腑的影响，如"曲池"穴对大肠蠕动功能的影响和"委中"穴对膀胱排尿功能的影响都有明显减弱。

针刺的信息源从强到弱排列顺序是：骨膜—乳头层—周围韧带—肌肉内膜—脂肪。强调骨膜信息源的重要性，原因有两个：①骨膜含有大量的感觉神经末梢；②骨膜神经末梢均为暴露神经末梢，没有副器保护（如环层小体的包膜层和神经纤维的鞘膜）。使以上组织产生信息的针刺部位是疏松结缔组织，因为疏松结缔组织具有强劲的机械传输能力。疏松结缔组织被牵拉时，能够大范围的牵动上述信息源组织，产生较强的信息量。结合筋膜学的内涵和发育生物学理论，我们还认为穴位对脏器的作用与三胚层分化有关。哺乳动物，包括人类，其外胚层进化为表皮、感官和中枢神经，内胚层进化为消化和呼吸系统上皮，中胚层进化为运动系、脉管系、免疫系以及泌尿和生殖系。中胚层大量未分化的间充质成分，则形成了遍布全身的筋膜结缔组织结构，构成支持除中枢神经系统以外的，所有功能组织细胞的结缔组织支架网络——筋膜。刺激穴位产生的功效，与"穴位—筋膜—三胚层—脏器"等环节有关。因此，应进行腧穴对不同胚胎发育来源的代表脏器的支持和储备效应的研究，如对胚胎中胚层尿生殖嵴、内胚层间充质和中胚层间充质等不同来源脏器的功能代谢和生命代谢的研究，观察刺激相关筋膜结构对器官功能的作用，期望从细胞学和分子生物学层面解释其作用机制。

四、筋膜学对外治原则的启发

根据数字化虚拟人筋膜结缔组织重建的结果，分析经穴的定位有两个特征：①各种针刺疗法选穴点的神经传入脊髓节段均与病变部位的神经传入节段相一致；②各种针灸疗法均需要有较大的刺激量，如通过在相连的筋膜间隙上取数个穴位（称为循经取穴），或通过大面积刺激以增加强度（如刮痧、梅花针及浮针的弹拨）。

自体调控根据反应速度可分为快、中、慢速反应 3 种：通过感觉神经→脊髓、丘脑、边缘系神经的反射性调控为快调控；通过感觉神经→丘脑、边缘系、丘脑下部→神经内分泌系统的调控为中速反应；通过淋巴→中枢淋巴器官→免疫因子的调控为慢速反应。

自体调控系统按功能可分为两类：①功能状态调控（代谢活跃程度、兴奋性），包括神经反射调控和神经内分泌调控；②生命状态调控（诱导细胞分化发育和细胞凋亡），包括交感神经对细胞分化发育的调控和淋巴免疫对细胞凋亡的调控。

针刺穴位的解剖学定位：传统取穴的定位为表面解剖定位法，包括骨度分寸取穴法（折量法）、指量法（中指法、拇指法、横指法）和简便法（动态标志法）等。解剖学取穴法为在解剖学基础上根据神经分布、筋膜结构和神经对应关系确定针刺部位、深度和进针路径。

关于针灸刺激对淋巴的自体免疫调控和机体组织器官修复再生机制的影响还没有深入研究。淋巴的自体免疫调控是指机体细胞碎片及大分子物质，进入筋膜毛细淋巴管、淋巴管后，再进入中枢淋巴器官，激活特异免疫反应，通过体液和细胞免疫反应清除变性细胞。我们推测，针刺腧穴，可以促进筋膜毛细淋巴管对机体细胞碎片及大分子物质的识别和运输。机体组织器官修复再生是指干细胞的定向分化，进而修复损伤的脏器细胞。探索针刺作用对正常筋膜组织中的成体干细胞向定向干细胞分化、定向干细胞向功能细胞分化的促进，对功能细胞的修复，对器官功能的改善，可以阐释腧穴治疗器官功能障碍性疾病的机制。比如对肥胖症的治疗，就是通过直接刺激皮下筋膜组织，促进脂肪细胞转化为疏松结缔组织。再比如肾功能衰竭，其基本病理表现是肾小球上皮和肾小管上皮的缺失和功能障碍。那么，有针对性地刺激肾筋膜，促进筋膜干细胞向定向干细胞转化，再向上皮细胞转化，有可能是一种不错的穴位针刺干预思路。还有，以往认为中枢神经细胞、心肌细胞等不能再生，但是从筋膜学的角度理解，这些细胞可经定向干细胞和筋膜中的未定向干细胞转化补充。这无疑能为诸如心肌的再生与修复、阿尔茨海默病等疑难疾病的防治，开辟出一个新的研究方向（图6-6）。

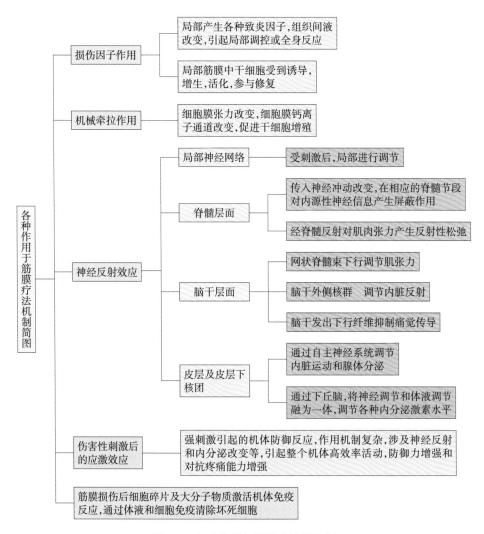

图 6-6　各种作用与筋膜疗法的机制

五、筋膜学在外治研究中的意义

1. 建立针灸研究的生物医学模式　双系统理论和筋膜学研究领域的提出，为古代针灸疗法奠定了现代生物学意义上的物质基础和功能学基础，为针灸研究摆脱传统经验医学模式向生物医学模式过渡提供了理论依据。将来的针灸研究将遵循以下四个步骤进行：①目标器官的解剖学筋膜结构研究；②动物实验评价实验结果；③临床试用评估；④研究总结。

2. **针刺穴位的解剖学定位研究**　传统取穴的定位为表面解剖定位法，如骨度分寸取穴法、指量法、简便法等。而解剖学取穴法为在解剖学基础上根据神经分布、筋膜结构和神经对应关系以确定针刺部位、深度和进针路径。

3. **针灸器具的革新研究**　为传统针灸器具的改进提供了依据，如我们自行研究的"得气针"已获得国家专利，其要点是利用物理或化学手段在针体上进行粗糙面处理，使针体能够更有利于牵动筋膜组织并产生较强的刺激。另外，还可根据解剖学部位、进针路径和病变情况，改进出不同形态和功能的刺激器具。

第四节　中药作用机制的筋膜学阐释

中医临床用药在中医基础理论的指导下，逐渐发展出一些更具针对性的应用理论，如中药性味功效理论、配伍理论、归经理论等，完成了对中药理论的系统化。与此同时，随着天然小分子、中药化学、分子生物学等方法的引入，中药现代化研究日新月异。根据筋膜学关于两大功能系统的基本分类，以及筋膜对整个功能系统的支持与储备作用，筋膜学可在中药作用机制领域开辟崭新的研究思路。

一、筋膜支架网络是中药作用的"广义靶点"

1. **中药单体研究的困境**　中药成分复杂，单味中药就是一个化学分子库，复方是单味中药按照一定的组方原则组织起来的多个化学分子库，作用对象是一个具有不同结构层次，由多因素系统组成的极其复杂的有机体。疾病的发生大多是不同致病因素通过多种途径导致整体功能紊乱的过程。中医药治疗疾病的优势在于调整机体的功能状态，即整合调整作用。中药对机体功能状态的调节过程，涉及分子、细胞、组织、器官等多个层面。已有大量实验表明，中药对机体功能状态的调整是直接或间接地通过影响、调节血管组织、机体微循环、细胞因子、神经内分泌等，以达到抗衰老，改善内环境，抑制肿瘤细胞的转移等功能而实现的。我们认为，一方面，中药分子进入血液、体液产生化学变化，筋膜结缔组织中感觉神经感受化学刺激，从而使微循环发生改变，引起内环境的变化而发挥作用；另一方面，中药分子使一些细胞的形态和功能、生命发生改变，并引起免疫识别细胞以及巨噬细胞等发生作用，激活细胞免疫、体液免疫；此外，一些中药可诱生血液中的多种细胞因子，有些中药甚至可能同时诱导几种细胞因子的产生，这些因子有可能影响筋膜结缔组织中的毛细血管神经末梢而改善血管通透性，从而改变血液供应。

2. **中药复方作用机制的复杂性**　从方剂的作用来看，方剂的作用是到结缔组织中并改变微循环，如活血化瘀是很多疾病的治疗手段，其基本点就是改善人体的内环境，使疾病通过自身的调节得到痊愈。因此，在中药的研究中应该注重观察这种有效成分对机体微循环和结缔组织各种成分的影响，尤其应该注重对基底膜通透性的影响（上皮组织的基底膜是调控干细胞向定向干细胞转化的关键结构）。

从筋膜学的角度认识中医汤剂，就相当于给土地进行灌溉和施肥，改善机体的内部环境。基于中医组方的复杂和每个医生的习惯不同，组方的成分和剂量各有千秋，我们试分析其中带有共性的东西：①改善组织器官的营养状态。通过对机体微循环的改善，为组织带来更多的氧和营养物质。所有微循环结构均位于结缔组织内，"活血化瘀"的组方就是其代表。②排出有害物质。中医的"解表""泄""利"等，在于排出机体的有害物质。③补充机体缺乏的成分。如滋阴疗法，针对性地补充结缔组织间质中的有形成分（如透明质酸、硫酸软骨素、类胶原成分等，中药方剂中的阿胶、鹿角胶、龟板胶等成分）。④改善基底膜的通透性。如中医的"补气"，常用的"人参、党参、黄芪"具有类皮质激素结构，有利于结缔组织中的干细胞向定向干细胞迁移和分化。

3. **筋膜是中药作用的广义靶点**　从以上中医疗法的治疗机制中，我们可以看到这些疗法的一个共同特点是通过给予刺激并激发机体自身的固有机能，对人体组织细胞的功能活动和生命更新、修复进行调控。中药方剂在于改善机体的内部环境和成分构成。因此，中医的优势可表现为：①改善内部环境和成分，造成机体修复的有利条件。一旦治愈，不易复发，这就是中医所讲的"治本"。②中医的很多方剂实际上是对全身的作用，如"活血化瘀""补气"，所以，中医有"异病同治"之说。③中医疗法将人体的结缔组织作为其作用的广义"靶点"，支持与储备系统相当于其他已分化的功能细胞的生长土壤，所以，有"中医治本"之说。但是，中医也有靶点的针对性不强、作用缓慢的不足，因此，中、西医如能很好地结合，取长补短，必定能取得很好的疗效。实际上，由于中医的作用靶点是遍布全身的结缔组织筋膜支架网络，正是西医中许多没有深入系统研究的部分，临床上许多疑难病症很多都与结缔组织有关，而中医对这些疾病往往有意想不到的疗效，但是往往这种个案由于机制研究不明很难进行推广和普及，因此给未来的研究提供了广阔的空间。

二、中药治疗病毒类疾病的筋膜学原理

1. 病毒疾病的免疫机制 病毒在生物进化的漫长历程中长期与人类共存，它的祖先可能远比人类还要古老，从生物进化的角度也是与人类共存，相互依存。病毒有多种方法攻击人类，但人体也同时进化出了对付病毒的手段，主要有以下几种方式：①发热反应，人体对各种病毒所产生的毒素有高度敏感性，只要有非常微量的毒素，人体可立刻出现体温升高。一般病毒对温度高度敏感，高体温可杀灭病毒。②非特异性免疫反应，体温升高还可以提升机体的免疫功能，产生大量的非特异性免疫球蛋白中和毒素，这是机体对抗病毒的快反应。③特异性免疫反应，机体的免疫识别系统还可以根据病毒自身的特异蛋白组成，通过免疫系统的细胞产生特异性免疫蛋白杀灭、清除病毒。此种针对性强的特异性免疫蛋白需要通过免疫细胞的合成和释放，出现较慢，为慢反应。该种特异性免疫反应能在一定时间内在体内维持一定量的特异性免疫蛋白，使机体对这种病毒产生获得性免疫保护。

2. 中医诊疗优势的筋膜学原理 现代医学已经对病毒有深入的研究和认识，从机体中分离出了各种致病病毒，并且针对其抗原特征制备出了各种疫苗，如天花疫苗的广泛应用已经在世界上消灭了天花；流感疫苗的应用保护了众多易感患者；非特异性免疫球蛋白的使用可增强易感人群的抗病能力。但是，对一些变异较快的病毒，效果较差，往往疫苗的制备滞后于病毒的变化，特别是对于一些从动物传染到人类的高致病性病毒，人类以往对其一无所知，其威胁要比已知病毒来得更加凶险，如"埃博拉病毒"，前几年出现的引起"非典"的"冠状病毒"，等等。

中医在长期与疾病斗争的过程中，对于病毒性疾病的认识是非常超前和完整的，在实践中取得了很多有效的治疗方法，中医的丰富知识是我们在今后研究中值得下大力气发掘的宝库。在历史上，中医最先使用特异性接种的方法来预防给人类造成惨烈伤害的天花，中国早在明朝就用接种"人痘"的方法进行预防接种，并在民间形成习俗。其后被英国人借鉴，研究出"牛痘"并接种预防，才有后来完全消灭天花的伟大成果。

中医对病毒类感染通常称之为"外感风寒"或"瘟症"。前者指一般的病毒感染，如最常见的由 EB 病毒类引起的感冒发热。后者是引起广泛流行的高易感性病毒，如冠状病毒、禽流感病毒等。对于普通感冒病毒，人类已经有了充分的免疫性。但对于高易感性病毒，人群中完全没有免疫性，极易造成大范围的突发流行，而且这种病毒所引起的症状和病理过程也不为人知，处理时极为棘手。2003 年，"非典"流行造成的损失和社会恐慌就是典型。

中医对于病毒类疾病的认识有独到之处。张仲景所著的《伤寒论》就是其代表，书中对病毒类疾病的认识可以用全面、深刻、细微来描述，针对不同病情变化所采用的方法非常科学有效。所以，每个对病毒感兴趣的学者不妨看看这本书，从中肯定受益匪浅。只是《伤寒论》的写作是基于当时的科学条件、技术水平和表达方式，不能一对一地从字面上去认识所讲内容，必须用现代科学为基础，以筋膜学知识为透镜，认真领会书中所含的真谛，也就是说会看字面背后的科学。《伤寒论》可以说是中国古代人类与病毒斗争的总结，也是我们下一步有待发掘的宝库。

从筋膜学角度去理解中医对病毒类感染的治疗，我们粗浅地认为主要包含以下几种措施：①解表，中医常用的解表组方如桂枝汤、麻杏石甘汤，方中所用药物可以看出是通过发汗、抗过敏和降温对症处理的用药原则，方中的桂枝、麻黄、生姜、杏仁均有发汗抗过敏作用，石膏具有退热作用。②刮痧等物理疗法，通过对表皮下乳头层造成可以接受的伤害性刺激（刮痧），激发机体的应激反应。③预防并发症和对并发症给予对症治疗。

三、中药抗肿瘤与抗衰老原理的筋膜学解读

1. **中药抗肿瘤机制**　从筋膜学角度推测，在癌症的发生过程中，基因突变导致

细胞的异常分裂失控，相当于定向干细胞分化出不具备正常生理功能的功能细胞。定向干细胞的分化又产生干细胞趋化因子，诱导干细胞向定向干细胞集中和穿过基底膜，补充定向干细胞的消耗。此过程的不断重复可导致癌肿的增大。同时，如果大量的干细胞穿过基底膜就会导致基底膜的崩溃，干细胞与定向干细胞之间失去了基底膜的屏障，定向干细胞产生的趋化因子和定向分化因子将会在基底膜深层发生，我们所看到的扩散情况正是这种现象在局部的体现。经典的肿瘤血管生成机制中，肿瘤细胞在缺氧条件下，血管生成机制被启动，可产生并释放各种促血管生成因子、细胞因子、趋化因子和基质金属蛋白酶。这些成分可在不同环节诱导邻近组织的微血管内皮细胞活化。新生的毛细血管进一步促进肿瘤细胞的增殖而造成新的缺氧，使肿瘤血管生成与肿瘤增殖进入一个无休止的恶性循环中。

研究发现中药的有效成分能抑制肿瘤血管的生成，起到抗肿瘤作用。白及提取物可能通过抑制肿瘤血管内皮生长因子，并与相应受体结合而发挥抗肿瘤血管生成的作用。不同浓度的苦参碱对血管内皮细胞的增殖有不同程度的抑制作用。人参皂苷 Rg3可抑制肿瘤血管生成和癌细胞转移等。因此，结合筋膜学来看，中药抗肿瘤机制相当于抑制定向干细胞不正常的分化和干细胞产生，阻断筋膜内的未分化干细胞穿过基底膜向癌变定向干细胞转化，并加强基底膜的稳定性。

2. 中药抗衰老机制　　中药抗衰老的作用机制之一就是减少细胞凋亡。研究发现，益气方药和活血方药皆能减少衰老大鼠肝脏组织细胞的凋亡，这表明益气方药和活血方药均能促进衰老大鼠肝脏组织的细胞增殖，抑制自然衰老大鼠肝脏细胞的凋亡。对此，从双系统理论的支持与储备系统和功能系统的关系分析，人体的衰老过程是一个筋膜中干细胞储备逐渐耗竭的过程。因此，如何保持筋膜的正常状态，为功能系统不断提供稳定的修复细胞源，并维持向功能细胞的正常分化，是保持人体具有较长生命周期（长寿）的关键。根据筋膜学，我们可以推测中药延缓衰老的机制之一是有可能减缓筋膜中干细胞的耗竭，从而减少细胞凋亡。

四、从筋膜学的角度研究中药的作用机制

根据筋膜学的理论，可以开展以下关于中药作用机制的研究：①中药对肿瘤细胞的影响。研究表明中药对肿瘤细胞有抑制作用，但也有研究发现有些中药在体外可促

进癌细胞的转移。基于筋膜学中对肿瘤发生的提法，采用流式细胞技术对筋膜内基底膜附近的干细胞进行分离，探讨干细胞与基底膜在肿瘤抑制和转移中的作用，揭示补气类中药对筋膜基底膜通透性是否有作用。目前已发现 Hoechest 33342 是一种可以与 DNA 结合的荧光染料，在细胞周期研究方面得到了广泛的应用。最近研究发现，某些癌细胞和干细胞可以将进入细胞的 Hoechest 33342 排出细胞外，利用流式细胞仪可以将这些不着色的细胞加以分离。现在已经从许多组织中分离得到了这种细胞。许多研究也提出了利用该方法分离干细胞的可能性。②中药有效成分对机体微循环和结缔组织各种成分的影响。中药尤其是中药复方药效的发挥是其所含多种活性成分通过多种作用途径、环节和靶点所表现的综合作用。如对活血化瘀方剂"血府逐瘀汤"研究发现可以明显扩张处于微循环障碍病理状态下的大鼠微血管，加快血流速度，从而增加血流量，改善微循环。那么我们可以进一步观察该复方对改善筋膜的微循环状况。③新的中药作用机制假说的产生。从目前分子细胞水平筛选模型获得的结果，对于评价药物的整体药理作用仍然存在明显的不足，因药物发挥治疗作用要受到机体整体调节和多种因素的影响。筋膜是人体支持和储备系统，也是覆盖全身的支架网络，中药发挥作用必定对其也有直接或间接影响，筋膜系统作为一种沟通"桥梁"，将中药作用以传递或放大的形式对机体产生整体性作用，体现了中药整体性特点的科学性。

第五节　筋膜学与阴阳理论

按照中医的阴阳学说，人体由阴阳两部分构成。由此，我们很自然地会思考：筋膜学的人体结构双系统理论与阴阳学说有没有关联？它们之间的联系又是什么呢？双系统理论中的支持与储备系统与功能系统，和阴阳会相互对应吗？

一、阴阳学说

阴阳学说是中医理论的重要基础，应用阴阳变化规律可解释人体的生命活动并指导临床实践。阴阳学说认为，宇宙间的万物无一不在阴阳的作用运动、变化、发展。正所谓《内经》中所述"阴阳者，天地之道也，万物之纲纪，变化之父母，生杀之本始，神明之府也"；《荀子》"天地合而万物生，阴阳接而变化起"。人作为一个特殊的机体，也"本于阴阳"，正所谓"人生有形，不离阴阳"（《内经》），也就是说，人体的生命活动也是遵循阴阳变化规律进行的。

一般而言，凡是剧烈活动的、明亮的、上升的或者温热的均为阳，而安静的、晦暗的、下降的或者寒冷的皆为阴。诸如日为阳，背日为阴；天为阳，地为阴；火为阳，水为阴；气为阳，血为阴。因此，阴阳之属性可作为事物或者现象的区分标准。

二、双系统理论

我们在主持国家"863"计划——"中国数字人研究"的过程中，通过对人体结缔组织间隔处进行标记和三维重建，发现了与中医"经络"走行非常接近的影像结构。进一步对全身的结缔组织进行分割、标记和重建，呈现出一个完整的与人体轮廓相一致的结缔组织支架网络，通过对全身结缔组织进行生物进化过程和发育生物学的追溯，我们发现从单胚层生物内的细胞外基质到二胚层生物的中胶质，再到三胚层动物的间充质以至于人体的结缔组织，均为同源结构。其基本功能是为功能细胞的更新和代谢活动提供细胞源泉和营养物质，以维持内环境的稳定。因而，我们提出了"筋膜学说"，即人体结构双系统理论（图6-7）。

在此基础上，我们进一步提出了一种新的解剖学分类方法，这种分类方法有别于传统的解剖学将人体从功能结构（系统解剖学）和局部结构（局部解剖学和断层解剖学）进行分类，而是通过发育生物学的角度将人体分为支持与储备系统和功能系统的两分法。支持与储备系统是以未分化的干细胞为核心的筋膜支架网络构成，其主要作用是为功能系统中的功能细胞的更新和代谢，提供源源不断的物质基础和营养物质。功能系统是以功能细胞为核心，其主要作用是通过功能细胞的不断活动和代谢以维持机体的生命活动。因此，按照阴阳属性划分，支持与储备系统具有支持、营养作用，主静，故属阴；功能系统具有活动、代谢作用，主动，故属阳。如果将人体比喻为一个燃烧的蜡烛，燃烧的火苗即为功能系统（属阳），而蜡杆即为支持与储备系统（属阴）。

Step 1：

$E = A + B$

Step 2：

$E_i = A_i + B_i$

Step 3：

$E = E_1 + E_2 + \cdots\cdots + E_{n-1} + E_n = \sum_{i=1}^{n} E_i$

Step 4：

$E = (A_1 + B_1) + (A_2 + B_2) + \cdots\cdots + (A_{n-1} + B_{n-1}) + (A_n + B_n)$

$= \sum_{i=1}^{n} (A_i + B_i)$

Step 5：

$E = \sum_{i=1}^{n} E_i = \sum_{i=1}^{n} (A_i + B_i)$

图 6-7a　双系统理论推导公式

E 代表生物机体，A 代表支持与储备系统，B 代表功能系统，i 代表每个脏器

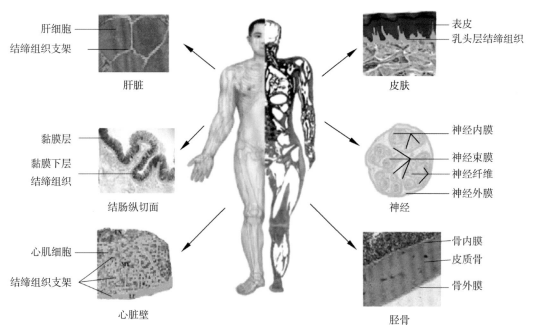

图 6-7b　"筋膜学说"与人体结构

图 6-7　筋膜学说

三、双系统理论与阴阳互根

阴阳互根，是指阴阳双方相互依存、相互促进、互为根本。换言之，阴或阳任何

一方都不能离开另一方而单独存在，都以对方的存在作为自己存在的前提条件。这不仅表现阴阳双方的相互依存，也表现阴阳双方相互促进、相互作用。

在人体的生命过程中，支持与储备系统与功能系统也是相互依存、相互促进的，两者之中任何一方都不能离开另一方而单独存在。功能系统如果得不到支持与储备系统的支持就不能维持结构和功能的稳定，而支持与储备系统如果得不到功能系统所化生的营养物质，也就不能为功能系统提供细胞更新的源泉。此外，人体的生命过程中，如果功能细胞的更新和代谢能够源源不断地得到支持与储备系统的细胞源泉，那么功能细胞也会不断地化生新的活性物质和营养物质以促进支持与储备系统的功能。

而一旦由于某些原因导致这种阴阳互根互用的关系遭到破坏，就会出现阴阳俱损，甚至阴阳离决。如患有慢性消耗性疾病后，功能细胞不断被消耗，而向功能细胞分化的未分化干细胞也不断被消耗，最终导致功能系统和支持与储备系统功能均下降，阴阳俱损。一旦功能细胞得不到支持与储备系统的支持，即有阴无阳，阳无以化生，最终可导致"阴阳离决，精气乃绝"。

四、双系统理论与阴阳对立

阴阳对立，是指阴阳双方的属性是相反的、相互对立的，主要表现在阴阳之间相互制约、相互排斥。而正是阴阳双方相互制约和排斥的矛盾斗争，贯穿于一切事物的发展过程中，进而在一定范围内获得统一，才能促进事物的发展，维持阴阳双方的相对平衡。

在双系统理论中，支持与储备系统和功能系统分属于阴阳。其中功能系统主动，而支持与储备系统主静，两者属性相反，是相互对立的。同时，这两个系统之间又可以相互抑制、相互制约。支持与储备系统如果不能及时为功能系统提供细胞更新和代谢所需要的细胞源泉和营养物质，就会抑制功能系统中的功能细胞的活动。相反，如果功能系统中的功能细胞不能化生新的营养物质，为支持与储备系统的更新和代谢，提供干细胞代谢活动所需要的微环境，则会抑制支持与储备系统中未分化干细胞的功能。同时，二者之间相互对立、制约的过程中，又相互协调，从而维持人体阴阳的平衡。支持与储备系统可以为功能系统细胞的更新和代谢提供所需要的细胞源泉和营养物质，而功能系统又不断分泌营养因子和活性物质，为支持与储备系统的稳定提供微环境。通过两系统之间的相互协调，最终达到中医学中的"阴平阳秘，精神乃治"。

五、双系统理论与阴阳消长

阴阳消长，是指阴阳的相互对立、相互依存不是处于静止不变的的状态，而是处于此消彼长或者彼消此长的不断运动变化之中。正常生理情况下，阴阳消长是阴阳双方在一定范围内数量上的变化，是阴阳运动的量变过程。

在人体的生命过程中始终贯穿了阴阳的消长。例如，从当人刚出生到生长发育阶段，支持与储备系统不断地转换为功能系统，即为阴消阳长；而当功能系统在化生为各种营养物质的时候，功能细胞又必然会进行更新和代谢，此为阳消阴长。正常情况下，人体中这种阴阳消长总体上维持在平衡状态，以达到"阴平阳秘"。而一旦阴阳消长超出了界限，量变就会转变为质变，出现阴阳一方的偏胜或偏衰，导致病理状态。我们认为，骨质疏松就是当功能系统中的成骨细胞不能及时得到支持与储备系统的补充而导致的一种代谢性疾病。

六、双系统理论与阴阳转化

阴阳转化，是指阴阳相互对立的双方，在一定条件下可以向各自相反的方向转化，即阴可以转化为阳，而阳也可以转化为阴。如果阴阳消长是量变的过程，那么阴阳转化则是质变的过程。正如《内经》中所述"重阴必阳，重阳必阴"，"寒极生热，热极生寒"。

在人体的生理过程中，支持和储备系统与功能系统的相互转化，也表现为阴阳转化过程。支持与储备系统中未分化的干细胞（阴）可以不断地分化为功能细胞（阳），而功能细胞（阳）可以不断地化生新的营养物质以补充支持与储备系统中未分化干细胞的储备（阴）。

患病过程中，支持与储备系统和功能系统的相互转化亦同样存在。如机体患有恶性肿瘤后，机体正常的功能细胞（阳）长期不能得到支持与储备系统中干细胞的分化（阴），而使得功能细胞不能化生营养物质以补充未分化干细胞的储备（阴），最终可导致支持与储备系统的功能下降，形成恶病质，此为由阳化阴。

七、双系统理论与阴阳平衡

现代中医临床和基础理论工作惯用"平衡"来论述阴阳学说，如《内经》中提到"凡阴阳之要，阳密乃固"，"阴平阳秘，精神乃治"。人体在整个生命过程中，阴阳双方是处于不断运动的动态变化过程中，即处于此消彼长、彼消此长的不平衡状。人体生、长、壮、老、已的各个阶段，就是机体阴阳的不平衡到平衡再到不平衡的过程。

从双系统理论的角度分析，我们认为人体的整个生命过程中，也伴随着支持与储备系统和功能系统的不断变化，这种变化正如阴阳之间的量变和质变过程。小儿时期虽"至阴至阳"，两者均不足，但机体中由未分化的干细胞构成的支持与储备系统（阴）占多数，而由功能细胞构成的功能系统（阳）占少数，阴大于阳。为了寻求阴阳平衡，支持与储备系统中未分化的干细胞不断分化为功能细胞。同时，随着功能细胞的不断增加，活性增强，分泌的营养因子和活性因子也不断增多，更有利于支持与储备系统的代谢活动，从而促进小孩的生长发育，使其表现出强大的生命力。此阶段是阴转化为阳的同时，阴亦增长。随着其后的生长发育，到壮年时期，功能系统中的功能细胞不断得到补充，而支持与储备系统中未分化的干细胞不断被消耗，阴消阳长，形成阴阳平衡，因而身强体壮，机能旺盛，机体达到最佳状态。随着年龄的不断增大，到老年时期，支持与储备系统中未分化的干细胞不断被消耗并殆尽，而且细胞的功能状态不断减退，阴阳平衡逐渐转化为阳大于阴。功能系统中的细胞不能及时得到支持与储备系统的补充，阳亦有损伤，机体功能随之衰退，最终导致"阴阳离决，精气乃绝"。因此，整个生命过程中阴阳变化，可用图6-8进行分析。小儿时期，阴大于阳。成年时期，阴阳相互增长的同时，阳的增长大于阴的增长，形成阴阳平衡。老年时期，阴阳俱损，但阴损大于阳损，最终阳大于阴。

因此，根据双系统理论对人体阴阳平衡的分析，我们认为养生保健、治疗疾病、调节机体阴阳平衡的过程亦即是调节机体支持与储备系统和功能系统之间相互平衡的过程，而且人体各个生命阶段的侧重点应有所不同。

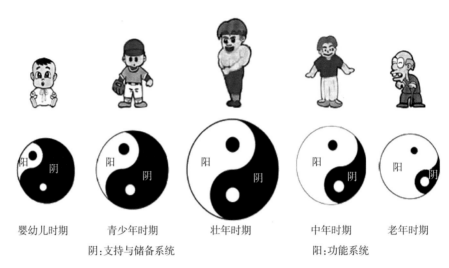

婴幼儿时期　　青少年时期　　壮年时期　　中年时期　　老年时期

阴:支持与储备系统　　　　　　　　　　阳:功能系统

图 6-8　人体生命过程中阴阳变化的示意图

　　小儿时期，支持与储备系统中未分化的干细胞储备丰富，而功能系统中功能细胞的数量相对较少，即阴有余而阳不足。为了达到平衡，机体中未分化的干细胞会不断向各种功能细胞分化，即阴消阳长。此外，功能系统中的功能细胞和支持与储备系统中未分化的干细胞状态都很旺盛。因此，该时期的疾病，实病较多见。治疗时，应该侧重于支持与储备系统和功能系统之间相互转化的量变过程。如阳亢，则可通过抑制支持与储备系统向功能系统转化，以达到调节阴阳平衡的目的。相反，如果阴盛则需要刺激机体筋膜组织中未分化的干细胞向功能细胞转化，即可调节机体的阴阳平衡。壮年时期，由于机体的生理状态是支持与储备系统和功能系统处于平衡过程，所以该时期的疾病则需要视具体病因来调节阴阳平衡。老年时期，支持与储备系统中干细胞的储备量较少，而功能系统中功能细胞的数量较多，即阳有余而阴不足。此外，该时期机体的细胞状态低下，未分化的干细胞向功能细胞的分化能力降低，而功能系统中的功能细胞分泌活性营养因子的功能也下降。因此，该时期的疾病以虚病多见，治疗时侧重补虚的同时，也应注意如何提高机体各种功能细胞和干细胞的功能。如阴虚，则可以通过补充外源性的未分化干细胞以"滋阴"；阳虚，则可以通过刺激筋膜支架网络中未分化的干细胞向功能细胞分化以"壮阳"。滋阴壮阳的同时，也可以通过各种方式提高功能细胞和干细胞的功能状态。

　　综上所述，阴阳学说是中医学极其重要的理论基础，我们试图通过双系统理论将其与现代医学联系起来，认为阴即是由未分化的筋膜支架网络构成的支持与储备系统，阳即是由功能细胞构成的功能系统。通过双系统理论与阴阳学说的联系，找到了阴阳学说能够指导疾病治疗的现代生物医学依据。通过各种方法对筋膜结缔组织进行刺激，如针刺、刮痧、药物和体育锻炼等，可调节机体的支持与储备系统和功能系统的平衡（即调节人体阴阳平衡），以达到保健养生和治疗疾病的目的。同时，这也为筋膜学自身的发展提供了更广阔的前景。

第六节　筋膜学双系统理论对表里关系的阐述

人体两系统中的支持与储备系统的解剖与组织学组成部分，构成了遍布全身各部的筋膜支架网络，由此可沟通五脏六腑与五体、五官、七窍的表里联络关系，如人体是以五脏为中心的整体，每一脏均与相应的组织器官存在着表里联系。筋膜学双系统理论不仅可从解剖与组织学层面进行阐述，也可从生理功能和病理学层面上解释藏象理论和脏腑的表里关系：

如"三焦者，人之三元之气也，号曰中清之府，总领五脏六腑、营卫、经络、内外、左右、上下之气也。三焦通，则内外左右上下皆通也，其于周身灌体，和内调外，营左养右，导上宣下，莫大于此也"（《中藏经·论三焦虚实寒热生死逆顺脉证之法》）。心包络或膻中，从筋膜学基础上讲涵盖了心脏的自主神经、迷走神经及心传导系的支配结构。自主神经作为内脏神经的功能，在联络胸腹盆腔器官，沟通心包与三焦表里关系的作用上不言而喻，并且极其关键重要。同时，迷走神经还控制平滑肌、心肌和腺体的活动，支配胸、腹部的绝大部分器官的感觉、运动以及腺体的分泌。故而可言"心包与三焦、心与小肠"相表里。

此外"肝与胆、脾与胃、肾与膀胱"等同属一系统，解剖位置毗邻且有结缔组织相连，相互联络关系自不必多言。如"胆在肝之短叶间"，"胆为中精之府"，"肝之余气，泄于胆，聚而成精"（《脉经》）。

其实，我们早注意到内脏与内脏之间存在生理和病理学联系，认为内脏间存在着一种器官交互影响（cross-organ），这些器官间会进行交互作用（cross-talk）。内脏间的交互作用比较典型的就是"肺与大肠"。首先，从发育生物学角度看，呼吸器官和肠道的大多数器官均共同起源于原始消化管：原肠（primitive gut），并且这些器官的黏膜上皮、腺上皮和肺泡上皮均来自内胚层，这为"肺与大肠相表里"提供了组织学证据，而且消化道和支气管的上皮对某些刺激物具有相同的敏感性。近来发现肺表面的活性物质蛋白 A（SP-A）在肠道中同样存在，且与肺中的 SP-A 的基因序列完全相同。其次，在解剖学位置上为一上一下，故皆为吐故纳新之脏腑，都是与外界进行交换的场所。这些都大多与筋膜学双系统理论对表里关系的阐述相契合。

筋膜学说认为，筋膜在人体的不同部位呈现出结构的多样性，由浅入深依次分为：①真皮致密结缔组织；②皮下疏松结缔组织（浅筋膜）；③肌肉表面疏松结缔组织（深筋膜）；④肌间隔和肌间隙结缔组织；⑤内脏器官门、被膜和内部间隔结缔组织。这五类富含神经感受器和活性细胞且能产生较强生物信息的筋膜结构，在人体内部构成了完整的支架网络体系。这无疑与经络理论对表里关系的阐述相吻合，也提供了表里联络的基础，具体如下：

1. 经络作为运行气血的通道，以十二经脉为主，其"内属于脏腑，外络于肢节"，将人体内外连贯起来，成为一个有机的整体。十二经脉中的六阴经和六阳经在体内循行部分或属脏络腑，或属腑络脏，构成了表里脏腑的相互属络关系。以手少阴经为例，其脉起于心中，属心系、络小肠，使心与小肠相合，构成心与小肠的表里关系；其分支上行，连于目系，其别络亦上行通于舌，从而构成心与体表器官"目和舌"之间的表里关系。

2. 十五络脉中，四肢部的十二络脉，均从本经四肢肘、膝关节以下的络穴分出，走向其相表里的经脉，即阴经别络于阳经，阳经别络于阴经。由此加强了十二经中表里两经的联系，沟通了表里两经的经气，补充了十二经脉循行的不足。此外，还有从络脉分出的浮行于浅表部位的浮络和细小的孙络，分布极广，遍布全身。而躯干部的任脉别络、督脉别络和脾之大络，分别沟通了腹、背和头、躯干经气，输布气血以濡养全身组织。

3. 十二经别是十二正经离、入、出、合的别行部分，是正经别行深入体腔的支脉。十二经别多从四肢肘、膝关节以上的正经别出（离），经过躯干深入体腔并与相关的脏腑联系（入），再浅出于体表并上行于头项部（出）。在头项部，阳经经别合于本经的经脉，阴经经别合于其相表里的阳经经脉（合）。由于此特点，不仅加强了十二经脉的内外联系，更加强了经脉所属络的脏腑在体腔深部的联系，补充了十二经脉在体内外循行的不足。十二经别按阴阳表里关系汇合成六组，在头项部合于六阳经脉，故有"六合"之称。由于此作用，使得十二经脉中的阴经与头部发生了联系。同时，十二经别的功能主要是"主内"，沟通表里两经、加强经脉与脏腑的联系等，因而认为是加强了表里两经的内在联系，可以说对经脉的脏腑属络起到了"加固"作用。

4. 十二经筋是十二经脉之气输布于筋肉骨节的体系，是附属于十二经脉的筋肉系统，具有约束骨骼，屈伸关节，维持人体正常运动功能的作用。其循行分布均起始于四肢末端，结聚于关节骨骼部，走向躯干头面，其实多指的是皮下浅筋膜中的筋结点。

5. 十二皮部是十二经脉功能活动反映于体表最外层的部位，也是络脉之气散布之所在，又与经络气血相通，故是体机的卫外屏障。

可见，有别于藏象理论，经络–筋膜理论可更多地说明脏与腑的表里关系，其实存在"解剖学"上的属络关系，其中经别、络脉等理论起着很大的作用。而且，客观来说也只有通过筋膜–经络理论才能解释脏腑的表里联络关系。

第七节　筋膜学与中医五行

中医五行包括：水、木、火、土、金，分别相对于五脏的肾、肝、心、脾、肺。我们试用筋膜学提出的循环再生模式（横向研究）进行初步解释：比如，人体所有组织均起源于一个受精卵，到了成体就是分化的结缔组织中的干细胞，因此，干细胞可以和肾的概念相接近。干细胞分化成各种功能细胞，肝脏的细胞是人体代谢最旺盛的细胞，通常我们把它比做人体的化工厂，合成各种营养物质和解毒，因此，需要大量的细胞来源支持其更新分化成新的功能旺盛的细胞，因此，说水生木，或肾生肝也有道理。肝脏合成的各种营养物质通过心输送到全身，并在体液激素的调节下促使各种功能细胞维持其特有的功能状态，中医称之为"火"。各种功能细胞完成其功能以后也会老化、死亡、崩解和被清除，最终这些物质要经过脾脏的处理后流入门静脉系统。再加上来自消化道的营养物质，一起运输并形成人体物质摄取的过程。这些营养物质经过加工处理再进入机体循环，为干细胞的增殖分化提供了物质基础。这样解释也许不够全面和有一些牵强，但也不失为一个研究和理解传统中医理念的一种思路。

第八节　筋膜学对中医理论科学性的诠释

我们在中国数字人研究的基础上对人体全身的结缔组织进行了三维重建研究，主要获取了全身的结缔组织，并构建了一个包裹全身各个部位的筋膜支架网络。然后在Langevin断面的结缔组织聚积处进行标记，并对肢体断面重建，显示出与人体部分经脉走行接近的连线，在这个工作的启发下，用数字人图像三维重建技术构建出多条与经络走行接近的影像显示。这一结果充分说明了人体经络与筋膜有密切的对应关系。这一点也与多年来，诸多有关经脉和穴位的解剖学和组织学研究结果相一致。

筋膜学的提出为中医研究建立了完整的科学体系，使中医从试探性多角度探索进入了有序的科学体系，大大提高了研究的效率，从而实现了研究的跨越性进展。中医关键性的科学问题——经络的解剖学本质，也有了明确的研究对象。即构成人体两系统中的支持与储备系统的解剖与组织学组成部分（遍布全身各部的筋膜支架网络），并对其功能在筋膜和经络之间，在形态和功能上达到了一致：筋膜（经络）者，遍布全身，沟通内外，联系上下，是……运行通道。筋膜（经络）者定生死，治百病。

一、十二经

我们在前阶段的研究中，将双系统理论由筋膜构成的支持与储备系统比喻为花园中的土地，将由已分化的各种功能细胞构成的功能系统，比喻为土地上生长的各种花卉，那么在这块土地上如何划分沟垄就是我们研究的下一个课题：中医十二正经的解剖学基础。

蟾蜍的形态学实验研究　我们通过对成年蟾蜍皮下注射台盼蓝染料，观察其在皮下的扩散情况。取成年蟾蜍，酒精口腔麻醉，固定于实验台上。将台盼蓝溶液在上肢远端注入皮下，形成皮丘后，进行手法按摩（循蟾蜍前臂及臂部前面向肩部按摩）。按摩后，切开皮肤，探查染料的扩散情况。实验结果显示，大部分染料迅速在皮下扩散，但一部分染料顺筋膜间隙沿上肢血管神经间隙扩散到心包膜（图6-9）。

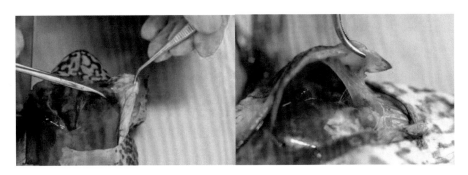

图6-9　上肢血管神经间隙

通过以上研究，我们看到，在躯体和四肢的筋膜中有两种潜在性间隙，一是皮下间隙，它由疏松结缔组织组成，有很强的滑动性，极易分离，小分子染料能快速通过该间隙并扩散到整个身体皮下除手掌、足掌和头皮之外的各个部位。这个间隙在皮毛类动物中尤为显著，如兔、狗、猪、牛等。使结缔组织能够大范围、大幅度地滑动，能够对局部疏松结缔组织进行牵拉，引起组织内干细胞和（或）成纤维细胞的增殖。通过间隙的移动，可使染料扩散到身体浅层的各个部位，并通过细胞迁移，进入血液和淋巴管道并进入身体的内部器官。另外一个间隙是神经血管束之间的间隙。

（一）六阴经

蟾蜍筋膜染色的研究向我们展示了小分子染料通过筋膜间隙进行扩散的另一条途径：神经血管束。在以往人体的解剖操作中，我们都知道人体深部的血管和神经往往包绕在一个筋膜鞘中，形成血管神经束。如颈部的颈总动脉、颈内动脉和位于两者之间的迷走神经共同包绕在颈部的筋膜鞘中。人体的四肢神经和血管同样包绕在这样的筋膜鞘中。筋膜鞘的主体包绕主干血管和神经，筋膜鞘的分支包绕神经血管，并一直延伸到肌肉的血管门。

在上肢，筋膜鞘向上经腋窝，前斜角肌间隙延伸到纵隔并与心底大血管根部的筋膜相延续，向下经肺根与出入肺门的筋膜相延续，向内与心包的筋膜相延续。这种神经血管鞘的形成和延续，从客观上验证了上肢三条阴经的解剖学基础（心经、心包经和肺经），说明我们祖先对经络的研究还是很有依据的，对经络的走行描述也很超前。虽然我们尚不能清楚地划分三条经之间的明确界限，但并不妨碍我们对属于阴经的这部分经脉进行机能方向的分析。

我们在实验中发现，位于筋膜鞘的染料向上扩散的速度要比经皮下间隙蔓延慢得多。我们推测，位于上肢神经血管束周围的筋膜鞘会源源不断地将其增殖的干细胞和成纤维细胞向胸腔器官的根部扩散，并随着神经血管进入这些器官的内部，维持这些重要器官的细胞供应。

下肢的情况也与上肢类似，起于足底，行走于下肢内侧的血管神经束，经腹股沟韧带的深面，在腹后壁向上延伸一直到膈肌。因此，以膈肌为界，上肢的筋膜鞘通过纵隔筋膜延伸到胸腔器官，下肢的筋膜鞘通过腹后壁筋膜延伸到膈以下的内脏器官，这样下肢的三条阴经（肝、脾、肾经）的解剖学基础也落到了实处。

（二）六阳经

当我们了解了六条阴经的特征和筋膜解剖学的关联以后，回头再来分析六条阳经的内涵就非常直观了。首先，我们看到六条阳经均分布在肢体的背面，在这些部位，没有大的神经血管束经过，它们的分布与脊神经的末梢分布吻合度很高。因此，我们认为阳经的分布与脊神经、脑神经（感觉支）的分布有明显的相关性。三条阳经均起始于头面部，这是脑三叉神经的分布范围。在四肢的背面和背部有上肢臂丛感觉神经的分支，下肢腰骶丛的感觉末梢，这些感觉神经不但分布到浅表皮肤层，还在进化的过程中分布到邻近的骨膜、关节囊、韧带和肌间隔等深层结构。

由于分布于浅层皮肤的神经，我们在前面有关十二皮部的叙述中已经包括，剩下的只有深层结构的感觉神经，从神经性质划分，其属于深感觉，它的感受器为分布到骨膜上的神经末梢，分布到关节囊和肌肉筋膜中的神经末梢等。

当针刺入肌间隔并进行提插、捻转时就会带动牵连至骨膜、韧带和关节上的感受器，可产生强烈的神经冲动（中医称为得气感）。由于这些感受器位置较深，生活中很少有异物刺激，因而它们的阈值都很低。另外，由于肌间隔筋膜往往是分隔整块肌肉或整群肌肉的结构，这些贯穿肢体的间隙之间又有联系，因此，刺激一处往往会导致向上或向下的牵动，如刺激某个神经干所产生的感觉会串联到整个神经全长，我们注意到这种在临床上发生的快速传感均与刺激到神经干有关。

通过对六条阴经和六条阳经走行分布的筋膜学基础分析，我们还观察到了一个有趣的现象：所有的阳经均汇集在头面部、脑神经三叉神经分布的末梢区。我们知道，三叉神经是人体最粗最大的第五对脑神经，其主要成分为躯体感觉神经，与脑的距离短，末梢神经在头面部，尤其在是颜面部分布得非常密集。我们人体比较敏感的部位，如唇、眼、鼻、耳等均在面部，在此处进针往往能产生较强烈的感觉冲动。由此推断，三叉神经传入的神经冲动可能会在行程中的某一个部位与内脏神经直接或间接发生关联，压制性阻断内脏和躯体不良信息（痛觉）的传入，或者是打断由疼痛引起的反射弧，解除下行纤维冲动的释放，达到快速解痉和止痛的作用。

我们提出六条阳经的分布主要与神经有关，还可以从阴阳两种经脉涉及的器官组织构成得到验证。六条阳经所涉及的器官均为中空性器官（胃、大肠、小肠、膀胱、胆、三焦），它们的主要构成组织是以平滑肌为主，被覆有结缔组织和上皮，平滑肌

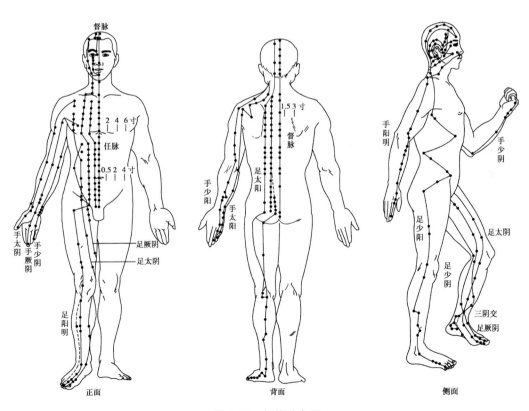

图 6-10　经络分布图

蠕动、痉挛是其主要运动方式，也是常见的病理表现形式，平滑肌受内脏运动神经支配。因此，通过刺激躯体神经在丘脑和丘脑下部并启动内脏神经的神经活动，对平滑肌进行调节是最直接和快速的途径（图 6-10）。

阳经的分布主要与神经分布相关，还与经脉的走行、所涉及器官的传入神经密切相关，如何找到证据？上肢的三条阳经在上肢的感觉神经分布区域来自脊髓的臂丛，它起自脊髓的 C_{5-8}，从这里发出的交感神经，经过交感干的上、下行神经传导通路进入内脏，分布到胸腔脏器和腹腔脏器的大部分（结肠左曲以上）。来自迷走神经的感觉成分也分布到胸、腹腔脏器。

关于三焦经，我们前面提及阳经所涉及的是内脏的中空性器官，三焦经也属于阳经，它涉及的器官又有哪些？三焦又分上、中、下焦。从筋膜学的角度分析，三焦指的也应该是中空性器官，上焦为膈以上的中空性器官，如咽喉、食管、口腔及周围的附属结构；下焦为消化道、泌尿道、生殖器末端的管道与附属器官，即交感神经骶部的支配范围，那么中焦在哪里？我们认为中焦应该是除胆囊外的肝外胆管系统（胆总管、胰腺管及其分支）。根据中医对三焦功能和症状的描述，这种分法应该有一定的道理。

二、皮部

中医十二皮部，正如《素问·皮部论》所说："欲知皮部，以经脉为纪。"因此，皮部就是十二经脉在体表的分区，也是十二经脉之气的散布所在。进行足、手相叠加进行记述的六经皮部，指的是与十二正经走行相对应的皮肤区域，与我们观察到的皮下筋膜间隙不是一个层次。中医皮部所处的位置要表浅得多，通过它能够观察到体表皮泽的变化，指的是表皮层与真皮层之间的层次，即乳头层和乳头下层结缔组织。该层结缔组织含有丰富的毛细血管和血管袢，有皮肤神经末梢感受器结构，如神经末梢感受器、环层小体感受器、交感神经末梢，结缔组织中有各种大量的细胞。该层组织对各种刺激反应敏感，如针刺、冷、热及交感神经兴奋导致的血管收缩，各种创伤反应等。其区域的划分与十二经脉的感觉神经范围相对应。

临床意义和临床干预：对于皮部的干预，主要是针对乳头层的措施。外邪入侵的早期，外感风寒、风热等，可以采用刮痧、拔罐、梅花针、火针、外敷膏药等微创伤手段，造成局部乳头层的损伤。这些干预，通过各种创伤因子的释放，可激发人体的应激反应；通过疼痛末梢的疼痛刺激，可激发人体应激神经内分泌激素的释放，如肾上腺素、去甲肾上腺素。这些反应的共同作用可以对抗病毒的侵袭。

临床常应用皮部于以下疾病的治疗：病毒感染（即中医所讲的外感风寒），急性肌肉、韧带的拉伤，骨折后的疼痛等，并涉及保健、养生、康复、美容等诸多领域。起效迅速、疗效神奇，这也往往成就了中医的患者群体基础。干预皮部的疗效比现有的西医抗病毒治疗或麻醉阻滞镇痛药快得多，也有效得多，副作用更少得多。

分析对于皮下筋膜间隙的干预机制：主要是通过牵拉、挤压、刺激，激发干细胞和成纤维细胞的增殖，如全身的揉搓、按摩、推拿，局部的刮痧、拔罐等。上述方法对解除疲劳，恢复精力，缓解神经紧张都有很好的疗效。现在世界各国都流行按摩、推拿等，其主要的机制发生在这一层面，现在俨然已形成一个产业。

在皮下筋膜间隙中，有大量的感觉神经走行，病毒感染的后期所导致的感觉神经鞘的崩解和再生，往往围绕在神经干的周围并形成纤维组织增生，临床上可以扪及索条或结节样病变部位，通常的按摩需要很长时间恢复，在短时按摩的基础上沿索条或结节周围用针具进行松解，往往能很快使神经功能恢复。这在如带状疱疹后期的治疗中常有特效。有些围绕神经的纤维增生往往发生在神经穿过深部筋膜的部位，在局部可以扪及黄豆大小的筋膜结节，可以采用针具进行局部筋膜松解或强力挤压（如用拨针或砭石等）。

三、五行

阴阳、五行学说都是中国的先哲们对宇宙世界最基本的哲学思想。阴阳讲的是宇宙的本质，一切来自阴阳。道生一，一生二，二生三，三生万物，万物包含太多的内容。为了更好地认识，将其进行分类，又归纳为五大类，即金、木、水、火、土。进一步将这五大类之间的相互关系进行归纳，形成相生相克的循环模式。既然是哲学层面的概念，它所表达和概括的范围，包含了祖先对宇宙各个层面的内容，尤其是对世界上最复杂的存在形式——生命的应用最为广泛，这也提示我们，对于生命，对于人体这样一个复杂的巨系统，进行简单归纳是一种非常有效的手段。

从筋膜学的角度看人体这一复杂的结构，只是从受精卵的基础上不断折叠、延伸、迁移而逐渐发展而成的，在这一过程中，形态和体积都发生巨大了的变化，唯独这种两部分的基本构成模式没有改变，就像用两张纸一黑一白，去折一只小船，一只千纸鹤，虽然形态各异，但每个局部都是由两层纸构成。

在两系统的生存运行过程中，由筋膜构成的支持与储备系统中有大量未分化的干细胞和成纤维细胞，它们不断地分化成各种功能细胞，补充和修复凋亡和缺失的功能细胞，功能细胞的衰老、死亡、崩解，又要通过巨噬细胞－淋巴管－淋巴结进入血液，然后收集到脾脏并进行处理，加工成更小的成分，再进入肝脏处理，最后分解为维持人体最基本的营养物质：糖、蛋白质、脂肪等。后者通过肝静脉进入血液循环，然后分布到全身组织，被这些组织的细胞所利用，维持正常的生存能力，其中也为干细胞和成纤维细胞的增殖提供了基础物质成分，完成从干细胞到干细胞的循环过程（图6-11）。

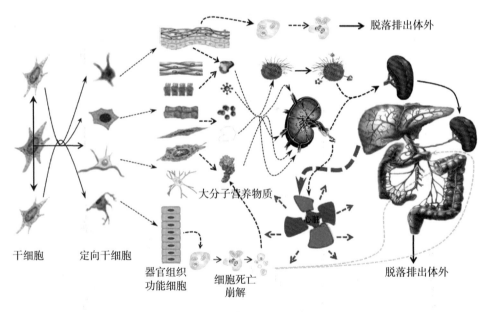

脱落排出体外

干细胞　　定向干细胞

大分子营养物质

器官组织
功能细胞　细胞死亡
崩解

脱落排出体外

图 6-11　干细胞的循环过程

根据中医对五行的描述，我们将这一循环过程分成相应的阶段：

水：中医认为肾主水，肾为先天之本。中医肾的概念包括了与生殖有关的腺体，主升华。在这里，我们提出水与人体的干细胞和成纤维细胞的性质有诸多雷同。

木：中医中讲"水生木"。树木代表一种活性生长的功能状态，从筋膜学的角度看，就是从筋膜中分化出的各种功能细胞，表现出人体是一个生机盎然的丛林景象。

火：树木长到一定时间，也要衰老枯死，人体这片树林中的树木虽然各自的生存时间不同，但都要老死，只是长短不一而已，有的几天，有的几个月，有的几年。但不管多长时间，终究要走向死亡，人体没有一种细胞的个体可以伴随人的一生，只能在不断更新中保持它的存在。

土：中医认为脾主土，由火而生。这些衰老、死亡的细胞通过巨噬细胞、淋巴管道后再通过血液循环入脾，被脾血窦中的巨噬细胞、淋巴细胞进行内消化处理，转化为小分子营养物质后再通过脾静脉汇入门静脉系统，并与外源性的来自肠系膜上静脉的营养物质一同进入肝脏。西医研究中将脾单纯地看作是一个免疫器官，我们认为它更像是一个消化人体自身老化细胞和组织碎片的消化器官。如果把肝脏看成一个炼钢炉，这两个来源的营养就相当于矿石和废钢铁，由此可以看出中国先哲们过人的智慧。

金：中医中，金对应肺，从物质回收利用的流程角度应该到肝。金是土中提炼的精华，从门静脉随血流注入肝脏的营养物质，不管是来自外源性的（小肠）或是内源性的（脾）都应该是初级产品，还要经过精细加工才能更好地被全身的细胞利用，当然这些细胞的正常生活也离不开来自肺的 O_2，只说肺属金，但不能忽视肝脏的精细加工作用。我们也不能忽视肺，肺在对物质进行精细加工处理的过程中，有我们现代研究所忽视的部分（图 6-12）。

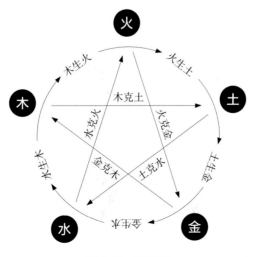

图 6-12　五行图

四、任督二脉

我们在研究人体结缔组织的基础上，通过对人体结缔组织聚集处进行标记，构建出部分与人体经络走行相似的影像学结构，经过扩展对结缔组织的标记范围，对全身的结缔组织进行标记，得出一个遍布全身的筋膜支架网络，对该支架网络进行生物进化和发育生物学追溯，提出人体结构的双系统理论。

沿着上述这一基本思路，近年来，我们进一步在动物实验和人体解剖学研究的基础上，对全身的筋膜支架网络进行了深入研究。我们参照中医经典对不同经络的描述，认为这部分的筋膜与中医理论的经络、皮部相关。深层包绕神经血管束的筋膜通过肌间隙与内脏器官相连，神经血管束周围的潜在性筋膜间隙使筋膜束与内脏器官相连，通过器官的"门"部通道与内脏实质性器官相连，并将筋膜内增殖的干细胞导入器官内，为这些器官的修复和再生提供细胞来源。因而，我们认为其意义相当于中医的六条阴经。分布在人体全身背部的感觉神经通过肌间隔进入深层，并经过骨筋膜间隙进入脊髓（躯体和四肢）和脑干（三叉神经、头面部），我们认为这部分感觉神经的相关筋膜和筋膜间隙相当于中医的六条阳经。

我们从全身筋膜支架网络神经支配的角度分析，发现其均是由内脏神经支配，内脏神经有两种：交感神经和副交感神经。交感神经的作用是在人体处于应激状态下发生的一系列生理反应；副交感神经的作用则是人体处于休整状态时出现的一系列反应，这些反应涉及的组织、细胞和引起的体征在现有教科书中都有详细的记载和描述。但是，我们对内脏神经作用于筋膜的研究是以往研究中没有注意到的一面。内脏神经作用于筋膜的神经生物学机制在于：副交感神经的一级神经元末梢和二级神经元末梢均分泌一种叫"乙酰胆碱"的活性物质，它除了以往所重视的作为神经介质以外，还能通过分子扩散的形式作用于筋膜内的干细胞和成纤维细胞，促进这两种筋膜内主要细胞的增殖，从而提高筋膜组织中干细胞和成纤维细胞的数量和密度。交感神经所产生的神经介质为"去甲肾上腺素"，它除了作为神经介质的作用以外，还能促进细胞的分化，促使干细胞和成纤维细胞分化成各种功能细胞。这两种内脏神经在全身筋膜中的分布不同，内脏器官由交感神经和副交感神经共同支配；躯干和四肢只有交感神经支配而没有副交感神经支配，躯干和四肢的副交感效应由肌肉挤压、牵拉等机械作用的方式，来促进干细胞和成纤维细胞的增殖，以代替内脏副交感神经的作用。我们认为任脉为内脏筋膜的总称；督脉是躯干和四肢深部筋膜的总称。中医有关任督二脉的描述也与这种区分方法相一致。"任脉主血，为阴脉之海；督脉主气，为阳经之海"。也就是说，任督二脉分别对十二正经中的阴阳正经起主导作用，同时任督二脉也涵盖了十二正经，故曰"任督二脉通，则百脉皆通"。张锡纯曾描述："盖通督脉可愈身后之病；通任脉可愈身前之病；督任皆通，元气流行，精神健旺，此可以长生矣。"因此，我们认为任督二脉所包括的范围要比十二正经还要广大，整个人体就被这二脉所主导，就像一块菜地，中间一条灌溉主渠将其一分为二，每边都有不同的沟沟坎坎，凸起的部分相当于阳经，凹陷的部分相当于阴经。根据这种情况来观察古籍对任督二脉的标记：督脉从狭义会阴的部位向后，沿后正中线向上直到头顶，再沿前正中线经眉间、鼻尖、人中一直到上唇及上颌门齿中间的牙龈；任脉则从会阴点向前、向上沿正中线一直到下唇中间，前后两条标记均有一连串的穴位点。

从筋膜学的角度分析，古人对任督二脉的图标有些格式化倾向。其一，任督二脉都不应该只是一些线和点，而应该是一条位于前正中线的带状区和一些相互重叠的区域；其二，四肢的筋膜也应该包括在督脉中去；其三，对于任督二脉的干预（针刺、灸、按压等），不能只是机械地针对书本上记载的几个点（穴位），而应该在前后正中线的两侧进行较大范围的干预，如推拿、按摩并在有纤维增生的结节处进行针刺或针刀松解才能更加有效，等等。

前面我们从筋膜学的角度，了解了人体任督二脉的解剖学和神经生理学的科学内涵，在此基础上再探索如何能打通任督二脉就不是什么难事了。首先，我们要定义何为通、何为不通？通的概念是全身的筋膜均处于健康状态，没有血液循环障碍，没有局部筋膜增生形成的结节，没有局部筋膜的纤维化，躯体的神经没有被压迫或病毒导致的病变，筋膜中的干细胞、成纤维细胞和其他细胞均处于一个正常的状态。反之者为不通，最常见的有各种慢性疼痛、内脏功能低下、器官的退行性病变等。我们要使其恢复正常的健康状态，一切自主和被动的干预总称为"打通"。在此基础上并参考现有的方法提出以下几个建议：

1. 调整自身的精神状态　通过深呼吸、冥想等方法使大脑皮质的兴奋性减低，尤其是交感神经的兴奋性，使思想进入一个"静"的状态，在此基础上通过冥想将中枢神经系统中，脑干和骶神经节的副交感神经核兴奋起来，从上到下是：动眼旁核、上下泌涎核、迷走神经背核和副交感骶核。首先是发慈悲心、起善念，这时就会感到眼眶湿润，泪腺和鼻咽部分泌物增加；其次是"食欲"，想到美食、酸梅，口腔中的唾液腺分泌会增加，这是上下泌涎核兴奋的表现，将唾液缓缓下咽，想象通过咽喉、食管、胃、十二指肠、小肠、大肠一路向下，这一步做好了就会感到胃肠道在蠕动，甚至可以听到肠鸣音，这些是迷走神经兴奋的表现；最后是"色欲"，做好了会有性兴奋的表现，这说明骶核也兴奋起来了。这种副交感神经兴奋持续一段时间就会引起副交感神经产生较多的乙酰胆碱，会促进内脏筋膜中干细胞和成纤维细胞的增殖，为修复内脏器官的微损伤提供物质基础。以上内容可以参考张锡纯在其 73 岁时写的一篇《论医士当用静坐之功以悟哲学》的文章，针对广大中医同行，倡导用静坐之功，"呼降吸升"之法，达到"聪明顿开，哲学会悟""用药调方，随手奏效"的效果。

2. **周期性放松并牵拉内脏筋膜**　内脏器官均通过系膜、韧带等筋膜结构固定或悬挂在胸、腹后壁的前方，通过深呼吸和腹、盆部肌肉的收缩，使悬挂的系膜、韧带放松。具体做法是：强力收缩盆底的肌肉（肛提肌、肛门括约肌等），同时收缩小腹肌，伴随深度胸式吸气将盆底、腹腔乃至胸腔的脏器向上提升，到了极限以后维持几秒钟再从上向下逐渐放松，稍事休息后再重复以上动作。这样的运动旨在对内脏筋膜进行拉伸、放松，促使筋膜内的干细胞和成纤维细胞变形，激发细胞膜对 Ca^{2+} 离子通道的通透性，促进增殖能力。

3. **从下向上收缩背部和全身的肌肉**　通常所说的伸懒腰就是这种姿势，具体方法是：从下向上逐渐绷紧，所谓的"下"要从足底开始，一直到项部，再到上肢的全部肌肉，坚持几秒钟后再从上到下缓缓放松，一直到全身放松，并像面条一样扭动几下，这一运动的意义主要有两个，一是将滞留在肌肉和肌间隔内的代谢产物挤到小静脉或毛细淋巴管中，促进血液和淋巴液回流；二是通过挤压牵拉以促进细胞的变形和增殖。只要认真地将这个过程做到位，将会对身体大有裨益。

4. **活动全身的关节到极限**　人体深部的筋膜附着在骨和关节周围，一般的日常活动，尤其对城市中的白领阶层，长时间伏案工作，对深部筋膜牵动的机会很少。加上多从事高强度的脑力劳动，交感神经处于兴奋状态，周围筋膜中的血管收缩，致使血液灌注不足，导致筋膜中的血管收缩、代谢产物蓄积（体内呈酸性环境），这一切就会导致筋膜中细胞的活性降低，继之筋膜会出现纤维样变，进而会导致骨和关节的退行性病变。因此，骨关节的运动，在日常生活中必不可少，在运动时应注意让全身的每个关节都能运动到位，对一些大关节要重点运动，使其略有酸胀的感觉，这些重点关节包括脊柱、肩关节、肘关节、腕关节、髋关节、膝关节和踝关节等。

5. 对皮肤的拍打和搓揉　道理是一样的，皮肤是人体抵御外来侵略、覆盖全身的第一道防线，古称"腠理"，也是中医刮痧、拔罐的作用部位。重点是使之有微热、微红的感觉，争取每个部位都能做到，必要时可借助器械辅助进行，对有不适的部位可重点进行，对于深部的部位可使手掌微屈，进行拍打。

6. 民间的保健方法　民间有很多保健和锻炼方法都是我们可以借鉴的筋膜保健方法，只是各自的套路不同，机制都一样。我们接触到很多长寿的老人，他们常常能够坚持其中1~2种就能做到体格强健，精力旺盛，其实都很简单。因此，对我们现代人来讲健康长寿并不遥远，上述这些措施其实很多动物都会，早上公鸡会拍打翅膀、引颈高歌；狗、猫会伸懒腰；驴、马、骡等干完活会以打滚的方式消除疲劳，其实这些都是对筋膜的良性刺激。

以上通过对筋膜解剖和生理干预方法的分析，使我们知道所谓的"打通"任督二脉其实并不难，作为养生保健如此，用于疗伤和治病也很有效。中医对任督二脉的重要性可以作为我们进行科学研究、启发科学思路的宝贵财富。如"顺成人，逆成仙"即督脉上行而任脉下行，只要练法得当，即可补充中医所谓的"元气"。女子应以练任脉为主以盈其血，男子以练督脉为主以盈其气，并从"调心""入静"着手，倒转而使其身形固养，任督二脉气机畅通。

第七章　筋膜学研究的科学价值和意义

一、筋膜学前期研究的突破和进展

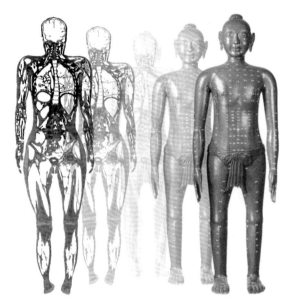

图 7-1　经络的解剖学实质

我们第一次提出了全身的非特异性（未分化）结缔组织是中医经络的解剖学基础（图 7-1）。从生物医学角度提出了一套全新的支持这一发现的理论依据，在世界生物医学领域第一次从发育生物学和生物进化的角度，提出了人体结构的双系统理论。非特异性结缔组织中的未分化干细胞在机体的调控下不断分化成各种特异性的功能细胞，从而维持人体整体结构和功能的稳定与持续（图 7-2、图 7-3）。

我们创新性地提出了一个新的研究领域——筋膜学，适用于解释各种中医传统理论和疗法，并开启了人体研究的新模式。通过筋膜学研究可以对中医和现代医学进行生物医学层面的整合，这将会对生物医学的基础研究、疑难病症的临床研究，以及医药产业的科技进步等起到巨大的推动作用。

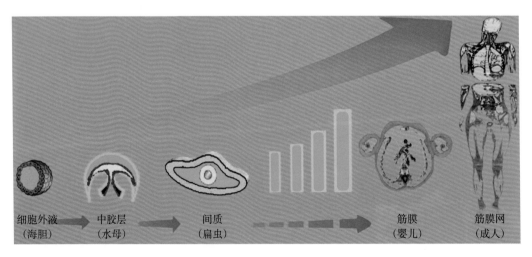

细胞外液（海胆）→ 中胶层（水母）→ 间质（扁虫）→ 筋膜（婴儿）→ 筋膜网（成人）

图 7-2　双系统理论的推导

第七章
筋膜学研究的科学价值和意义

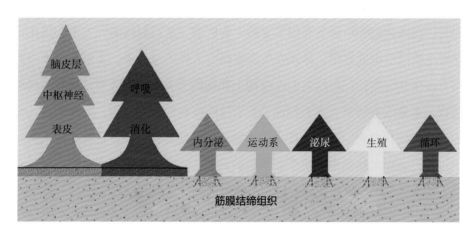

图 7-3　筋膜学所示的人体两系统模式

二、进化论与生物医学

达尔文进化论的提出奠定了现代生物医学的科学框架（图 7-4），使古代医学从经验和零散知识结构的慢车道迈入了系统和生物科学发展的快车道。生物医学主要沿着两条轴线建立了基础医学的学科体系：①形态学科：解剖学、组织学、细胞学、亚细胞结构研究、蛋白质学及基因学等；②功能学科：生理学、生物化学及生物信息学等。其中每个学科都发生了一系列的重大科学进步。

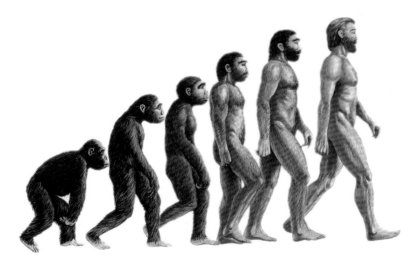

原上猿　　腊玛古猿　　南方古猿　　直立猿人　尼安德特人　克罗马农人

图 7-4　人类进化示意图

同时，在进化论的指引下开创了实验生物医学一系列新的研究方法。进化论的提出和它在主流医学中的作用，体现在人类在研究人体的过程中，了解到人类与其他动物之间有许多共同之处，包括它们在结构上和机能上大致相同，并且具有共同的病理生理过程。实验医学的建立大大加快了人类战胜疾病的研究过程，大多数在人类身上出现的健康问题和疾病，都可以首先在动物身上进行实验验证，这加速了人类对疾病的认识过程，也极大地促进了医学各学科的发展。实际上，近两个世纪以来，众多生物医学方面的科学进步多是在动物试验中获得的。

三、达尔文进化论与生物医学研究模式

达尔文创立进化论的学术思想，所论述的主要核心问题是围绕生物的本质——"生存"来开展研究的。任何生物都以"生存"为核心，针对生存环境的变化而发生改变，这就是进化。如果以生存为核心作一个圆，圆心是"生命"，围绕其周围的圆圈是由"环境""结构"与"功能"共同组成的（图7-5）。环境对功能提出要求后，形态开始变化以适应功能的需要，进而功能适应新的环境。结构、功能、环境三者围绕生存进行的周而复始的变化便是"进化"。其变化结果是生物的结构由简单变复杂，生物各个部位和器官从多能变专能。其进化的最终意义仍然是围绕"生存"这个中心，只是随着进化的不断完善，生物具备了应付环境的多样性，生物能够更好地适应环境，使自身能够生存，而且生存得更有效率，生存环境的多样性导致了生物物种的多样性。

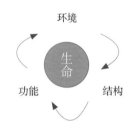

图7-5　围绕"生存"的进化模式

在进化论思想的指导下，西方传统医学进入了生物医学的时代，建立了一系列基础医学的学科体系：形态学领域有解剖学、组织学、细胞学、亚细胞结构研究等；机能学领域有生理学、病理学、免疫学、生物化学等。围绕结构和功能两条轴线的研究取得了一系列丰硕的成果，以获得部分诺贝尔奖的成果即可体现出达尔文的进化论在指导医学生物研究方面的价值（图7-6）。

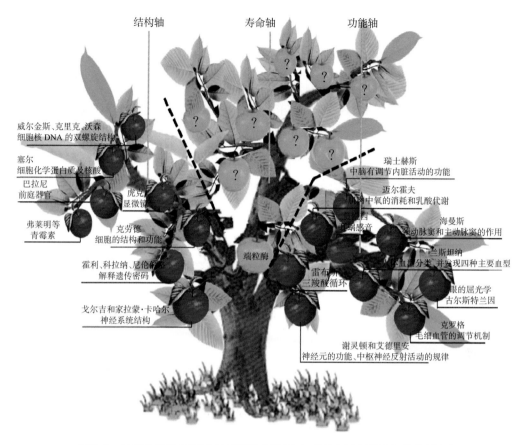

结构轴　　　　寿命轴　　　　功能轴

威尔金斯、克里克、沃森
细胞核 DNA 的双螺旋结构

塞尔
细胞化学蛋白质及核酸

巴拉尼
前庭器官

弗莱明等
青霉素

虎克
显微镜

克劳德
细胞的结构和功能

霍利、科拉纳、尼伦伯格
解释遗传密码

戈尔吉和家拉蒙·卡哈尔
神经系统结构

端粒酶

瑞士赫斯
中脑有调节内脏活动的功能

迈尔霍夫
肌肉中氧的消耗和乳酸代谢

贝凯西
耳蜗感音

海曼斯
颈动脉窦和主动脉窦的作用

兰斯坦纳
人体血型分类，并发现四种主要血型

雷布利
三羧酸循环

眼的屈光学
古尔斯特兰因

克罗格
毛细血管的调节机制

谢灵顿和艾德里安
神经元的功能、中枢神经反射活动的规律

图 7-6　从结构和功能两个轴线所取得的研究成果（部分诺贝尔奖获得者）

　　达尔文进化论的缺失：进化论从物种对环境的适应出发，对个体生物的结构和功能进行了深入研究，其后续的研究成果也充分体现了进化论的研究思路是从结构和功能两条轴线进行研究的，是一种二维研究模式（图 7-7）。但是，它缺失了一条重要的轴线——生命的时空轴（寿命轴），达尔文在对各种生物进行研究和观察的过程中，从来没有涉及不同生物物种之间生存时间（寿命）的差异，进化论没有研究人类及与其关系密切的高等生物（动物）物种之间生命周期的巨大差别，更没有谈及生命周期差别在结构上的基础和内在原因。比如，双胚层的水母生命周期只有几个小时到几天，多种软骨鱼的生命周期也很短，如鱿鱼，一般生命周期只有一

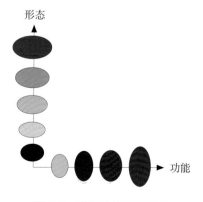

形态

功能

图 7-7　进化论的研究模式

年，世界上最大的章鱼可以重达几百公斤，但它的生命周期也不长，一般不超过3年。而高等的爬行类动物、鸟类、哺乳类动物等，个体的生命周期可以达到很长时间，如鹦鹉、大象与人类等。其中内在的科学机制值得我们去深思和研究。

筋膜学对进化论的补充：我们认为正是有针对性地弥补了进化论研究的缺失，补充了生物进化的一个重要轴线：个体生命的时空轴（寿命轴）。其实，中医学本质就是如何采用各种方法来延年益寿。生物在进化的过程中通过结缔组织的不断完善：从细胞外基质到中胶层，再到间充质及非特异性结缔组织，形成了一套完善的生物机体的储备和支持系统。此系统在神经与免疫系统的参与下，使生物在发育早期形成的多功能潜能细胞，以原生干细胞的形式储存在机体内部，并通过自身横向分化以保持一定的量，这些细胞不断地分化成各种功能细胞来补充各功能器官的细胞损失。筋膜学的研究发现，生物进化内部结构的不断完善，形成了现有高等动物（包括人类）所具备的由非特异性结缔组织所构成的支持与储备系统，使生物个体具备了能够维持较长生命周期的生物学基础，个体生命周期的延长为生物进化到智能生物"人"提供了时空条件。如果生物个体的生命周期过于短暂，就不可能产生个体之间交流和交流所需的第二信号系统（如语言），更不可能出现第三信号系统（如文字）等可以相互交流和将上一代知识传递给下一代的可能性，也不具备下一代接受这些信息的条件。人类通常要进行长期的学习过程，通过长期的研究来不断积累各种知识和经验。现代人类可以说是一生都在学习，这一切都必须有较长的生命周期（寿命）作为基本条件。

四、筋膜学与《黄帝内经》的生物学定位

《黄帝内经·素问》第一篇——《上古天真论》中，黄帝问于天师："余闻上古之人，春秋皆度百岁，而动作不衰；今时之人，年半百而动作皆衰者，时世异耶？人将失之耶？"岐伯对曰："上古之人，其知道者，法于阴阳，和于术数，食饮有节，起居有常，不妄作劳，故能形与神俱，而尽终其天年，度百岁乃去。今时之人不然也，以酒为浆，以妄为常，醉以入房，以欲竭其精，以耗散其真，不知持满，不时御神，务快其心，逆于生乐，起居无节，故半百而衰也。"他们探讨的问题就是作为生物的一种——"人"，从个体的角度来分析，为何生命周期（寿命）有长短之别的问题，之后的内容也是围绕这个轴线进行探讨，论述古人对寿命长短的认识，以及各种内

在、外在因素对寿命的影响，以及他们对人体进行干预的各种手段和思路。从达尔文进化论中对生物寿命轴的缺失到《黄帝内经》对寿命轴的认识，我们就很容易将生物医学研究从二维研究坐标，构建成更加完善的三维研究坐标，也就是说找到了中医理论的生物医学定位。中医侧重于个体生命的时空轴（寿命），中医理论的生物医学介入将使对生物医学的研究从注重结构及机能的二维跨入包括形态、机能及生命（寿命）在内的三维科学研究层次（图 7-8）。

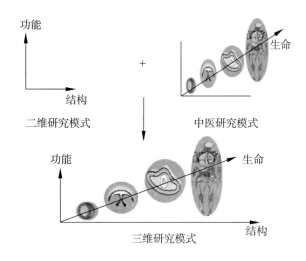

图 7-8　筋膜学与中医的介入使现代生物医学从二维进入三维时代

筋膜学的研究从人体经络的解剖学物质基础入手，通过发育生物学和生物进化论的科学推导提出了人体结构的双系统理论，提出了医学研究的新方向，既弥补了进化论思想在观察生物视角时的缺失，同时亦揭示了中医基本理论的科学内涵，真正从生物医学的角度将现代医学与传统中医有机地结合在同一个框架中，使生物医学研究从单纯地注重生物的生存，进入到研究如何令生命更长周期地生存的新高度（图 7-9）。

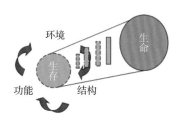

图 7-9　围绕"生存"到"长周期生存"的进化模式

五、筋膜学的提出使中医进入生物医学研究模式的新时代

筋膜学从揭示中医最基本的科学问题"经络"的解剖学基础入手，利用现代生物医学的各种研究手段，对人体非特异性结缔组织支架网络进行了系统的研究，从系统论的角度解读人体两个基本系统相互之间的关系。与此同时，筋膜学还从还原论的角度将结缔组织分解为不同的层面，研究各个层面对生物的生存产生影响的侧重点，探索不同干预手段产生的生物学效应及其机制。其基本研究思路见图7-10。

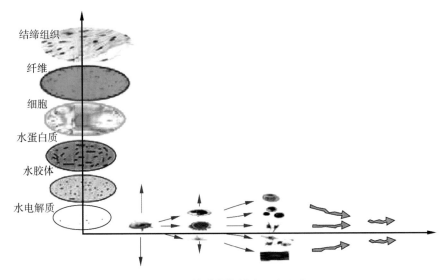

结缔组织

纤维

细胞

水蛋白质

水胶体

水电解质

图 7-10　筋膜学的基本研究思路

我们在研究过程中也体会到中医之所以在现代西方医学引进中国一百多年之后仍然具有独特的魅力，其基本科学内涵是不容置疑的。筋膜学的提出，其意义就是在于将中医理论和实践纳入到现代生物医学研究的科学范围之内，使中医的发展进入到生物医学的轨道，搭上现代生物医学发展的快速列车。

第八章　筋膜学的基础研究

第一节　经络走行的筋膜学研究

一、筋膜重建与经络路线的对比分析

针灸疗法是中国传统医学中的重要组成部分，其具有疗效确切、操作简便、安全经济的优点，得到了世界上越来越多国家的认可。然而，其相关的理论研究尤其是对经络的实质研究，时至今日仍未取得重大性的突破和进展，从而成为制约针灸疗法发展的瓶颈。目前，提出的每一种学说，都只能解释经络的一部分现象，这促使我们对经络实质进行研究。我们在对数字人全身筋膜支架网络进行计算机三维重建的过程中，发现了与古代文献记载经络走行相似的经线结构，但这种经线结构是否就是人体经络？其与人体经络又存在着怎样的解剖学位置关系？以上问题尚有待深入研究。因此，我们通过观察人体筋膜重建经线与中医经典经线的体表走行路线，并将两者做对比分析，探讨两者的解剖学位置关系。

采用数字中国人女 1 号人体图像数据集，用人工方法分割出结缔组织并通过三维重建构筑全身的结缔组织网状支架网络，在四肢和躯干断面标记结缔组织。取上肢、下肢和躯干数据集各 100 幅，间隔 5mm，tiff 格式。根据原图像中的标志点作配准处

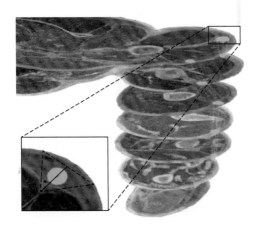

图 8-1　点的选择位置及叠加示意图

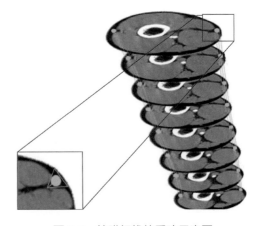

图 8-2　筋膜经线的重建示意图

理、图像剪切和图像缩小（采用双三次插值）处理，然后，根据边缘检测（采用sobel检测，参数根据图像情况调整）结果，用作图软件去除背景，最后得到810×390大小的图像序列。在断层图像的间隙结缔组织汇集处作标记点（图8-1），点的位置为汇集处断面的中心，并沿躯干及四肢长轴经线方向将相邻标记点连贯为重建经线（图8-2）。仅标记了躯干前、后正中线，上肢和下肢的汇集点，通过三维重建和透明处理构建出筋膜经线。

利用三维浏览软件及画图软件将已经重建出的筋膜经线做体表投影并以绿色实线进行描记，并与中医传统文献记载的经典经线做对比分析。以1991年WHO公布的《国际标准针灸穴名》所载各腧穴的位置为准，利用画图软件在重建的虚拟人体躯干及四肢体表二维平面上直接用红色实线描记出经典经络路线（图8-3）。利用三维浏览软件在每条经典经络描记线上随机选取10个点，测量并记录重建筋膜经线到各点的最短距离。该距离以经典经络描记线内侧为正值，外侧为负值，单位为mm，并用SPSS软件包进行统计学处理。

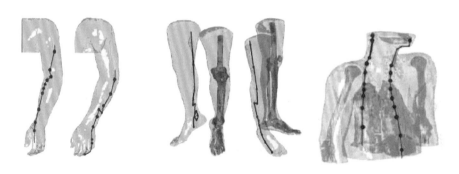

图8-3　重建筋膜经线与中医经典经络线路在虚拟人体体表上的描记示意图

人工对数据进行分割并进行了整体筋膜重建，构筑了全身冠状面结缔组织筋膜支架网络。可以看到，人体结缔组织分布到人体的各个部位，形成了一个完整的结缔组织支架网络。共取了躯干及四肢部6条主要经脉与相对应的已合成的筋膜经线进行走行路线对比研究，取得了相关的原始测量数据（表8-1）。数据用SPSS软件包进行统计学分析并生成复合线性图。可见各条重建筋膜经线基本上呈围绕相应经典经线走行的趋势（表8-2，图8-4）。其中，任、督二脉重建筋膜经线与经典经线走行路线完全重合。

表 8-1　各对经线间距散点测量数据表（单位：mm）

Meridians	Distance									
LI	14.1	1.7	−1.0	2.1	−3.2	1.8	1.2	3.8	0.4	3.6
SJ	0.1	0.2	0.2	−0.8	−2.9	−8.1	9.5	0.2	0.6	3.0
KI	18.8	10.2	−7.9	−5.7	2.5	−6.7	6.5	−5.6	1.1	9.0
GB	−17.0	−11.5	−9.6	−4.5	1.4	−1.1	0.5	2.5	−1.6	4.1
RN	0	0	0	0	0	0	0	0	0	0
DU	0	0	0	0	0	0	0	0	0	0

表 8-2　各对经线间距散点测量数据统计值（$\bar{x} \pm s$，mm）

Meridians	$\bar{x} \pm s$
LI	2.45 ± 4.59
SJ	0.20 ± 4.40
KI	2.22 ± 8.88
GB	−3.68 ± 6.89
RN	0.00 ± 0.00
DU	0.00 ± 0.00

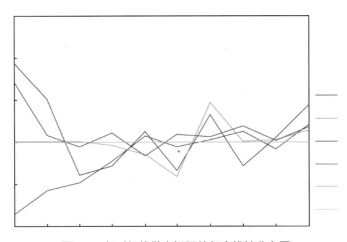

图 8-4　各对经线散点间距的复合线性分布图

数字解剖学研究为我们研究经络的解剖学基础提供了一种新的手段。与以往的传统解剖学研究手段相比，数字解剖学有着明显优势。其中之一，就是通过计算机三维重建，可以构建显示所关注的组织在人体的分布及其三维空间结构。我们在数字人研究的基础上构建了人体全身的筋膜支架网络，并对人体肢体和躯干的肌间隙结缔组织进行了标记和三维重建，再现了与古代文献记载经络走行大致相似的立体串珠状结构。进一步通过计算机三维图像处理软件并结合数学分析方法，在重建的虚拟人体上对这种筋膜重建经线与经典的经线体表走行进行了对比研究。尽管在经脉走行路线上缺乏一个公认的差异范围尺度，但结果仍可以显示人体筋膜三维重建经线的体表分布与中医古代文献记载的经络走行路线基本上是一致的，从而认为人体筋膜重建经线与中医经线在形态上相似，两者之间存在密切的解剖学位置关系。

在经线体表走行对比的研究中，我们也发现了一些问题：虽然在躯干部正中线上，筋膜重建经线与任督二脉的体表走行几乎完全重合从而达到满意的观察效果，可是由于躯干部其他重建筋膜经线的困难性和经典经线本身躯干部走行的复杂性，使得我们暂时还无法对其他经线的躯干部走行做对比研究。目前，对头面颈项部的研究也存在相同的问题，而在四肢已经重建出的筋膜经线与十二经脉的走形路线差异则普遍以近端较远端显著，这可能与重建四肢近端经线路线时，计算机三维图像处理过程中的相对不敏感性与不确定性有关。

通过筋膜重建经线与经典经线体表走行的对比研究，我们认为人体筋膜与经络两者之间存在密切的解剖学位置关系，并为之提供了形态学上的客观依据。而基于数字解剖学的经络实质研究并结合中医经络理论研究的最新进展，为进一步研究经络提供了更加广阔的前景。

二、多层螺旋 CT 建模的经络走行路线重建

利用 16 排全身螺旋 CT 扫描机对临床收集的病人和志愿者共 16 对双下肢进行扫描，条件 KV：120；MA：250。扫描层厚：7.5 ~ 10mm，螺距：1.375：1mm，获得轴位图像。相同部位的人体下肢彩色断层图

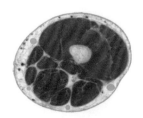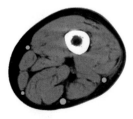

图 8-5　相同部位的人体下肢彩色断层图像
与 16 层螺旋 CT 获取的图像对比图

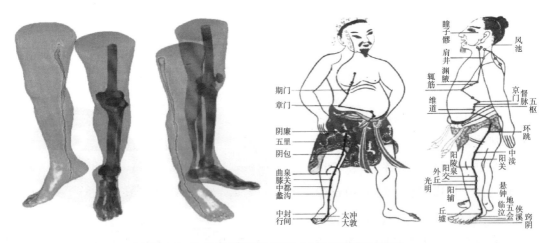

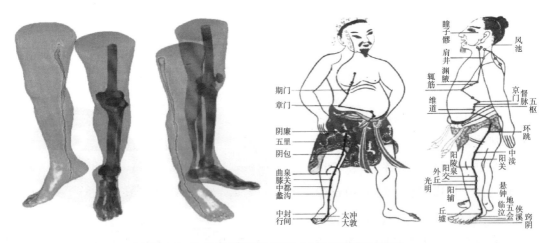

像与 16 层螺旋 CT 获取的图像进行对比，证实两者结构大致相同，如图 8-5 所示。

对所选取断层图像上的筋膜组织聚集区用不同半径的实心圆点进行标记，然后利用计算机三维重建技术构建出人体局部模型及其内部连续标记点的三维模型，以此模型与标准的经络线走行进行比较，分析两者的相似性。为便于比较，选择三部分数据进行重建，目的是显示上肢和下肢的大体形态及其内部连续标记点的走行。综合考虑精度和三维重建时的运算量，从数据中等间隔抽取，相应的层厚即为 0.2mm× 间隔数。上肢部分选取图像 133 幅，间隔数为 25，即层厚 5mm；下肢部分选取图像 163 幅，间隔数为 25，即层厚 5mm。将所选三组数据各自排好顺序后，用 Photoshop7.0 来标记筋膜聚集区。选取图像上筋膜组织较丰富的部分，标记点统一为一个亮绿色的实心圆点，定位于该筋膜聚集处的几何中心，圆点直径为此处筋膜最大直径的 1/2。标记点的位置决定了重建后的走行，大小决定了重建后的形态，这两项都很重要，而颜色影响较小，选择亮绿色只是为了对比鲜明。具体做法是：首先设定 Sample 区域自动勾勒边界，之后人工对边界进行处理。主要包括两方面，一方面是优化边缘效果以及减少不必要的节点；另一方面则可以加入一些感兴趣的区域，作为重建后的参照物。定义边缘是整个重建中最重要的一步，之后进行面重建。这种基于轮廓的面绘制所得的三维模型可以被许多软件识别，将其导入 3D SMax V4.0 中进行渲染，最终结果显示出体表和我们所作的标记点连线。考虑到重建后的视图观察效果和运算量，在每幅图像上仅标记了几点，最后用绿色线条将各点相连，则形成一条绿色的连线，再将此绿色的连线与古代中医书籍所记载的经络图对比，结果如图 8-6 所示。

图 8-6　下肢构建结果与经典中医经络线的对比图

利用 16 排全身螺旋 CT 所配备的工作站做 Volume Rendering（容积重建）后，标记人体下肢结缔组织的聚集处（肌间隔）。部分图像采用透明化处理，结果见图 8-7。将这些连线的走行和分布与中医书籍所记载的经穴的走行与分布进行比较，结果有相似性（图 8-8）。

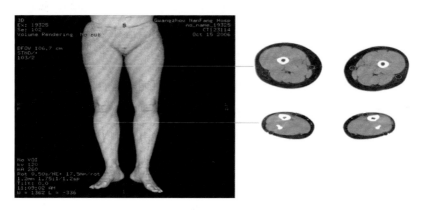

图 8-7　人体横断面位置与 CT 图选取上的标记点

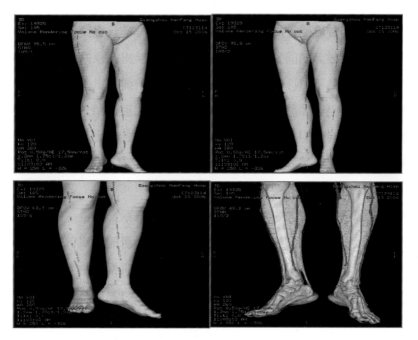

图 8-8　通过 LightSpeed 16 CT Scanner System ADW4.2 工作站重建出的连线

人体内的结缔组织包括真皮层致密结缔组织和皮下疏松结缔组织，分两层包绕人体表面和肌肉表面并形成完整的筋膜囊，两层筋膜的厚度在背侧和四肢的伸侧较厚，在腹侧和四肢的屈侧较薄。疏松结缔组织包绕全身肌肉的表面，形成肌肉的外膜，并深入到肌肉内部以形成肌束膜和肌内膜，在肌肉或肌群分界处由疏松结缔组织充填肌肉的间隙以形成肌间隔筋膜，肌间隔筋膜深入到四肢深层以包绕神经血管并进一步与深层的骨膜相连。通过数字人对人体全身结缔组织的分割和三维重建，直观地从全身的角度认识了筋膜结缔组织在人体的分布，根据不同部位结缔组织的解剖学位置和组织构成，将与针灸疗法关系密切的结缔组织分为 5 种类型，从浅入深为：真皮层致密结缔组织层；皮下疏松结缔组织层；肌间隔疏松结缔组织；神经血管周围疏松结缔组织；器官门和被膜疏松结缔组织。为方便比较，选择双下肢通过 16 层螺旋 CT 获取的图像来了解肢体筋膜聚集处与传统中医经络的对应关系。

郑利岩等根据临床的针灸体会，认为经脉是附于一定组织上的功能带：经脉不是独立的系统及组织，不是单一组织的功能体现，而是借助于"筋膜"类组织，产生特殊物质，具有多种功能的调节系统。针刺"得气"并出现酸麻胀感，有时出现循经感传，是刺激筋膜类组织，产生某些易于扩散的物质并刺激神经末梢所致。接着进行经脉线导声的研究，发现切断皮肤、皮下浅筋膜对经脉线导声的状态无影响，切断深筋膜声波传导几乎消失，因此，深筋膜是穴位声波传导的主要组织，筋膜组织是经络的物质基础。根据中医理论的整体性，并综合多年来经络研究的成果，他提出了"宏观整体地认识经络实质"：经脉是附着于筋膜组织，借助神经、血管、淋巴管，调整人体功能的带状结构，络脉是小血管，借助神经、血管、淋巴管，调整人体功能的网状结构。

在胚胎发育的过程中，筋膜的进化经历了从多细胞生物的外液（ECF）到间充质，进一步演化成各种特定的功能组织器官以及系统。残留的部分间充质在高等动物包括人类中形成了遍布全身的筋膜组织，形成支持除中枢神经系统以外的所有功能组织细胞的结缔组织筋膜支架网络，成为这些组织细胞生长的基质，并构成了各种功能组织细胞生长的内环境，如表皮和消化道内皮的基膜，包绕并深入肌肉、内脏、骨等器官的被膜和各级间隔。其基本维持机体内环境稳定、修复损伤细胞组织、调控组织自身代谢的功能仍然存在，而不是像目前所广泛理解的结缔组织只是在体内起固定、分隔、支撑作用。这也像骨骼不单纯是为肌肉运动提供支点和支撑人体重量，而还有更为重要的造血功能一样。

在经线体表走行的对比研究中，我们也发现了一些问题：数字人研究的结果显示筋膜重建经线与任督二脉的体表走行几乎完全重合。由于躯干部重建筋膜经线的困难性与经典经线本身躯干部的经线走行的复杂性，使得我们暂时还无法对躯干部走行作对比研究。而在四肢，筋膜重建经线与十二经脉的走行路线差异则普遍以近心端较远心端为著，这可能与四肢末端重建经线路线的相对不确定性有关。这类问题有待在以后的研究中不断被发现与解决。

通过筋膜重建经线与经典经线体表走行的对比研究，我们认为经络的解剖学实质极有可能就是遍布人体的筋膜结缔组织，这为"筋膜学说"提供了形态学上的客观依据。而基于数字解剖学的经络实质研究并结合中医经络理论和现代医学生物学知识而提出的筋膜学说，为进一步研究经络提供了更加广阔的前景。

将 16 层螺旋 CT 医学影像学研究的结果和数字解剖学的研究结果对比，并进行两者之间的大致比较，结果相似。所以，无论在人体的活体标本和尸体标本上，通过 CT 的横断面图像，进行标记和图像叠加均可构建出肌肉间隔之间的连线，其中部分与中医记载的经络连线的走行有很强的相似性。故推理出全身的筋膜非常有可能就是经络的解剖学基础，它作为人体的支持与储备系统，发挥着与中医传统理论中经络作用相似的自体监控作用。

三、人体筋膜汇集区的标识与重建

近年来，经络实质的研究焦点逐渐集中在筋膜等间隙结缔组织及与其相关的复合立体结构上，但目前尚缺乏人体经络与结缔组织结构之间相对位置关系的直观显示。应用计算机自动识别并结合三维重建技术，对虚拟人体下肢筋膜汇集区进行自动识别标记和三维重建，并将重建出的虚拟经线与传统中医经络图谱进行直观对比，探讨人体筋膜汇集区与经络解剖学位置相似的证据及其规律。

1. 虚拟人体图像数据集　取虚拟中国人男性 1 号（VCH-M1）数据集，在不影响试验结果的条件下，为简化运算，实际处理时采用了 1cm 间隔的数据图片。对每张切片图，按坐标范围统一截取左腿区域，对筋膜汇集区进行计算机自动识别标记并三维重建。

2. 计算机自动识别标记　在解剖横断面切片图上看到筋膜汇集区的大体分布是从浅层淡色结缔组织凹陷深入到深色肌肉及白色骨骼的位置（图 8-9）。这些圆点正是我们所要标识的间隙结缔组织凹陷点。通过求解凸包以提取肌肉和识别标记:对凸包边上的每一点进行检测,找出以该点为圆心,包含在结缔组织中的最大圆作为标记点进行标记。为了与传统中医文献对经络的记载相对应以利于比较,设定每张切片图上只标记显示六个面积较大的点。

3. 计算机三维重建　对每张切片图进行计算机自动识别标记处理,然后用3D-Doctor软件对处理后的切片图进行三维重建,并选取重建后左腿后侧的筋膜汇集区重建经线与传统中医经络图谱进行比较。

通过对获取的虚拟人男 1 号图像数据集左下肢切面图像,应用计算机程序自动识别标志,得到虚拟人体左下肢切面筋膜汇集区的标识效果图(图 8-9 ~ 图 8-16)。将计算机自动标识处理过的切面图像应用 3D-Doctor 软件进行三维重建,可以得到虚拟人体左下肢间隙结缔组织三维重建的虚拟经线。图 8-16 为计算机自动标识并三维重建出的人体左下肢后侧筋膜汇集区的虚拟经线与传统中医经络图谱的对照。从图中可以看到,重建出的筋膜虚拟经线与传统中医经络图谱较为相似。

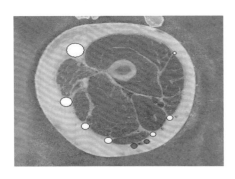

图 8-9　人体切片图左下肢部分截图

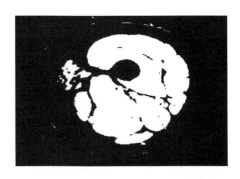

图 8-10　经肌肉筛选标准提取出的肌肉像素点

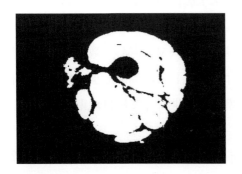

图 8-11　去除干扰后的肌肉保留图

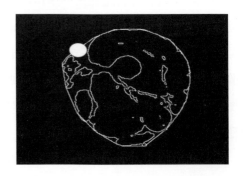

图 8-12　在凸包上自动标记示意图

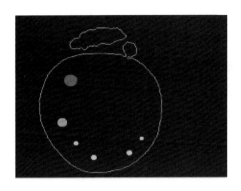 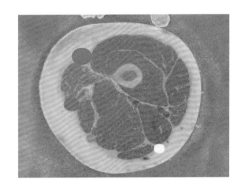

图 8-13　断面图像自动标识效果（轮廓图）　　　图 8-14　断面图像自动标识效果（原图）

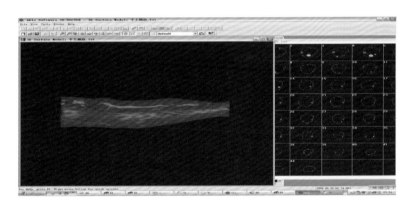

图 8-15　计算机三维重建的结果

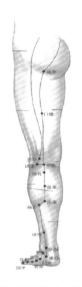 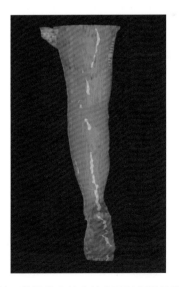

图 8-16　中医经络图谱与计算机自动标识并三维重建出的人体左下肢间隙结缔组织虚拟经线图

按中医古代文献的记载，经络是一个分布于人体周身的庞大功能网络，"内属脏腑，外络肢节"，是运行气血，联络脏腑肢节，上下内外沟通的枢纽，具有很强的整体性。这也给经络的解剖学实质探索带来了很大的难度，容易出现以偏概全的错误。在对数字化中国人的研究基础上，用建成的数字化人体数据库，开展了针灸经穴的数字解剖学研究。研究中首先对照解剖学图谱识别、分割出结缔组织，再三维重建构筑全身结缔组织的网状支架网络，最后将通过手工标记形成的线状经线结构与中医书籍所记载的经穴相对比，提出该重建经线结构与中医经穴间存在较强的解剖位置对应关系。但在具体的标记中，"将彩色断层图像对照标准人体断层图谱并识别结缔组织，在图像处理软件中用绿色实心圆点加以标记，圆点位置为结缔组织聚集处的三角形或多边形中心，直径为此结缔组织聚集区最大直径的 1/2"这一方法值得商榷。因为在标记过程中，该方法存在明显的人为因素，所选择的标记点具有较大的随意性和不精确性，容易影响最终试验结果的客观性。为此，我们与中山大学科学计算与计算机应用研究所合作开发出了基于虚拟人体数据集的计算机自动标识工具，对数字人体下肢筋膜汇集区进行自动识别标记，并将三维重建出的下肢虚拟经线与传统中医经络图谱进行对比，以求更为客观地研究人体间隙结缔组织与经络解剖学位置的相关性及其规律。

对虚拟人体筋膜汇集区的计算机自动标识技术进行研究，并通过使用第三方的三维重建软件对标记出的筋膜汇集区进行三维重建，得到了与传统中医经络图谱较为相似的重建虚拟经线。在计算机自动标识与三维重建的过程中，还发现当放宽或缩小人体横断切面上纳入标记点的参数标准时，程序可以识别出不同数目的标记点，对应的可以重建出不同条数的虚拟经线。在中国古代的不同时期，中医文献记载的经络条数、经络走行、穴位数亦有所不同，这或许对于深入研究经络有一定的参考价值。

四、基于 MRI 数字图像的经络走行路线重建

首先在志愿者体表标出经络线及穴位，用注满造影剂的塑料管固定在经络线上，然后经过磁共振成像系统扫描，观察我们所固定及标记在塑料管内造影剂之下人体的组织结构主要是由哪些构成，分析经络的形态学基础。后又收集 16 例临床病人和志愿者的上、下肢磁共振图像，导入 Adobe Photoshop cs 软件，逐张将结缔组织聚集处进行标记，而后用 MIMICS 软件包进行三维重建（操作步骤见图 8-17 ～ 图 8-20 所

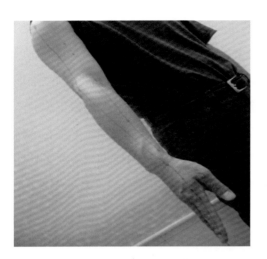

图 8-17　在志愿者上肢肢体标出手太阴肺经、手阳明大肠经的体表路线，穴位点显著标出

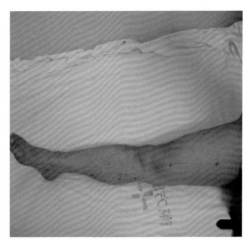

图 8-18　在志愿者下肢肢体标出体表足阳明胃经、足太阴脾经的走行线，穴位点显著标出

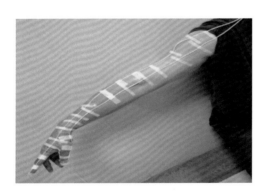

图 8-19　在塑料管内灌注可在磁共振显像的造影剂，固定在已标记好的上述经络线上，在每个穴位上放置一个标记（鱼肝油丸）并固定

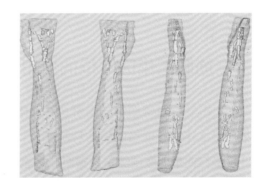

图 8-20　前臂内经络的走行

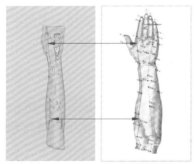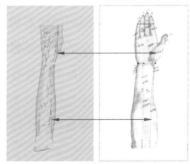

图 8-21　三维重建结果与中医经典经络线的比较

示），并将其结果（图 8-21）与中医经典经络线进行比较。

通过对数据处理和 MIMICS 软件包的三维重建，显示了筋膜聚集区的走行方向。这个模型所显示的连续标记点连线是三维的曲线，选择合适的角度将之投影到二维平面，与古代记载的经络图对比，发现大部分筋膜聚集区的标记点连线与书籍记载的经络走行都非常相似。经络线是先人在漫长的治疗经验中逐渐积累起来的，又存在"阿是穴"之类，所以不能生搬硬套地对照古代经络图。通过 MRI 图像经 MIMICS 软件包的三维重建，可以在人体内建出与古代经络线记载相似的形态学结构。

第二节　经穴的筋膜学定位研究

一、筋膜汇集区穴位的应用解剖学研究

中医针灸与解剖学联系密切，在中医学理论中，针灸刺激的穴位是经络气血聚集、出入体表、联络脏腑的特定部位，与经络、脏腑、气血的活动有密切关系，因此，研究穴位的解剖结构是阐明经络腧穴功能和指导针灸临床治疗的重要基础。目前普遍认为穴位的解剖结构可能与穴区的皮肤、肌肉、肌腱、筋膜、神经、血管、淋巴等多种已知的组织结构有关，但尚无明确定论。其中，经穴与筋膜类结缔组织间的关系更成为近年腧穴研究的焦点。十四经的穴位不均匀地分布于全身，在头部、躯干中央部和四肢末端高度密集。多项研究表明这些穴位的高密集区与含有丰富血管神经终末的成片连续的筋膜类结缔组织结构密切相关，穴位的得气点也大多集中位于腱膜、肌膜、肌束膜、肌与腱的交接处、骨膜等筋膜汇集区。经穴为何大量集中在这些筋膜汇集区？区内经穴又有怎样的解剖学特点？这些问题的答案对经穴的实质研究以及临床应用大有裨益。本节分部位选择观察人体筋膜汇集区经穴的解剖结构，深入研究经穴在筋膜汇集区内的解剖学分布特点，探讨针灸穴位可能的作用机制，为临床应用筋膜汇集区经穴提供参考。

常规福尔马林固定成人尸体全身标本 5 具（其中男 2 具、女 3 具），另观察尸体

部位若干。依筋膜分布形态特点与实际穴位分布多寡把全身筋膜主要划分为额顶枕区、耳颞区、面颌区、颈区、胸肋区、项背腰骶区、腹盆区和四肢区，层次解剖观察以上各主要筋膜汇集区内穴位穴区局部的神经、血管、筋膜结缔组织和肌肉等组织的结构解剖分布特点。2 名以上有经验的针灸专业人员进行穴位定位操作，均按针灸学教科书中骨度分寸法定位，切开皮肤后逐层依次观察记录穴位的各层次解剖结构。穴区观察范围：取穴位点为中心直径 1cm 组织。

1. 额顶枕筋膜区经穴层次解剖结构特点　重点观察了额区的神庭、眉冲、头临泣、头维，头顶中央的百会、前顶、后顶、络却、通天，枕区的强间、脑户、玉枕等经穴。额顶枕区的经穴多沿筋膜纤维的走行纵向分布，或沿神经血管束的走行分布。穴区层次解剖依次可见皮肤、浅筋膜、帽状腱膜、腱膜下疏松结缔组织、颅骨骨膜。以上各经穴解剖结构大都具有以下特点：穴区皮肤均较厚而致密，含大量毛囊；穴下浅筋膜内有大量脂肪以及丰富的神经、血管及纤维隔，纤维连接紧密，血管多被周围纤维组织束固定，血管主要为滑车上动静脉、眶上动静脉和枕动静脉，且动静脉多有交通或吻合成网；神经主要有滑车上神经、眶上神经、枕大神经和枕小神经，单穴皮下多为 2 支以上神经交叠分布。坚韧致密的帽状腱膜纵贯额顶枕区的大部分经穴。腱膜下疏松结缔组织为联系头皮与薄而致密的颅骨外膜之间的疏松结缔组织间隙，一般取额顶枕区经穴进行头皮针操作时，针尖均快速经皮肤、皮下浅筋膜等各层后到达并斜刺，且留针体于疏松结缔组织间隙。额顶枕区经穴针感的产生可能主要来源于针体对由皮肤、浅筋膜内粗大的致密纤维束构成的纤维隔、深层坚韧致密的帽状腱膜所构成的牵张力，从而刺激穴区丰富的神经感受器而致。

2. 耳颞筋膜区经穴层次解剖结构特点　重点观察了正营、耳门、颔厌、悬颅、悬厘、曲鬓、率谷、角孙、颅息、上关、太阳等穴，该区经穴多归属于胆经。耳颞区经穴层次解剖结构特点与额顶枕区相似，区内经穴分布比较密集，多沿颞筋膜纤维走行呈放射冠状排布或沿主要神经血管束膜周围走行排列。穴区皮下浅筋膜内血管主要为颞浅动静脉、耳后动静脉；神经主要由耳颞神经、枕小神经、耳大神经和面神经的耳后支所支配。耳颞区经穴皮下颞筋膜浅层与帽状腱膜相连。该区经穴针刺操作的针感、疗效产生原理可能与额顶枕区经穴类似。

3. 面颌筋膜区经穴层次解剖结构特点　重点观察了印堂、攒竹、鱼腰、丝竹空、睛明、瞳子髎、承泣、四白、颧髎、迎香、地仓、水沟、承浆、下关、颊车、大迎等穴。面颌区经穴特点是多沿面部皮纹排布，或在口裂、眼裂等表情肌皱裂周边，穴周常有皮神经支在浅筋膜中穿行，穴区浅层和深层区筋膜中均有丰富的血管和神经，针刺该区经穴时大都直接刺到骨膜并产生酸麻胀重等感觉。穴区层次解剖依次可见薄而富有血管和神经的皮肤，疏松的浅筋膜，表情肌，穿行在浅筋膜中的血管、淋巴管和神经，咀嚼肌，颌面深层血管，神经和骨膜。颌面部经穴区的皮肤较薄而柔软有弹性，皮下浅筋膜组织疏松，内含丰富的血管和神经，血管主要为面动脉、颞浅动脉和面静脉及其分支，神经主要为三叉神经皮支和面神经的分支，颌面区深面有咬肌、翼内肌、翼外肌、颞肌等咀嚼肌，神经血管分布主要为下颌神经肌支和上颌动脉的分支。颌面区有些穴位正处在皮神经或动脉处，如攒竹穴位于眶上孔及眶上神经穿出处，承泣穴与四白穴位于眶下神经穿出处及分支区，大迎穴则正处在面动脉旁。

4. 颈筋膜区经穴层次解剖结构特点　该区主要观察了廉泉、天突、人迎、水突、气舍、缺盆、扶突、天窗等穴。该区经穴多位于颈肌肌筋膜间隙中，多数重要的神经血管亦走行于或出入于这些筋膜间隙。另外，该区内的各种腺体较多，淋巴回流较为丰富。该区经穴产生疗效的主要原理可能为针刺等机械牵张刺激作用于各类筋膜组织，从而影响其中的神经传递、血供、淋巴回流，以及与间接刺激腺体分泌有关。层次解剖切开皮肤可见颈区浅筋膜即皮下组织，含有脂肪，颈前部疏松，颈后部坚实。颈前外侧脂肪深面为起于胸筋膜的颈阔肌，其深面有浅静脉、颈丛皮支及面神经颈支；颈前有浅筋膜、封套筋膜、颈前筋膜、椎前筋膜和舌骨上下肌群、胸锁乳突肌、肩胛舌骨肌以及颈动静脉、舌下神经、迷走神经、副神经等。部分经穴如人迎穴等，针刺深度可穿过浅筋膜和封套筋膜，并刺及由气管前筋膜包裹甲状腺所形成的筋膜鞘，廉泉穴则可针刺穿过下颌舌骨肌筋膜与舌骨体上缘中点结合部。颈外侧区由皮肤、浅筋膜、颈阔肌、颈深筋膜浅层及其间的颈外静脉和颈皮神经等构成。

5. 胸肋筋膜区经穴层次解剖结构特点　该区观察了任脉、肾经、胃经循行胸前的大部分穴位，以及胁肋部肝经、脾经的大包、期门、章门、日月等经穴。该区经穴在筋膜内的分布特点为：多数经穴均匀排列于胸大肌腱膜两侧的胸神经前支的交界带，主要集中在两侧锁骨中线之间的区域，上部可见锁胸筋膜以及穿过此筋膜的胸外侧神经、胸肩峰动脉和头静脉。穴位点与胸神经前支在浅筋膜内的分布似有关联。解剖胸肋部经穴，皮下可见浅筋膜和胸小肌、前锯肌腱膜，并有呈节段性分布的第1~6对肋间神经和肋间后动脉前皮支。层次解剖见区内经穴针刺深度，由浅入深依次为皮肤、浅筋膜、深筋膜、肌层、肋间结构（包括肋间血管和神经）及胸内筋膜。推测该区经穴的主治功能与针刺等通过牵张穴周筋膜，间接或直接刺激筋膜内胸肋神经皮支，从而影响该皮支同节段的内脏自主神经状态有关。

6. 项背腰骶筋膜区经穴层次解剖结构特点　　观察了督脉和膀胱经躯干部的大部分穴位。经穴大多分布于后正中线附近大片的筋膜区内，附近常有皮神经穿出点，穴区深部有韧带或肌筋膜骨附着点。该区经穴层次解剖可见皮肤、皮下软组织（包括浅筋膜、皮神经和浅血管）、固有筋膜、丰厚的肌群，以及深部的血管神经。项背腰骶部浅筋膜厚而致密，含有较多的脂肪组织。许多小结缔组织纤维束在其间穿过，外连皮肤内面，内与深筋膜相接。此外，浅筋膜内还有皮神经、浅血管和淋巴管等结构。项部有项韧带、棘上韧带、棘间韧带、黄韧带等丰厚的韧带连于椎骨关节间。背腰骶部正中线两侧的固有筋膜浅层可见斜方肌腱膜和背阔肌浅面向上与项筋膜浅层相互移行，深层可见胸腰筋膜、腰方肌筋膜和腰大肌筋膜。背部浅面为两侧胸神经后支交界处，从上到下依次有枕大神经、枕小神经、呈节段性分布的脊神经后支、臀上皮神经、臀中皮神经、臀下皮神经和伴行血管。后正中线即督脉深面可见脊髓被膜和脊髓。督脉的主治多与神志脑髓有关，自然使人联想到古人也意识到中枢神经系统主神志的作用而并非只局限于"心主神志"。项背腰骶筋膜区经穴多有主治运动系疾病的特点，可能与其位于大片筋膜、韧带和强而有力的肌群中或肌肉的骨附着点有关，针灸等各种方法通过物理刺激经穴区筋膜、韧带和肌肉以及肌肉的骨附着点，从而改善局部血供，缓解肌肉痉挛，解除肌筋膜内皮神经卡压，或改变骨附着点的应力情况。部分该区经穴的针刺可缓解干性神经痛，可能与直接或间接刺激穴区的深部面神经有关，如环跳穴深部为坐骨神经干，坐骨神经痛的针灸治疗多选取此穴。内脏功能的改善可能与针刺等通过牵张穴周的筋膜以间接或直接刺激筋膜内的脊神经后支等，从而影响同节段的内脏自主神经状态有关。

7. 腹盆筋膜区经穴层次解剖结构特点　　观察了任脉、肾经、胃经循行腹部的绝大部分穴位。穴区层次解剖由浅入深分为皮肤、浅筋膜、深筋膜和肌层、腹横筋膜、腹膜下筋膜及壁腹膜。腹筋膜区浅筋膜的特点为在脐平面以下，浅筋膜又分成浅、深两层。浅层含脂肪组织较多，向下延续为股部的脂肪层。深层为膜层，富含弹性纤维，其两侧向下至腹股沟处续于股部深筋膜，即阔筋膜，在耻骨结节与耻骨联合之间膜层向下至阴囊，延续为会阴浅筋膜，这种腹区与阴囊部筋膜的延续性可能与针刺腹区筋膜上穴位如关元穴等，可以起到影响性生殖功能有关。腹壁浅筋膜内有浅动脉、浅静脉、浅淋巴管和皮神经。浅动脉来源广泛，浅静脉则以脐为中心，网状吻合丰富，分布于腹壁浅层的皮神经呈明显的节段性。在前正中线上可见腹白线，在腹前区中线两侧可见腹直肌鞘，有第七至第十二对胸神经前支、髂腹下神经和髂腹股沟神经穿出。穴区深层结构由深筋膜、腹横筋膜、腹膜下筋膜组织、壁腹膜，以及中线两侧的腹直肌、外侧的腹外斜肌、腹内斜肌（及其腱膜）和腹横肌构成。腹盆筋膜区经穴排布似与腹壁浅层皮神经的节段性分布有某种关联，其功能主治可能还是通过针刺等牵张穴周的筋膜，以间接或直接刺激筋膜内的皮神经从而影响同节段的自主神经状态有关。

8. 四肢筋膜区经穴层次解剖结构特点　解剖发现，四肢经穴绝大部分都位于肌间隙内，不同经脉的经穴多与肌间隙内的血管、淋巴、神经束伴行，沿肢体长轴呈经线式排列，肌间隙内的血管、淋巴、神经束丰富，沟隙内常有皮下脂肪垫等疏松结缔组织填塞，其内有着丰富的皮神经、血管、淋巴终末。四肢部筋膜内的经穴分布及临床常用的针刺深度又依其所在长骨区、末端和关节周部各有特点。四肢长骨区的经穴多位于肌群肌束间隙内或大片状肌腱膜上或肌腱骨附着点附近，常规针刺深度较深，针尖多穿过肌间隙并达结缔组织致密的深部肌腱膜或骨间膜，临床上四肢长骨区经穴的行针手法也最为丰富多样，可能与针体提插捻转时充分牵张筋膜类组织以引起其间丰富的神经、血管、淋巴终末产生效应有关。四肢末端经穴排布密集，可能与四肢终末端神经末梢密集且在皮质投射区域面积较大有关，这就要求针刺牵张穴区筋膜时精度要高，故穴位划分较细。偏近心端如足弓部的陷谷、内庭、然谷、公孙、太白、太冲、行间、足临泣、侠溪、金门、束骨、涌泉等穴和手的劳宫、少府、鱼际、中渚、液门、合谷、三间等穴多位于肌腱间隙、肌腱边缘或短韧带间隙，针刺组织的机制与长骨区类似；偏远心端以十井穴为代表的经穴则位于肢体末梢，针刺时多透过皮肤直达骨膜，针感以痛感为主且较为强烈，其对于神志的主治功能可能与刺激神经末梢最密集的末梢端时引起的大脑皮质兴奋有关。

关节周围经穴，如膝周的血海、梁丘、鹤顶、犊鼻、阴谷、委中、委阳等穴，踝周的解溪、商丘、太溪、大钟、水泉、照海、丘墟、昆仑等穴，肘周的尺泽、曲泽、少海、小海、天井等穴和腕周的太渊、大陵、神门、阳溪、阳池、阳谷、养老等穴，除具有四肢长骨区和末端近心部的普遍特征外，穴位多沿关节横纹环状排列分布，多数关节周围经穴的近治作用可能与针刺时刺激关节囊等膜性结构有关（图8-22～图8-41）。

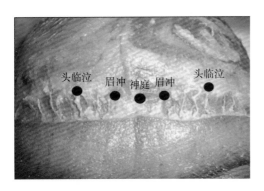

图 8-22　额顶枕区经穴解剖

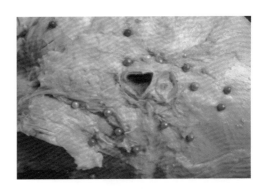

图 8-23　耳颞区经穴标记

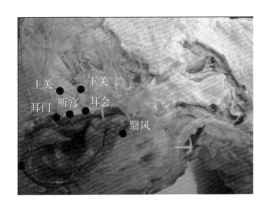

图 8-24　耳颞区经穴解剖

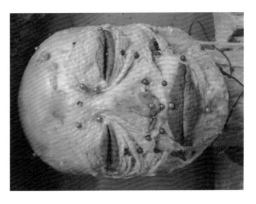

图 8-25　面区经穴标记

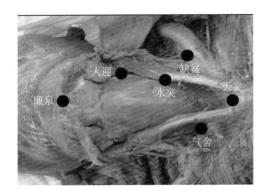

图 8-26　颈区经穴解剖

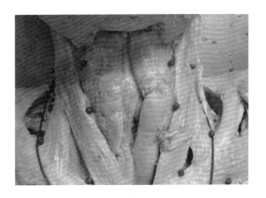

图 8-27　颈前区经穴标记

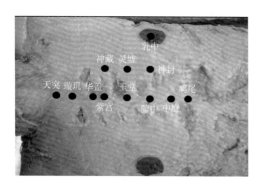

图 8-28　胸前区经穴解剖

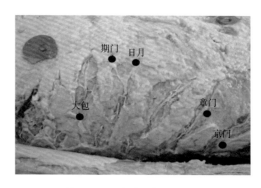

图 8-29　肋肋区经穴解剖

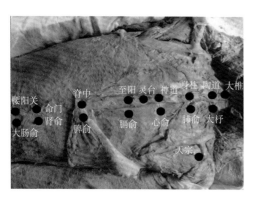

图 8-30　项背腰骶区经穴解剖

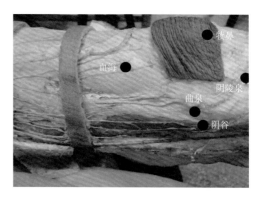

图 8-31　膝关节周围经穴浅层解剖

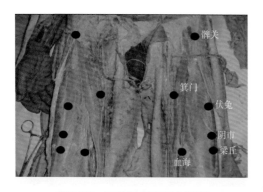

图 8-32　下肢长骨区经穴解剖

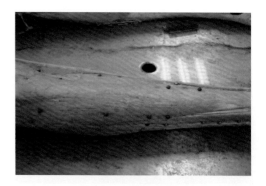

图 8-33　下肢经穴标记

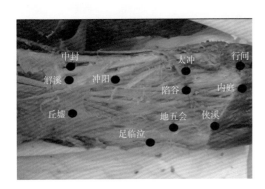

图 8-34　足部经穴解剖

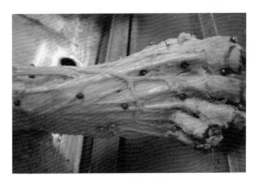

图 8-35　足部经穴标记

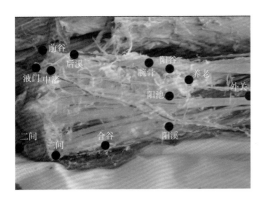

图 8-36　手部经穴解剖

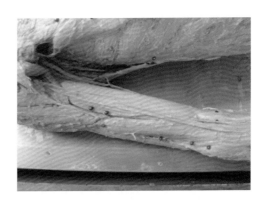

图 8-37　上肢经穴标记（a）

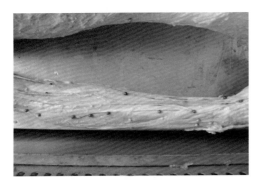

图 8-38　上肢经穴标记（b）

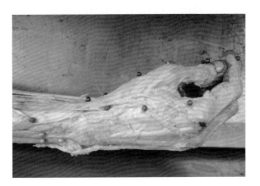

图 8-39　上肢经穴标记（c）

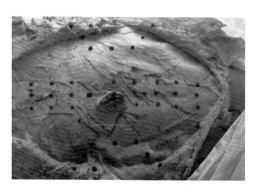 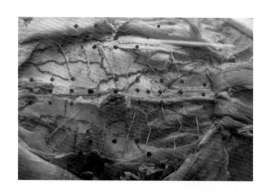

图 8-40　腹部经穴标记与浅层解剖　　　　图 8-41　腹部经穴标记与深层解剖

　　研究穴位的空间形态结构与阐明经络腧穴的实质具有同等重要的作用，针灸学的临床发展也同样有赖于对穴位解剖结构的精确剖析。针灸穴位与筋膜等结缔组织间的特殊解剖学关系早已引起国内外众多学者的注意。楼新法等对 15 具成人尸体层次解剖并观察头顶、颞区、躯干中央部、四肢末端穴位高密集区的形态结构，结果在上述穴位高密度区均可见厚实连续的致密结缔组织结构，包括腱膜、增厚的深筋膜或两者的混合体，并有神经终末和伴行血管穿过上述结缔组织结构并分布于其表面。结论认为穴位高密集区与含有血管神经终末的结缔组织结构密切相关。史学义等解剖每个穴位都能观测到一定厚度的结缔组织，针刺捻转时，结缔组织的改变最大，能产生"得气"的感觉，认为穴位的形态结构即是结缔组织。徐明海通过蓝点定位法和临床切口组织观察到穴位的得气点大多在腱膜、肌膜、肌束膜、肌与腱交接处和骨膜上。陈尔瑜、沈雪勇、党瑞山等对手太阴肺经、足阳明胃经、足少阳胆经的穴位进行了解剖学和 X 线、PIXE 扫描等影像学的一系列研究，结论认为穴位与骨膜等结缔组织关系密切。以上的解剖学研究虽角度不同，但都从不同侧面显示出穴位与筋膜类结缔组织的特殊解剖学对应关系，为进一步深入研究筋膜汇集区与经穴的相关性，以及筋膜汇集区内经穴的解剖学特点提供了支持。

　　虽然已有研究显示筋膜类结缔组织与穴位之间存在着一定的解剖学对应关系，但经穴为何大量集中在这些筋膜汇集区，区内经穴又有怎样的解剖学特点？这些问题的答案对经穴的实质研究以及临床应用大有裨益，需要进一步的深入研究与探讨。以筋膜汇集区经穴为线索，依筋膜分布形态特点与实际穴位分布多寡把全身筋膜汇集区划分为额顶枕区、耳颞区、面颌区、颈区、胸肋区、项背腰骶区、腹盆区和四肢区，层次解剖区内主要经穴，观察以上各主要筋膜汇集区内穴位穴区局部的神经、血管、筋膜结缔组织和肌肉等组织解剖结构，分析经穴在筋膜汇集区内的解剖学分布特点，探讨针灸穴位可能的作用机制，可为临床应用筋膜汇集区经穴提供参考。

可以得出以下研究结论：

人体大部分经穴密集分布于全身筋膜类的结缔组织中，针刺该类经穴并产生治疗效应的动力学基础，可能与针刺等物理刺激牵张穴区筋膜有关，生物学基础可能与穴区内筋膜中多含有丰富的神经、血管、淋巴终末有关。

在研究工作中，发现人体内确有部分经穴区结缔组织较薄弱，明显未归属于任何筋膜汇集区，且根据生理学常识，其内所含的神经血管等活性终末并不多，那么这些非明显的筋膜相关经穴的作用原理又如何呢？而且筋膜汇集区内经穴在作用机制上虽目前普遍认为与针刺等物理刺激牵张穴区筋膜有关，但其治疗效应的生物学基础却可能不仅限于穴区神经、血管、淋巴终末的生理生化反应，一些穴位的远治、特殊治疗作用，就很难用一般的神经、血管、免疫调节机制解释。筋膜学研究将筋膜作为高等动物体内一个新的独立系统，在特定内外因素的刺激下发挥自体监控修复与支持储备作用，并将筋膜学说引入到中医经络体系的相关研究中，这或许对于针灸经穴的实质研究和作用机制是个全新的阐释。

二、筋膜汇集区经穴的 CT 影像学对照研究

近年来很多国内外学者把针灸经穴的解剖学实质，及治疗疾病的原理焦点集中到筋膜类结缔组织与经穴的相关性研究上，并做了大量的探讨性工作。随着放射影像技术的不断成熟，计算机辅助的影像学设备更广泛地被应用于医学前沿领域，并展现出独特的优势，但结合影像学的新技术应用于中医针灸经穴实质的研究并不多。在前期的经穴解剖学工作的基础上，结合成熟的 CT 影像及三维重建技术，观察分析针灸经穴与筋膜解剖学分布的相关性，为经穴实质的研究和针灸治疗机制的研究提供了影像学参考。

由 2 名以上资深针灸专业人员对成年男性尸体上、下肢标本各 1 具共 82 个国标穴位进行定位，按第六版《针灸学》教材所描述的方法进针，取平均深度值针刺并留针。对尸体标本用 16 螺旋 CT 工作站行薄层连续轴扫，层厚 2mm 获得轴位图像，以

DICOM 格式保存。应用 SENSATION 16 工作站，对扫描获得图像数据进行三维重建处理，分别以 DICOM 格式和 JPEG 格式输出保存。应用 SIENET Sky-VA50B DICOM-CD Browser 浏览，并记录按常规深度针刺经穴所涉及的解剖学组织结构，参照此前尸体解剖研究结果，研究经穴与筋膜汇集区的相对解剖学位置关系。

对常见得气深度进行经穴针刺标记处理的尸体四肢标本行 CT 扫描并三维重建，参照以前大体解剖学相应穴区解剖，观察结果显示，四肢部十二正经经穴标记针体或针尖大部分落在肌间隔、肌间隙等筋膜汇集区与骨膜上，四肢部经穴与人体筋膜汇集区在解剖学分布上呈密切相关，中医经络穴位的解剖学基础存在于全身的筋膜类结缔组织中（图 8-42 ~ 图 8-49）。

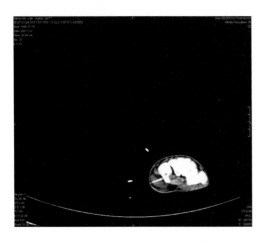

图 8-42 足部经穴针标 CT 影像

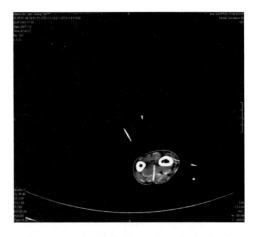

图 8-43 小腿部经穴针标 CT 影像（A）

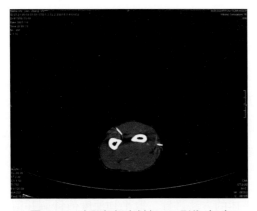

图 8-44 小腿部经穴针标 CT 影像（B）

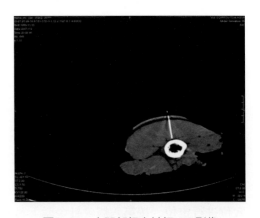

图 8-45 大腿部经穴针标 CT 影像

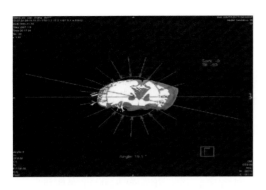

图 8-46　针标下肢 CT 横截面角度划分

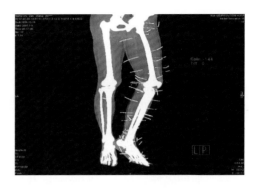

图 8-47　针标下肢 CT 三维重建（骨窗，前面观）

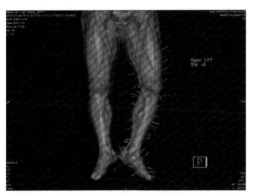

图 8-48　针标下肢 CT 三维重建（肌窗，前面观）

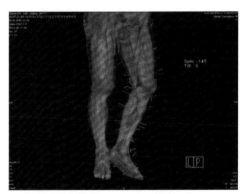

图 8-49　针标下肢 CT 三维重建（肌窗，左前面观）

相对于实体解剖学，将现代影像技术应用于经络腧穴形态学的研究别具优势，对中医针灸学的发展具有重要价值。在前期的工作基础上，结合成熟的螺旋 CT 影像及三维重建技术，通过观察分析人体四肢部针灸经穴的分布与筋膜的解剖学相关性，以及临床治疗中针刺经穴得气过程中所涉及的筋膜层次，为经穴在筋膜内分布规律的研究和针灸治疗得气机制研究提供了影像学参考。

以新鲜人体尸体标本为研究对象，进行经穴位置定位后，按常见针刺深度进行针刺标记，应用 16 排螺旋 CT 扫描获取图像数据，对获取的 CT 图像数据进行三维重建、可视化浏览，并与尸体解剖结果作对比分析，观察经穴与筋膜解剖学分布的相关性。对常见得气深度进行经穴针刺标记，并对处理后的新鲜尸体四肢标本进行 CT 扫描重建，结果显示，传统中医针灸的刺激部位在肢体主要集中于肌间隔与骨膜等筋膜结缔组织汇集区，这与此前在尸体上进行的大体解剖学观察结论相一致。研究结论认为中医针灸经穴的解剖学基础与分布于全身的筋膜类结缔组织有关。

人体的真皮层致密结缔组织和皮下疏松结缔组织分别构成两层包绕人体表面和肌肉表面的完整筋膜囊，两层筋膜在背侧和四肢的伸侧较厚，在腹侧和四肢的屈侧较薄。疏松结缔组织包绕全身肌肉的表面并形成肌肉的外膜，深入到肌肉内部形成肌束膜和内膜，在肌肉或肌群分界处由疏松结缔组织充填肌肉的间隙之间，并形成肌间隔筋膜，肌间隔筋膜深入到四肢深层并包绕神经血管束，进一步与深层的骨膜相连。这与此前多项解剖学研究的结果均表明，人体大部分的经穴密集分布于筋膜类结缔组织中，针刺经穴产生治疗效应的动力学基础可能与针刺等物理刺激牵张穴区的筋膜有关，生物学基础可能与穴区内筋膜结缔组织中多含有丰富的神经、血管、淋巴终末、未分化的干细胞等有关。筋膜学理论认为筋膜在人体中发挥自体监控与支持储备作用，人体筋膜系统可能是中医学中经络穴位的生物学基础，穴位的本质是筋膜上在接受刺激时能产生较强生物信息的部位（如肌间隔、肌间隙等在针刺手法操作时能牵动较大范围的筋膜结构，从而产生较强生物信息的部位），同一经脉上的穴位具有相同或相关联的神经隶属或循环支配，穴位与非穴位之间只有产生生物信息量的差异而并无质的区别，"经脉"为"穴位"间具有解剖学结构相连或神经传入的筋膜结构。各种针灸疗法通过对人体的筋膜结构产生机械刺激，从而激活、强化筋膜系统以发挥自体监控修复与支持储备功能。

三、医学超声影像学研究

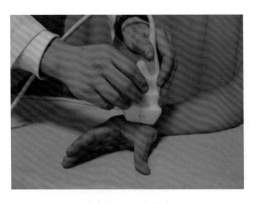

图 8-50　合谷

调好全身彩色多普勒超声波诊断仪，用于电子线阵扫描前的各项前置条件，输入志愿者姓名等，将电子线阵高频超声探头前端涂抹超声波专用耦合剂，然后将 L17-5、L9-3 电子线阵高频超声探头大致中央的位置紧贴于针灸针，置于针灸针旁，行针者对 3 名知情志愿者的曲池、合谷、足三里等穴位分别进行刺激，采取提插、捻转等临床针灸治疗中常用的动作，当志愿者出现酸、麻、胀等"得气"现象时，观察并记录针灸针在人体内的所处位置和发生的变化。实验步骤和方法详见图8-50～图8-52。

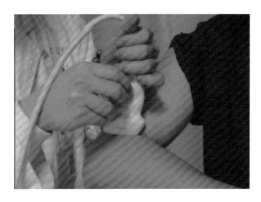

图 8-51　曲池

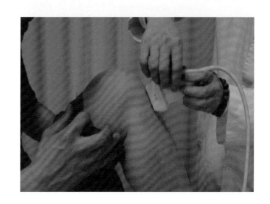

图 8-52　足三里

　　行针者分别在三位志愿者的曲池、合谷、足三里等穴位采取提插、捻转等动作，当志愿者出现酸、麻、胀等"得气"现象时，发现针灸针在体内的位置大部分位于结缔组织内或毗邻结缔组织，提插针灸针时，可看到上下带动或牵动周边或较深位置的结缔组织、肌肉、肌腱等随之上下运动；当针灸实施者在捻转针灸针时，可观察到进入体内的针灸针周围的结缔组织，以针灸针为中心做左右、右左的缠绕运动，类似形成小的"旋涡"，亦能带动或牵动周边的结缔组织随之做左右、右左的缠绕运动。另外，我们在实验中通过超声图像仔细观察还可以发现，三名志愿者一般都是在行针者采取

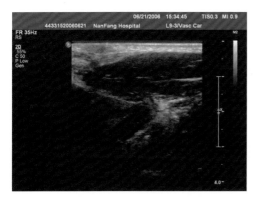

图 8-53　合谷超声波图

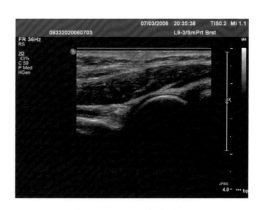

图 8-54　曲池超声波图

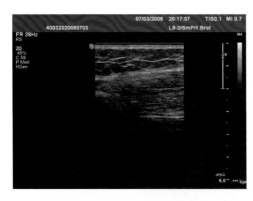

图 8-55　足三里超声波图

提插、捻转等行针动作时，当针尖部位到达外肌膜时即出现酸、麻、胀等"得气"现象，当针尖到达肌肉处时"得气"感减弱，若针尖停留在外肌膜上再增加刺激，"得气"感会增强（图 8-53 ~ 图 8-55）。

以五输穴中的经典要穴曲池、合谷、足三里为研究目标。五输穴是十二经脉各经分布于肘膝关节以下的五个重要腧穴，即井、荥、输、经、合。各经的五输穴从四肢末端起向肘膝方向依次排列，并以水流大小的不同名称命名，比喻各经脉气自四肢末端向上，像水流一样由小到大，由浅入深的特点。

超声是评估针灸对组织所产生物理效应的理想方法之一。在可视超声图像下，插入针灸针可以清楚地辨别解剖细节，如针所贯穿的组织层面（皮肤、皮下组织、肌肉等）及牵动的范围。美国的 Langevin 等人用特制的超声仪器证明，在旋转针的同时，用力拉针的动作可使得针周围的结缔组织缠绕，因而在针和结缔组织之间产生了机械性耦联。随后的拉针运动以及结缔组织的变形，有效地把"机械信号"传递给组织。这种"机械信号"在细胞（成纤维细胞、免疫细胞）以及神经、血管、淋巴成分的结缔组织中有强大的下游效应，这些与筋膜学说均不谋而合。

2005 年，Elisa E. Konofagou 通过引述过去 30 年来关于针灸作用的研究集中在中枢神经系统，并指出该理论的弊端，进而提出了解释针灸疗效的新模型——结缔组织说。实验得出以下结果：发现通过特定方法可以估测到仅由行针产生的刺激所引起的软组织位移，而且更为重要的是，与不捻针相比，这种捻转后产生的组织位移，其振幅在达到十倍后就不再增加。

研究显示向下进针同时捻转可使局部组织僵硬，导致组织的失稳态并使组织缠绕针身。研究发现针刺捻转可以使组织产生特定方向的位移，尤其是在提插过程中更为明显，此种位移与肌间筋膜的方向性相一致。针灸过程中，组织的旋转位移与回弹位移与针的上下旋转运动有着密切的关系。捻转等针灸操作后所产生的组织位移可能产生机械信号，从而影响该组织中的纤维原细胞、感觉神经、血管等，这也许揭示了关于针灸作用机制的重要原理并提示可用影像技术检测针灸疗效。通过研究针灸针进行一定数量的旋转前后产生的组织位移影像，可以定量研究组织受针灸影响的程度，也可以对特定手法产生的针周围组织的行为进行实时监测。下一步可基于大量人群并结合生化、神经、形态学的综合性研究，将为应用此种技术更好地解释针刺产生的皮下组织效应提供支持。

在过去针灸经络的研究中，组织学家对穴位进行了组织学切片观察，生理学工作者进行了神经传导测试；物理学家用各种声、光、电、磁探测等手段；这就像一幅拼图，每个单元都能有一定的发现，但未能了解整幅图像的全貌，反而越是细微（从大体解剖到组织切片、电镜切片、神经电信号、细胞信号传导、分子水平、离子水平等），离目标却越远。就像是用放大镜去看长城，始终未能触及经络的本质，看到经络的全貌。数字人研究使我们第一次具备了从更宏观的角度来观察人体结构的手段，计算机图像分割和重建技术使我们能够任意显示所关注的组织在人体的分布，通过与经络学位的对比分析，得出经络穴位的分布与筋膜结缔组织支架网络分布相似的结论。而后，从最原始的生物如海胆、水母到高等动物人，逐步推演筋膜结缔组织在生物进化的各个阶段所扮演的重要角色，并首创提出"筋膜学说"，简单通俗地把筋膜结缔组织比喻为整个生态系（人体）中的土地，其他功能系统为在筋膜支持下的不同植物。中医对整个生态系的干预如各种刺激疗法（针灸、刮痧、梅花针等）相当于给土地松土，中药汤剂相当于给土地进行灌溉和施肥，这与中医倡导的整体全身调理和辨证论治的总体理念具有异曲同工之妙。

新功能系统的发现和筋膜学研究领域的提出，为古代针灸疗法奠定了现代生物学意义上的物质基础（人体筋膜系统）和功能学基础，为针灸研究摆脱传统经验医学模式向生物医学模式过渡提供了理论依据。针灸是通过针体刺入人体的结缔组织，经过旋转、提插对结缔组织产生机械刺激并产生生物学信息（神经、淋巴、细胞机械受体），从而调节人体功能细胞的生命活动（修复和再生）和功能活动（活性程度）。"穴位"与"非穴位"的区别只是量的不同，而没有质的区别。经络是前人对产生较强生物学信息部位的记载。筋膜学的提出也为传统针灸器具的改进提供了依据，如已获得国家专利的"得气针"，其要点是在针体上进行粗糙处理，使针体能够更有利于牵动筋膜组织而产生较强的刺激。还可根据解剖学部位、进针路径和病变情况改进出不同形态和功能的刺激器具。

第三节　针刺的机制研究

细胞是机体的基本功能单位，细胞数量及性能调控不仅是机体发育中形态、功能构建的重要机制，也是成体形态及功能维持的重要机制。细胞数量主要取决于细胞分裂和细胞死亡，这两者都受外界信号的调节。力学应激是维持细胞生存和生长的重要细胞外刺激，能调节细胞的新陈代谢和基因表达过程，力学刺激诱导的细胞反应在骨骼肌的损伤修复与再生中具有重要作用。筋膜学认为：人体的结缔组织支架网络是经络的解剖学基础，包括针灸、刮痧、梅花针在内的各种中医疗法可通过刺激非特异性筋膜结缔组织，发挥其支持与储备作用，以调整人体的功能状况和新陈代谢。我们尝试通过一系列的针灸实验，研究机械牵拉刺激对筋膜结缔组织细胞增殖活性的影响，来探索中医针灸的基本机制。

一、针刺的形态学动物实验研究

1. 解剖学观察　选取 SD 大鼠皮下脂肪组织丰富的腹股沟部作为刺激点（距腹正中线 1.5cm 的平行线与腹股沟处的交点）。备皮，消毒腹股沟部皮肤，用毫针刺入皮下，规律性捻转针体并反复牵拉皮下结缔组织：力度以最大程度拉伸结缔组织为宜；频率：15 次 / 分，10 分钟；隔天刺激一次，共 7 次，14 天。于实验第 11 天、12 天、13 天腹腔注射 5-BrdU 300μg。针刺范围为其周围 0.5cm。由于捻转针体对筋膜结缔组织产生牵拉刺激，肉眼可见腹股沟处表面皮肤围绕针体成旋涡状排列（图 8-56）。切开腹股沟处皮肤，观察手术切口。实验组切口处有较多渗血，而对照组渗血较少。进一步观察腹股沟处的脂肪垫：对照组的脂肪垫结构均匀，呈乳白色，表面血管较少，渗血少，与皮肤连接疏松，而实验组中腹股沟处的脂肪垫失去正常结构，颜色红润，表面血管较多，渗血多，与皮肤连接紧密。表明机械牵拉刺激可以改变脂肪组织的结构，同时可以改变周围环境（图 8-57）。光镜观察腹股沟处的脂肪垫见大量的脂肪细胞，结缔组织分散其中，形成分隔脂肪细胞的支架网络组织。

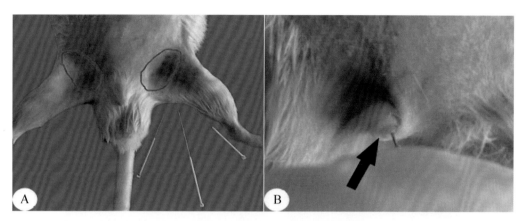

图 8-56　针刺部位及组织形态的变化

A. 毫针及针刺部位；B. 皮肤围绕针体成旋涡状排列

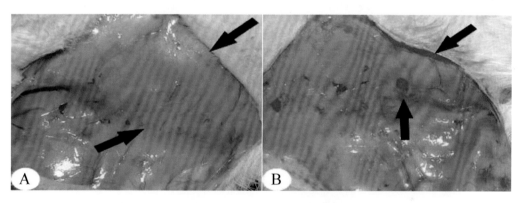

图 8-57　组织结构形态及切口渗血

A. 实验组；B. 对照组

2. 组织形态学观察　　两月龄 SPF 级雌性 SD 大鼠随机分为实验组、实验对照组和空白对照组，实验组施以拉伸刺激，实验对照组仅给予针刺，不给予拉伸，空白对照组除麻醉外不施加任何其他干预，每组动物各 6 只。具体的拉伸刺激方法：腹腔麻醉，置四肢于充分放松体位，局部备皮 4cm×4cm 并用 75% 的乙醇消毒两遍，于实验组腹股沟中点进针约 1cm，以针尾为参照物水平顺时针捻转 5 周，捻转末用血管夹夹持针柄与皮肤，5 分钟 / 次，隔日一次，共 14 天，于最后一次刺激次日取材。实验对照组仅针刺（5 针，5 分钟 / 次）而不施加拉伸刺激。空白对照组除麻醉外不给予任何其他干预。取材做组织铺片，荧光显微镜观察。荧光显微镜下见实验组的纤维以拉伸

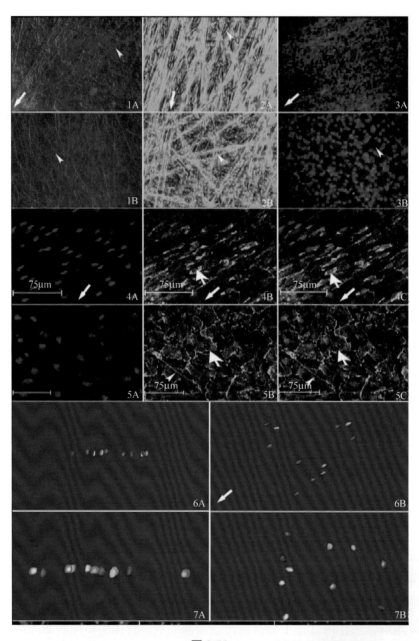

图 8-58

1～2：ECM 内纤维走行的差异：A 为拉伸刺激；B 为未拉伸。相差显微镜 1×100，2×200。3：疏松结缔组织内细胞核构型的差异：A 为拉伸刺激；B 为未拉伸。PI 染色 ×200。4、5：疏松结缔组织内细胞构型差异：A 为拉伸刺激；B 为未拉伸。细胞核 PI 染色；细胞浆 phalloidin 染色 ×800。6、7：疏松结缔组织内细胞核构型的差异：6 为拉伸刺激；7 为未拉伸；A 为左侧观；B 为上面观。

拉伸方向（白色↑），胶原纤维（红色▲）、弹性纤维（白色▲），细胞骨架构型（白色↑），4C、5C 分别为 4A 与 4B、5A 与 5B 的叠加图。

点为中心呈向心性分布、张力增高，应力遮挡面的纤维松弛，无序排列于胞外基质内（ECM）（图 8-58 之 1A、2A）。空白对照组的纤维纵横交错形成众多纤维网格（图 8-58 之 1B、2B），其内填充着大量细胞（成纤维细胞和间充质干细胞等，图 8-58 之 2B、3B）和细胞分泌的胞外基质。

3. 拉伸刺激对细胞形变的影响　空白对照组的大量细胞杂乱无序地充填在纤维网格内，单位面积内的细胞密度较小，细胞分界清晰，胞内骨架伸展成"片状"，多突起并相互形成联系（图 8-58 之 5B），胞核近似圆形且位于胞浆中心（图 8-58 之 3B、5A、5B、5C、7A、7B）。而实验组细胞在纤维带动下排列方向与受力方向平行，单位面积内细胞的密度较大（图 8-58 之 3A、4A、4C），在纤维拉动下细胞骨架重构成"扁梭形"，胞浆纵轴长而致密，细胞突起界限不清，胞核小、呈长梭形（图 8-58 之 4B、4C），前后径变短而左右径变长（拉伸方向，图 8-58 之 6A、6B）。大量关于筋膜结缔组织的研究，或者通过 MRI 显像、断层扫描、B 超、组织切片等各个途径观察针刺旋转牵拉造成的结缔组织形态学改变，或者通过力学测量装置观察针体对筋膜结缔组织产生的作用力，又或者沿着信号转化的研究方向深入到分子信号转导中去研究牵拉刺激对信号通路的影响，均取得了相关的进展。如 Langevin 等发现在针体捻转后，周围皮下组织有明显增厚现象，并通过超声显像，观察到筋膜结缔组织被牵拉形成旋涡状结构；E. E.Konofagou 在体内超声显像中观察到，在针刺捻转中，组织位移可被扩大 5 倍，在针体提插运动中，捻转也可对组织位移产生显著的影响。在针刺时，针体与周围结缔组织的作用方式有两种可能：结缔组织收缩，结缔组织缠绕。可以认为在针体捻转时，通过细胞外基质的变形，可向结缔组织细胞传递力学信号，力学信号转化为细胞内的生化信号，然后通过信号转导产生一系列的生化改变。

二、针刺对细胞活性的影响

机械牵拉不仅可以引起筋膜结缔组织形态学的改变，以产生调控细胞增殖的力学刺激信号，这种力学刺激信号可以显著增加筋膜结缔组织细胞的增殖活性。我们通过简单的实验方法，从细胞增殖活性方面初步证实筋膜学所提出的观点：中医特色疗法的基本作用机制是通过各种手段刺激筋膜结缔组织，以发挥其支持与储备作用，调整机体的功能状态，促进损伤的修复。

1. 针刺对细胞增殖活性的影响　选取皮下脂肪组织丰富的腹股沟部作为刺激点。依次进行如下操作：取材、大体观察、冰冻切片、免疫荧光染色。免疫荧光染色后立即在免疫荧光显微镜下观察，并摄片，Cy3 染料激发波长：488nm，红色；DAPI 染料激发波长：358nm，蓝色。同时，用光镜观察冰冻切片中脂肪垫组织的结构。进一步通过图像分析和统计学分析，结果显示：三组大鼠的腹股沟脂肪垫中的细胞成分经过 DAPI 染色后，在 358nm 波长激发后显示蓝色荧光，脂肪垫中的 BrdU 阳性细胞经过 Cy3 免疫荧光标记后，在 488nm 波长激发后显示红色荧光（图 8-59、图 8-60）。

统计学分析也显示，实验组与实验对照组、空白组大鼠的细胞增殖活性有显著性差异（F=50.711，P=0.000），实验组大鼠的筋膜结缔组织细胞的增殖活性显著增强，实验对照组与空白组没有显著性差异（P=0.335）（表 8-3）。

表 8-3　实验组和实验对照组、空白对照组的细胞增殖水平检测

（BrdU（+）细胞数 /DAPI（+）细胞数）（n=6，$\bar{x}\pm s$）

	BrdU(+)/DAPI(+)
实验组	0.487 ± 0.065
实验对照组	0.240 ± 0.030
空白对照组	0.210 ± 0.055
F	50.711
P	0.000

方差分析：F=50.711，P=0.000

2. 针刺对几种细胞因子表达量的影响　为了进一步研究筋膜结缔组织对机体整体的影响，我们通过 RT-PLR 手段，观察机械拉伸刺激对以下几种细胞因子在筋膜结缔组织中表达量的影响，主要包括细胞增殖相关因子、血管生长因子、干细胞相关因子。针刺方法同上。实验选用 SD 大鼠 6 只，随机分为两组，每组 3 只，共 12 侧腹股沟皮下的结缔组织。

采用分光光度计法测定组织中总 RNA 的含量，吸光度值为 1.8 ～ 2.0；琼脂糖凝胶电泳显示总 RNA 纯度好，DNA 污染、RNA 降解少（图 8-61）。

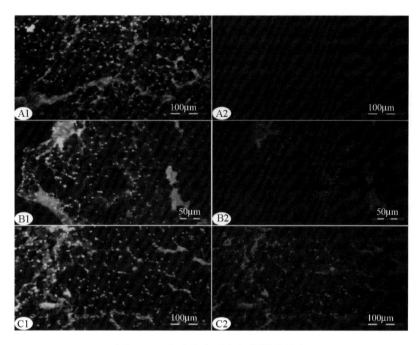

图 8-59 免疫荧光观察细胞增殖状态

A. 阳性对照组；B. 空白对照组（实验对照组）；C. 实验组

1：DAPI（＋）蓝色荧光；2：BrdU（＋）红色荧光

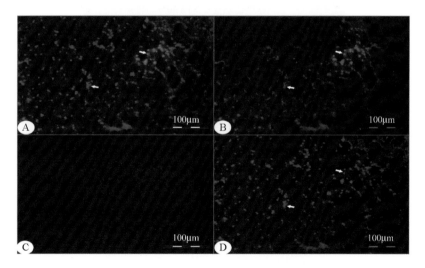

图 8-60 Simple PCI 软件处理图片

A.DAPI（＋）、BrdU（＋）细胞叠加；B. 自动分割红色：BrdU（＋）细胞；C. 自动分割绿色；

D. 自动分割蓝色 DAPI（＋）细胞。箭头示 BrdU 阳性细胞，即处于增殖状态的细胞

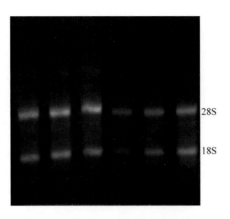

图 8-61　总 RNA 琼脂糖凝胶电泳图

多重比较结果显示：实验组与两对照组的细胞增殖活性均有显著性差异，两对照组之间没有显著性差异。经普通 PCR 扩增后，a-fgf、VEGF 基因在非特异性筋膜结缔组织中表达，Nanog、OCT-4 未见表达（图 8-62）。经定量分析，观察 a-fgf、VEGF 基因在非特异性筋膜结缔组织中的阳性表达率，统计学分析显示，a-fgf、VEGF 两种基因在机械牵拉刺激后表达水平有显著性提高（t=7.449，P=0.000；t=12.189，P=0.000）（表 8-4）。

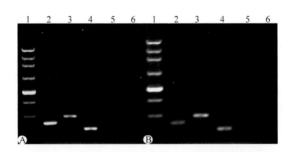

图 8-62　PCR 检测实验组和对照组基因的表达

A. 实验组基因的表达；B. 对照组基因的表达

1: 250bp marker; 2: a-fgf; 3: GAPDH; 4: VEGF; 5: Nanog; 6: OCT-4

表 8-4　实验组和对照组 a-fgf、VEGF 表达水平（Aa-fgf/AGAPDH）（n=6，$\bar{x}±s$）

	实验组	对照组	t	P
Aa-fgf/AGAPDH	0.518 ± 0.023	0.414 ± 0.025	7.449	0.000a
AVEGF/AGAPDH	0.427 ± 0.021	0.261 ± 0.025	12.189	0.000a

a 实验组与对照组比较 P<0.05，有显著性差异。

力学应激是维持细胞生存和生长的重要细胞外刺激，它能够调剂细胞的新陈代谢和基因的表达过程。研究表明，周期性的力学拉伸能够抑制成肌细胞中 MyoD 和 MNF 基因的表达；利用电脑控制的 Flexcell 柔性加载系统进行 C2C12 细胞的拉伸培养，发现一定频率的拉伸能够促进 C2C12 细胞的增殖，并认为力学信号诱导和 FAK、Rac-1、GTPase 以及 NF-B 等信号分子有关。成纤维细胞是创伤愈合中的主要修复细胞，它可以分化成一种类似平滑肌细胞、具有收缩功能的细胞亚型——肌成纤维细胞（MFB）。MFB 可以促进伤口收缩，有利于创面愈合，但是它的持续存在，会导致组织修复失控，形成瘢痕。对于 MFB 的分化及其持续存在的原因，很多学者进行了不懈的研究。值得注意的是，机械张力对细胞增殖和基因表达的调节可能是影响 MFB 转归的重要因素，尽管其机械信号转换机制和信息通路还有待于进一步阐明。骨组织的再生和重塑涉及复杂的力学刺激，例如在牵张成骨的骨再生过程中，适当的机械牵张应力刺激则显得尤为重要。

筋膜学提出非特异性筋膜结缔组织以干细胞为中心，对机体产生支持与储备的作用，并认为中医特色疗法的基本作用点是结缔组织，通过物理刺激结缔组织并动员功能细胞，从而产生疗效。研究发现机械拉伸刺激可以显著提高筋膜结缔组织中 a-fgf、VEGF 的基因表达，促进细胞增殖和血管的生成。

机械牵拉刺激可以显著提高非特异性筋膜结缔组织中的细胞增殖相关因子 a-fgf、血管生成因子 VEGF 的基因表达量，可以促进细胞增殖，为非特异性筋膜结缔组织对邻近组织及机体的其他组织产生效应提供了可能。

三、对细胞信号传导的影响

筋膜学把人体分为由全身结缔组织支架网络构成的支持与储备系统，和由该支架网络支持和包绕的功能细胞所构成的功能系统两个部分，在人体的生命过程中，前者不间断地为后者提供细胞来源，从而维持人体功能和结构的正常状态。中医所使用的各种机械刺激疗法就是对该支架网络的特定部位进行物理刺激，激发机体生物活性的改变以起到治病作用。通过动物实验证实针刺捻转牵拉刺激对局部筋膜和脊髓细胞形态学的影响及其在细胞信号传导机制中的变化，从而对作用广泛的针刺生物学机制提供一定的支持。

1. 针刺对大鼠局部筋膜和脊髓 ERK1/2、P38MAPK 信号通路的影响　将 20 只 SD 大鼠通过随机分组，每组 5 只，各组进行针刺捻转拉伸刺激，利用相差显微镜观察局部皮下筋膜组织的形态学变化，通过免疫组化技术观察筋膜和脊髓组织中细胞信号传导的变化。利用 Imagepro-Plus 6.0 以平均吸光度值对结果进行半定量分析。该实验旨在观察针刺捻转拉伸大鼠皮下筋膜对局部和脊髓背角细胞外信号调节激酶（ERK1/2）和 P38MAPK 信号通路的影响，及筋膜结缔组织的形态学变化。

光镜下观察，大鼠脊髓背角的 ERK1/2 蛋白免疫组化反应呈棕黄色，阳性细胞分布于脊髓灰质神经元集中的部位，白质较少表达，表达部位主要位于胞质，针刺后深染部位向胞核集中（图 8-63）。但各组脊髓的 ERK1/2 的表达未见显著性差异（P > 0.05）。统计学分析显示，各组筋膜的 ERK1/2 的表达差异有显著性，P < 0.001（表 8-5），各组大鼠筋膜 ERK1/2 的表达强弱情况为：对照组 < 后三里组 < 非穴组。在筋膜结缔组织中，ERK1/2 阳性染色区域多集中在成纤维细胞或巨噬细胞核周围，见图 8-64，非穴针刺后的阳性表达数明显多于后三里组。与 ERK1/2 相比，P38 在筋膜中的表达较弱，表达阳性区域也多集中在筋膜中成纤维细胞或巨噬细胞的核周围，非穴针刺后的阳性表达数也明显多于后三里组（图 8-65）。而在脊髓背角中 P38 的表达也多集中于脊髓灰质，在空白对照组中，P38 的定位多在细胞膜附近的胞浆区域，但针刺后阳性染色区域逐渐向胞核集中（图 8-66）。统计学分析表明，各组筋膜的 P38 表达差异有显著性，P < 0.001（表 8-5），SNK 两两分析显示：对照组 < 后三里组 < 非穴组（表 8-6），而各组大鼠脊髓灰质 P38 的表达也有显著性差异（P < 0.001）。

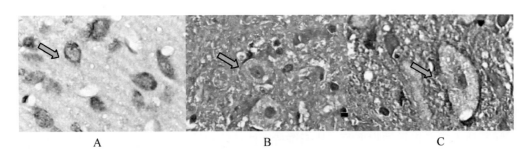

图 8-63　ERK1/2 在脊髓背角中的表达

A. 正常脊髓中 ERK1/2 在胞质中表达；B、C. 非穴针刺和后三里针刺后 ERK1/2 的阳性表达，逐渐向胞膜移位（图中箭头所示）。放大倍数：物镜 40×，目镜 10

表 8-5　各组之间大鼠筋膜的 ERK1/2 和 P38MAPK 的平均光密度值比较（ x̄±s ）

	N	平均吸光度值（ERK）	平均吸光度值（P38）
空白对照组	10	0.005 ± 0.001	0.001 ± 0.000
非穴针刺组	10	0.070 ± 0.014	0.010 ± 0.002
针刺后三里组	10	0.026 ± 0.015	0.005 ± 0.002
F		79.780	88.171
P		0.000	0.000

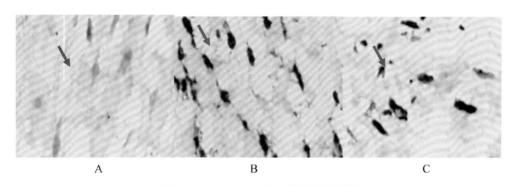

图 8-64　ERK1/2 在皮下筋膜中的表达

A. 正常对照组 ERK1/2 的表达；B、C. 针刺非穴组和后三里的阳性染色强度较正常组加深。

放大倍数：物镜 40×，目镜 10

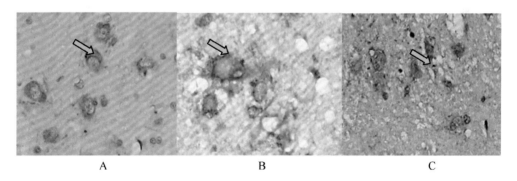

图 8-65　P38 在脊髓背角中的表达

A. 正常脊髓中 P38 在胞质中表达，靠近胞膜（箭头所示）；B、C. 非穴针刺和后三里针刺后

P38 的阳性表达逐渐向胞膜移位（箭头所示）。放大倍数：物镜 40×，目镜 10

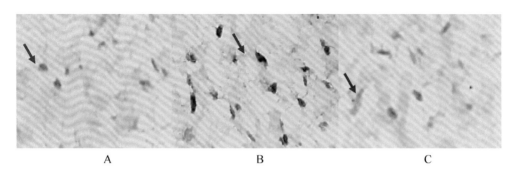

图 8-66　P38 在皮下筋膜细胞中的表达

A. 正常皮下筋膜中 P38 的表达，染色较淡；B. 非穴针刺组阳性染色细胞增多，染色加深；

C. 针刺后三里组 P38 染色有所增加（箭头所示）。放大倍数：物镜 40×，目镜 10

表 8-6　各组之间大鼠脊髓的 ERK1/2 和 P38MAPK 的平均光密度值比较（x̄±s）

	N	平均吸光度值（ERK）	平均吸光度值（P38）
空白对照组	10	0.032 ± 0.019	0.017 ± 0.005
非穴针刺组	10	0.026 ± 0.005	0.029 ± 0.004
针刺后三里组	10	0.021 ± 0.004	0.021 ± 0.003
F		1.859	26.423
P		0.175	0.000

因此可以认为，针刺作为一种损伤性刺激，对局部浅筋膜的 ERK1/2 和 P38MAPK 有上调作用，但与脊髓中的信号蛋白增加幅度并不完全一致，说明针刺对机体除了神经调节外，与经络高度相关的结缔组织支架网络的存在，可能在微观的信号转导层面对机体局部的细胞分化与增殖具有促进作用，其机制在于针体的机械刺激和局部损伤因子促进了 ERK1/2 与 P38 的活性。

2. ERK1/2 在大鼠浅筋膜中的表达以及针刺后的特征改变　为探讨针刺对 SD 大鼠浅筋膜层的 ERK1/2 表达情况的影响，将 18 只 SD 大鼠随机分为 6 组，对照组和针刺 1、2、3、4、5 组，每组大鼠 3 只。针刺各组在大鼠腹股沟区给予电针治疗后，分别在针刺后 0h、1h、6h、12h 和 36h 等 5 个时间点，取以针刺点为圆心，直径约 1.5cm 处的浅筋膜，对照组也在针刺点相应的部位和后三里穴区取材。用 Western blotting 蛋白免疫印迹方法检测各组的 ERK1/2 及 p-ERK1/2 的表达情况。

（1）正常对照组非穴和后三里区域浅筋膜的蛋白免疫印迹结果分析：为减少误差，每个图像灰度值测3次，最后取平均值，所以3个样品测定次数共9次。由表8-7和图8-67可以看出，对照组中非穴与后三里穴区浅筋膜的ERK1/2以及磷酸化的ERK1/2表达均未见明显差异（每幅图的上面条带为ERK1，下面为ERK2）。

表8-7　浅筋膜层非穴和穴位的ERK和p-ERK表达的灰度值比较（$\bar{x}\pm s$）

组别	N	ERK1	ERK2	p-ERK1	p-ERK2
Non-acupont	9	68.03 ± 4.98	161.30 ± 11.65	102.44 ± 25.22	129.04 ± 38.97
Acupoint ST36	9	66.10 ± 10.39	162.80 ± 4.12	100.73 ± 13.29	111.89 ± 49.10
t		0.504	−0.364	−0.451	0.821
P		0.621	0.723	0.660	0.424

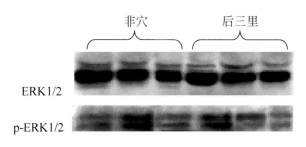

图8-67　ERK1/2和p-ERK1/2在非穴和后三里穴浅筋膜中的表达情况

（2）各组浅筋膜的蛋白免疫印迹结果：可以观察到，针刺后的ERK1/2的表达情况均略高于对照侧，One-Way ANOVA方差分析显示，针刺侧ERK1/2以及自身对照侧ERK1/2针刺后，各个时间点的差异均有显著性意义（$P < 0.05$）。LSD法各组比较显示，除针刺侧ERK1 1h与对照组（$P=0.420$）、ERK2 0h与12h（$P=0.161$），以及对照侧ERK1 0h与36h（$P=0.721$）之间没有显著性差异外，其他各组两两之间的差异均有显著性意义（$P < 0.05$）。针刺后0h、1h、6h、12h ERK1的表达水平逐渐增高，12h达最高，36h在逐渐回落，但针刺后各个时间点ERK2以及针刺对照侧的ERK1/2的表达并不完全按照这个趋势，约在针刺后6h达到高峰（图8-68、图8-69，表8-8。系列1、2、3、4分别代表针刺侧ERK1/2和自身对照侧ERK1/2）。

可以认为，正常的疏松结缔组织中可能通过 ERK1/2 细胞信号转导蛋白的磷酸化来参与组织的增殖和分化，而针刺对于 ERK1/2 的信号转导有促进作用，这也可能是针灸对机体的病理和生理状态进行调控的机制之一。

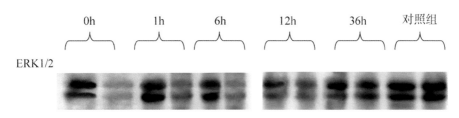

图 8-68　ERK1/2 在各组大鼠浅筋膜中的表达情况

（每组中左图为针刺侧，右图为自身对照侧）

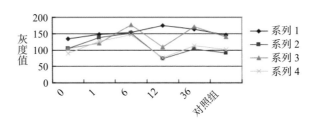

图 8-69　针刺后时间 -ERK1/2 表达关系图

表 8-8　各组大鼠浅筋膜中的 ERK1/2 灰度值的比较

组别	针灸侧		对照侧	
n	ERK1	ERK2	ERK1	ERK2
针刺组 1 3	133.77 ± 2.52	104.50 ± 4.58	104.50 ± 2.27	89.57 ± 2.67
针刺组 2 3	146.80 ± 2.30	120.17 ± 2.25	137.27 ± 2.61	127.00 ± 1.44
针刺组 3 3	152.90 ± 3.81	176.17 ± 1.72	150.90 ± 1.22	144.73 ± 1.05
针刺组 4 3	175.30 ± 2.03	108.77 ± 0.29	74.07 ± 0.47	74.93 ± 0.29
针刺组 5 3	163.60 ± 1.51	170.10 ± 2.15	103.67 ± 5.64	111.70 ± 4.33
组间比较 3	145.13 ± 1.80	139.83 ± 6.29	91.37 ± 1.55	100.10 ± 1.73
F	108.60	234.202	310.547	360.63
P	0.000	0.000	0.000	0.000

机械负荷的细胞转导分为四个不同阶段：①机械耦联阶段；②生化耦联阶段；③细胞内信号转导阶段；④效应细胞产生反应。针刺的操作手法，从本质上讲是对胶原的缠绕和牵拉局部组织，进而发生了机械传导的第一个阶段：机械耦连导致的组织发生形变。本研究借助鬼笔环肽对肌动蛋白的高亲和力和碘化丙啶对凋亡胞核的染色能力，观察到针刺捻转后通过电荷引力和摩擦力，胶原纤维缠绕在针柄周围，牵拉引起胞外基质变形、纤维紧张并与拉力方向平行排列（图 8-63A），这种改变引起了 Rac和 Rho 信号通路的激活和肌动蛋白的收缩，从而使细胞发生"纺锤样"变（图8-64A）。值得一提的是，对照组的荧光染色结果显示胞浆呈多角形、胞核大而圆（图8-64B），提示其在生理状态下也承受着一定的张力，这也进一步证实了非特异性结缔组织参与运动和姿势控制的观点。

丝裂酶原活化蛋白激酶（MAPK）信号通路在细胞响应力学传导中有重要作用，其亚型 ERK1/2 和 P38 能调节细胞内信号对多种刺激的反应，包括机械刺激，目前已有关于对于细胞的机械刺激可以激活 ERK 1/2 和 p38 MAPK 通路的多个相关报道，这种激活与机械刺激可诱导细胞产生核苷酸并为信号转导介质有关。研究从筋膜和脊髓背角的不同角度，解释针刺作为一种机械刺激，在转化为生物学效应的"细胞内信号转导阶段"是如何在浅筋膜中进行的，以及如何在此解剖层面激发生物学活性的。

研究发现，在正常筋膜结缔组织中，ERK1/2 和 P38 均有少量表达，非穴针刺组和针刺后三里组治疗后，两种蛋白的表达均有明显增加，但以非穴针刺组大鼠的增加显著。原因可能在于，针刺从本质上来讲是一种损伤性刺激，故无论在穴位和非穴的针刺点局部均可见到这两种信号蛋白的表达增加；另外，通过对大鼠非穴和后三里穴区的解剖发现，非穴针刺点皮下腹股沟处的脂肪垫中，筋膜结缔组织非常丰富，针刺入皮下并进行捻转，能够带动较大范围的结缔组织，产生很强的沉紧感，而后三里穴区（即大鼠膝关节后外侧腓骨小头下约 5mm 处）皮下筋膜相对较少，针体刺入约1.5～2.0mm 即刺入肌肉，所以捻转针体只能带动较少的筋膜结缔组织，沉紧感较弱，刺入后较非穴组更容易出针，这也可能是非穴组细胞信号蛋白增加幅度更大的原因。

ERK1/2 和 P38 在大鼠的脊髓背角细胞中均有表达，表达部位多集中于胞质（图8-65A），但可观察到，针刺后蛋白的阳性表达向胞核周围集中（图 8-65B、C），其中 ERK1/2 在各组之间的表达差异没有统计学意义，但穴位或非穴针刺后 ERK1/2 的表达均有减弱趋势。而多项研究表明 ERK1/2 的表达上调与神经性疼痛有密切的关系，这也进一步提示针刺后三里可能通过下调脊髓 ERK1/2 的正常表达，达到升高痛阈的作用，而实验选择的非穴神经支配在同一脊髓阶段，所以也有同样的效应。

实验研究显示经络和穴位的分布与全身的非特异性结缔组织有密切关系，在发育生物学上，非特异性结缔组织是来源于胚胎的间充质，是与血管、微循环、内脏系统的同源组织，均来自中胚层，在生命功能调节中起重要作用。间充质拥有大量的未定向细胞和细胞间质，在生命进程中可分化为定向组织，对自体组织形成监测和调控作用。

Langevin 认为皮下组织的成纤维细胞建立了一个广泛的细胞之间互相连接的网络，各个细胞之间通过直接连接进行信息的交流，可以设想，非特异性结缔组织的这种结构对于免疫、血管和神经细胞等组织和器官的影响，不可能像神经系统通过反射弧这样高级，而 MAPK 细胞信号转导又几乎存在于所有的真核细胞中，是生物进化中较原始的一种细胞信息间的交流方式。所以，从分子生物学层面研究筋膜结缔组织对于全身生理和病理状态的调节，信号转导是不可忽视的一个环节。

从针刺作用于人体的始动环节——针体对皮下筋膜的牵拉着手，研究针刺前后筋膜结缔组织中信号蛋白的变化。结果发现，针刺对于局部皮下筋膜组织的 ERK1/2 和 P38 的表达确有影响，且与脊髓阶段的改变并不完全一致，这也从一个侧面证实针灸对人体的影响除了神经－体液调节以外，在微观上还存在另一个较为原始的调控网络，但这种调控网络与各个靶器官之间有何联系，尚需要更深入的实验证实。

所选择的针刺点——皮下腹股沟脂肪垫，是筋膜结缔组织比较丰富的部位，便于取材和实施针灸操作，不失为研究筋膜结缔组织活性的一个较佳位置。目前关于机械应力与信号转导关系的研究，已经有对于细胞的机械刺激可以激活 ERK 1/2 和 p38 MAPK 通路的多个相关报道，并且得到越来越多的关注。而平时位于胞浆内的 ERK1/2，一旦被激活将迅速穿过核膜，进入细胞核并作用于 ERK1/2、c-myc、c-fos、c-jun、ATF、NF-κB 和 AP-1 等转录因子，这些转录因子进一步调节它们各自靶基因的转录，引起特定蛋白的表达或活性改变，最终影响细胞特定的生物学效应。因此，观察针刺对筋膜结缔组织中核内转录因子的影响，甚至观察特定蛋白的表达情况，也是将来要研究的课题，这也可能为从分子生物学角度探讨针灸防治疾病的机制提供了思路。

第四节　筋膜学干细胞的基础研究

一、筋膜来源干细胞基础研究

干细胞研究中最理想的种子细胞是胚胎干细胞，但受伦理和法律限制，在临床中受到很大制约，成体干细胞因此逐渐受到重视。其中筋膜来源的脂肪源干细胞（ADSCs）因具有容易获取、取材痛苦小、含量巨大等优势，在细胞移植治疗中具有重要价值。根据筋膜学理论，人体内非特异性结缔组织支架网络构成了人体的支持与储备系统，非特异性结缔组织中的间充质干细胞为该系统提供了重要的干细胞储备。未分化的干细胞是筋膜中储备细胞的核心，为此筋膜学研究组将 ADSCs 作为研究的重点之一。对不同部位筋膜来源的干细胞开展了系列研究，证明不同部位来源的 ADSCs 没有明显的区别（图 8-70），并且都能够进行成骨和成脂诱导分化（图 8-71），而且不同部位脂肪组织中的 ADSCs 都具有成体干细胞的多向分化特性，皮下和内脏的疏松结缔组织中都有大量的成体干细胞储备。

二、ADSCs 移植对糖皮质激素性骨质疏松大鼠的实验研究

根据筋膜学理论，机体的衰老过程是筋膜中的储备细胞逐渐枯竭的过程，通过补充消耗的细胞，可以延长生命周期。基于这一思路，研究组应用补充 ADSCs 的方法开展了治疗退行性衰老病变的研究，进一步探索筋膜来源干细胞的抗衰老机制问题。

在人的一生中，骨组织处于不断更新的状态，破骨细胞不断清除旧骨（骨吸收），而相继成骨细胞转化为新骨（骨形成）。正常情况下，这种骨吸收和骨形成处于一个动态平衡状态。当这种平衡状态受到某些因素（如雌激素的缺乏、老龄化、营养不良、甲状旁腺激素分泌增多或药物等）的影响而失去平衡，骨吸收大于骨形成后，如果支持与储备系统中未分化的干细胞未能及时向成骨细胞分化，就会导致骨强度下降。一般来说，骨密度（BMD）的下降会伴随骨微结构的紊乱和破坏，当骨丢失到一

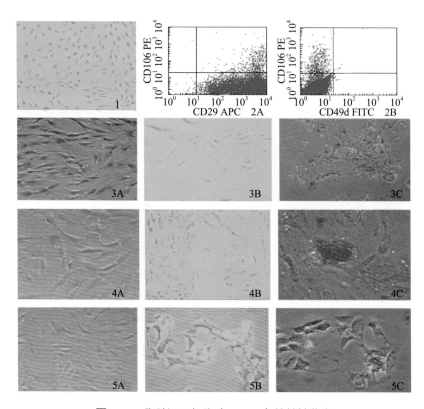

图 8-70　脂肪源干细胞（ADSCs）的特性鉴定

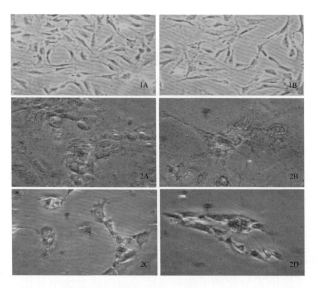

图 8-71　两种部位来源的 ADSCs 成骨和成脂的诱导分化

定程度时，骨质量就会显著下降，骨小梁变窄、变细、弯曲、错位甚至断裂（微损害、微骨折），最终引起骨质疏松（osteoporosis，OP）。因此，如何增加筋膜支架网络中未分化的干细胞向成骨细胞分化以促进骨形成是治疗骨质疏松的关键。

我们发现通过给予外源性的脂肪源干细胞以增加机体支持与储备系统中未分化的干细胞，能够有效改善骨组织的生化代谢，促进骨形成，改善骨组织的微结构，提高骨密度，增强骨生物力学的性能，对骨质疏松具有一定的治疗作用。这不仅为筋膜学理论提供了部分实验支持，也为骨质疏松的治疗提供了一种新的研究思路。

（一）ADSCs 对骨质疏松大鼠骨的生化代谢的影响

本实验共分为空白对照组（A组）、模型组（B组）、治疗组（C组）和治疗对照组（D组）4组。B、C和D组分别利用颈背部皮下注射醋酸泼尼松龙注射液 8mg/kg，3次/周，共12周的方法建立模型，A组给予生理盐水。然后通过尾静脉将 ADSCs 3×10^6 个/只注射入C组大鼠体内，D组给予生理盐水，2个月后处死并进行疗效观察。

血清 Ca 和 P 是骨组织矿化过程中重要的无机盐，通过对血清 Ca 和 P 的检测可以判断骨组织中无机盐的变化。ALP 在骨组织形成过程中产生，在肝功能正常的情况下能够反映骨转换率的强度，是评价骨形成的指标。心脏取血并以促凝管接取，室温下放置 8 小时后，以 3000r/min 离心 15 分钟并制备血清，用全自动生化分析仪分别测定血清 Ca、P、碱性磷酸酶（alkaline phosphatase，ALP）的含量。结果显示，糖皮质激素能够明显降低血清 Ca 和 ALP 的水平，提高血清 P 的水平。ADSCs 治疗后，能够显著提高骨质疏松大鼠血清 Ca 和 ALP 的水平，明显降低血清 P 的水平（表 8-9 和图 8-72）。提示 ADSCs 能够改善骨组织的钙磷代谢，促进骨形成。

表 8-9　大鼠血清 Ca、P、ALP 的水平（$\bar{x} \pm s$，$n=10$）

分组	样本数	Ca(mmol/L)	P(mmol/L)	ALP(U/L)
空白对照组	10	3.60 ± 0.22	3.16 ± 0.82	203.8 ± 40.36
模型组	10	2.60 ± 0.18 ▲	5.21 ± 1.03 ▲	149.3 ± 22.20 ▲
治疗组	10	3.04 ± 0.30 ◆ *	2.78 ± 1.70 ◆	201.5 ± 41.3 ◆
治疗对照组	10	2.81 ± 0.15 *	3.53 ± 1.29	183.7 ± 32.8

模型组与空白对照组比较，▲$P<0.01$；治疗组与模型组比较，◆$P<0.01$；治疗组与空白对照组比较，*$P<0.01$；治疗组与治疗对照组比较，*$P<0.05$；

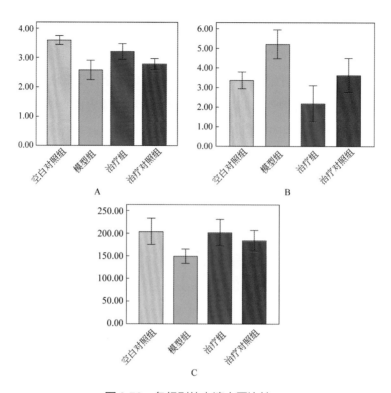

图 8-72　各组别的血清水平比较

A. 血清 Ca 水平；B. 血清 P 水平；C. 血清 ALP 水平

（二）ADSCs 对骨质疏松大鼠骨密度的影响

骨密度是骨质疏松诊断中最常用的检测指标，它能够对骨量的变化进行定量分析。大鼠处死后，分别取出大鼠的第三至第五腰椎和右侧股骨，利用双能 X 线骨密度仪对它们进行骨密度的测定。结果显示，长期大剂量地注射糖皮质激素能够显著降低腰椎和股骨的骨密度。ADSCs 治疗后，能够明显提高 OP 大鼠腰椎和股骨的骨密度（表 8-10 和图 8-73）。提示 ADSCs 不仅能够增加 OP 大鼠松质骨的骨量，也能够增加密质骨的骨量。

表 8-10　大鼠腰椎和右侧股骨的骨密度（$\bar{x} \pm s$，$n=10$）

分组	样本数	L₃-L₅ 椎体 BMD（mg/cm²）	股骨 BMD（mg/cm²）
空白对照组	10	162.70 ± 14.77	253.30 ± 28.68
模型组	10	115.40 ± 16.55 ▲	182.00 ± 11.53 ▲

续表

分组	样本数	L$_3$-L$_5$ 椎体 BMD（mg/cm^2）	股骨 BMD（mg/cm^2）
治疗组	10	148.90 ± 12.30 ◆*	225.10 ± 24.70 ◆*
治疗对照组	10	111.40 ± 14.33 ★	186.30 ± 5.59 ★

模型组与空白对照组比较，▲P<0.01；治疗组与模型组比较，◆P<0.01；治疗组与空白对照组比较，*P<0.05；治疗组与治疗对照组比较，★P<0.01；

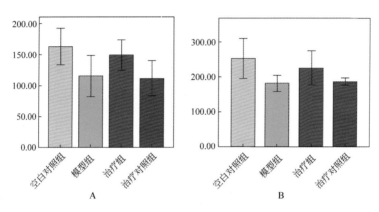

图 8-73　各组别的骨密度比较

A. 腰椎骨密度；B. 股骨骨密度

（三）ADSCs 对骨质疏松大鼠骨生物力学的影响

骨生物力学是研究骨组织在外力作用下的力学特性和受力后的生物学效应，是骨量、骨质量和骨结构的综合反映。其中股骨最大载荷和刚度是反映骨生物力学性能的重要指标，最大载荷是反映骨的载荷能力，刚度是反映在轴向载荷作用下抵抗变形的能力。大鼠处死后，取出左侧股骨，剔除周围的肌肉和结缔组织。利用生物材料动态力学试验机进行三点弯曲实验，并测量股骨的最大载荷和刚度值。其中股骨腹侧向上，背侧向下，跨距为 18mm，速率为 0.05mm/s。结果显示，长期大剂量的糖皮质激素注射，可明显降低股骨的最大载荷和刚度值。经过 ADSCs 治疗后，能够显著提高股骨的最大载荷和刚度值（表 8-11 和图 8-74）。提示 ADSCs 能够有效改善骨质疏松大鼠骨生物力学，提高骨强度。

表8-11　大鼠左侧股骨最大载荷和刚度值（ x̄±s，n=10 ）

分组	样本数	最大载荷（N）	刚度（N/mm）
空白对照组	10	97.02 ± 11.37	192.66 ± 42.28
模型组	10	58.38 ± 12.25 ▲	127.53 ± 19.08 ▲
治疗组	10	79.88 ± 9.06 ◆ *	185.80 ± 33.45 ◆
治疗对照组	10	65.99 ± 11.20 ★	154.42 ± 32.12 ★

模型组与空白对照组比较，▲ $P<0.01$；治疗组与模型组比较，◆ $P<0.01$；治疗组与空白对照组比较，* $P<0.01$；治疗组与治疗对照组比较，★ $P<0.05$；

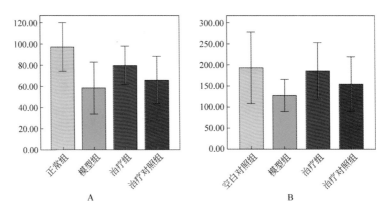

图8-74　各组别股骨的生物力学比较

A. 股骨最大载荷；B. 股骨刚度值

（四）ADSCs对骨质疏松大鼠骨组织微结构的影响

通过对不脱钙骨组织切片的观察，能够直观地观察到骨组织微结构的变化，并通过骨组织形态计量学的分析对骨形成和骨吸收进行定量分析。

大鼠处死后，取出右侧胫骨上1/3段，去除周围的肌肉和结缔组织后，用手术刀片沿矢状面剖开。逐级乙醇固定与脱水：70%的乙醇1～2天→95%的乙醇2天→100%的乙醇1天→100%乙醇1天→二甲苯8～12小时，上述乙醇的制备过程在4℃下进行。然后行甲基丙烯酸甲酯包埋，分别浸入浸液Ⅰ（甲基丙烯酸甲酯70ml+领苯二甲酸二丁酯30ml）、浸液Ⅱ（浸液Ⅰ＋过氧化苯甲酰1g）和浸液Ⅲ（浸液Ⅰ＋过氧化苯甲酰2.5g）各2天，之后将标本置于青霉素小瓶中，倒入新鲜配制的浸液Ⅲ。标本剖面向下置于瓶底中央，放入42℃烤箱中，2天后取出，针刺包埋块变硬后，敲掉玻璃小瓶，在打磨机上磨出所需的形状。Jung K 重型切骨机连续切取 6μm 厚度切片，分别进行组织学观察（Gemisa 染色）和类骨质观察（von kossa 染色）。测量区域为骺板下 2mm，采用 Lecia QWin 多功能彩色病理图像分析软件进行骨组织形态计量学分析。具体参数包括骨小梁相对体积（BV/TV）、骨小梁厚度（Tb. Th）、骨小梁数量（Tb.N）、骨小梁分离度（Tb.Sp）和单位骨小梁破骨细胞数（OC.N），均采用国际通用的公式对直接测得的参数进行计算（表 8-12）。

表 8-12　骨组织形态计量学相关参数及计算公式

中文名称	英文名称	缩写	单位	公式
骨组织面积	Tissue Area	T. Ar	mm^2	以两线，两皮质骨内膜为边的四边形的面积
骨小梁面积	Trabecular Bone Area	Tb. Ar	mm^2	测量区域内所有骨小梁的总面积
骨小梁周长	Trabecular Perimeter	Tb. Pm	mm	测量区域内所有骨小梁的总周长
破骨细胞数量	Osteoclast Number	N. Oc	#	所有骨小梁表面的破骨细胞数
骨小梁相对体积	Percent trabecular area	BV/TV	%	Tb. Ar/T. AR*100
骨小梁厚度	Trabecular thickness	Tb. Th	μm	(2000/1.199) (Tb. Ar/Tb. Pm)
骨小梁数量	Trabecular number	Tb. N	#/mm	(1.199/2) (Tb. Pm/T. Ar)
骨小梁分离度	Trabecular separation	Tb. Sp	μm	(2000/1.199) (T. Ar-Tb. Ar)/Tb. Pm
单位骨小梁破骨细胞数	Osteoclast number	OC. N	#/mm^2	N. Oc/Tb. Ar

切片脱塑后，经 von kossa 染色，骨小梁呈黑色。糖皮质激素注射后，骨小梁变细变薄，骨小梁排列紊乱，骨小梁间出现断裂，间距增大，出现陷窝。经 ADSCs 移植后，骨小梁数目增多，骨小梁变厚变粗，骨小梁的排列有序，骨小梁间连接增多，陷窝减少（图 8-75）。骨组织形态计量学的分析显示，糖皮质激素能够降低骨小梁的数量、相对体积和厚度，明显提高骨小梁的分离度，增加单位骨小梁破骨细胞数。经过 ADSCs 治疗后，骨小梁的数量、相对体积和厚度明显增加，而骨小梁的分离度显著降低，单位骨小梁的破骨细胞数减少（表 8-12）。提示 ADSCs 能够修复骨质疏松大鼠骨组织的微环境，促进骨形成，抑制骨吸收。

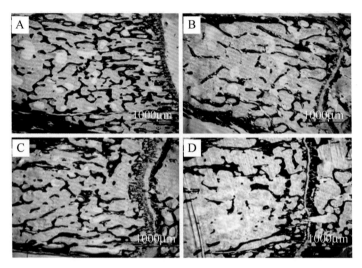

图 8-75 胫骨上段 von kossa 染色，骨小梁呈黑色

A. 空白对照组；B. 模型组；C. 治疗组；D. 治疗对照组

三、骨损伤对内源性 ADSCs 中 BMP 信号分子表达的影响

筋膜学的"双系统"理论认为，疏松结缔组织中的间充质干细胞构成了支持与储备系统的主要物质基础——细胞储备。在受外界刺激的作用而损伤时，机体的支持与储备系统（非特异性的结缔组织）中的未分化干细胞不断为功能系统提供细胞源，并分化成各种定向干细胞，进而分化成机体成熟的功能细胞来修复损伤，维持机体的稳定。在机体受到创伤时，间充质干细胞通过增殖、分化来修复损伤。脂肪源干细胞作为一种成体干细胞，具有向多个胚层来源的成熟细胞分化的能力。ADSCs 结合生物材料移植可修复骨缺损。骨形成的关键是基质干细胞向成骨细胞分化，而成骨细胞（osteoblast，OB）主要由间充质干细胞分化而来。该发育分化过程受一系列细胞因子、信号分子和周围环境因素的影响和控制。其中，骨形态发生蛋白（bone morphogenetic protein，BMPs）具有重要作用。BMPs 属于 TGF-β 超家族成员，在诱导干细胞成骨并修复骨损伤方面具有重要作用，能够促进骨的形成。BMPs 作为一种细胞因子，与相应的受体结合而发挥其生物学作用。BMP 及其下游的级联蛋白组成的信号传导系统通过影响相关转录因子，如 Cbfa1、Osx、Dlx5/Msx2 等的表达水平或是直接作用于成骨细胞的特异性蛋白 ALP、OCN 的 mRNA，从而促进成骨细胞的分化，刺激骨形成。目前已发现有 20 多种

BMPs 相关蛋白，根据结构和功能可分成三类：BMP-2、BMP-4 及 ddp 基因产物属于 BMP-2/4 类；BMP-5、BMP-6、BMP-7（osteogenic protein-1，OP-1）、BMP-8（OP-2）及 gbb-60A 的基因产物等属于 OP-1 类；GDF-5（cartilage-derived morphogenetic protein-1，CDMP-1）、GDF-6（CDMP-2 或 BMP-13）、GDF-7（BMP-12）则 为 GDF-5（Growth-differentiation factor-5）类。其中，BMP-2,4,6,7 与骨诱导密切相关。由于结构的差异，BMPs 与 BMP 受体结合具有选择性：BMP-2/4 类与 ALK-3（BMPR-IA）和 ALK-6（BMPR-IB）结合；OP-1 类与 ALK-2 和 ALK-6 结合；而 GDF-5 类则只与 ALK-6 结合。

在骨折早期创伤等因素的刺激下，BMPs 的表达增加。BMPs 在成骨过程中具有重要作用。BMPs 的信号传导过程是：BMPs 首先与 II 型受体和 I 型受体结合，I 型受体磷酸化 Smads，Smads 进入核内与转录因子相互作用并影响相关蛋白的转录。Smad1、Smad5 和 Smad8 涉及 BMPs 的信号传导，在骨形成中起重要作用。Lee SW 等将标记的 ADSCs 经尾静脉移植到骨损伤小鼠，追踪 ADSCs，发现 ADSCs 向骨损伤部位迁移，且可促进骨修复。但是 ADSCs 成骨分化的分子机制尚不清楚。据此，ADSCs 是否存在 BMPs 信号通路？骨损伤后，ADSCs 在成骨修复损伤的过程中，其表面的 BMPs 受体及其下游蛋白的表达是否增加？根据以上理论，我们探讨大鼠了 ADSCs 成骨分化的能力，并通过建立大鼠骨缺损模型，观察了 ADSCs 在骨损伤情况下，BMPs 信号通路的表达变化（表 8-13）。结果成骨诱导培养 21 天后，茜素红染色显示矿化结节呈特异性的粉红色，阴性对照孔中未见被染成粉红色的钙结节；RT-PCR 检测结果显示 BMPs 信号通路相关分子 Bmpr1a、Bmpr1b、Bmpr2、Smad1、Smad5、Smad8 的 mRNA 均阳性表达（图 8-76）。因此，我们认为 ADSCs 具有多向分化潜能，可向成骨细胞和成脂肪细胞分化；ADSCs 可能存在 BMP 信号通路，而且该通路在骨损伤大鼠的 ADSCs 中表达增加。

表 8-13 各组骨小梁相关指标比较

分组	骨小梁相对体积 BV/TV(%)	骨小梁厚度 Tb. Th(μm)	骨小梁数量（Tb. N）（#/mm）	骨小梁分离度 Tb. Sp(μm)	单位骨小梁破骨细胞数 OC. N（n/mm²）
空白对照组	31.00 ± 4.25	47.08 ± 3.39	6.74 ± 1.12	107.73 ± 28.93	18.89 ± 2.24
模型组	17.60 ± 3.58 ◆	35.12 ± 3.60 ◆	4.95 ± 0.75 ◆	170.70 ± 30.28 ◆	51.50 ± 11.48 ◆

续表

分组 group	骨小梁相对 体积 BV/TV(%)	骨小梁厚度 Tb. Th(μm)	骨小梁数量 （Tb. N） （#/mm）	骨小梁分离度 Tb. Sp(μm)	单位骨小梁破骨 细胞数 OC. N （n/mm²）
细胞治疗组	24.70 ± 5.08 ★▲	38.63 ± 2.92 ★▲	6.40 ± 1.27 ★	124.22 ± 29.97 ★	28.72 ± 7.72 ★▲
实验对照组	19.42 ± 3.75*	35.16 ± 3.32*	5.53 ± 0.95	147.78 ± 33.97	46.39 ± 9.99*

模型组与空白对照组比较，◆ $P<0.01$；细胞治疗组与模型组比较，★ $P<0.05$；细胞治疗组与空白对照组比较，▲ $P<0.05$；细胞治疗组与实验对照组比较，* $P<0.05$。

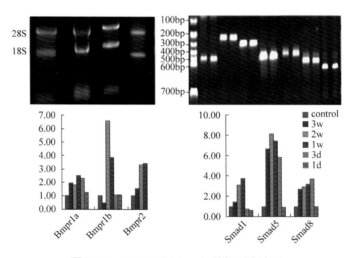

图 8-76　BMPRs 和 Smads 的相对表达量

四、脂肪源干细胞对运动能力的影响

筋膜学认为筋膜组织中的间充质干细胞是该系统的主要物质基础，功能器官的损伤或是代谢过度皆可以通过动员筋膜中储备的脂肪源干细胞进行增殖、分化，以对其补充修复。筋膜中干细胞的储备可以因机体代谢需要应急到身体的各个部位。脂肪源干细胞是筋膜间充质干细胞的一种主要细胞储备形式。通过实验探讨了外源性脂肪源干细胞移植具有提高运动能力的作用，从而对筋膜中间充质干细胞对全身的支持储备作用提供了部分的支持，也为提高运动能力提供了新的思路和方法。

运动性疲劳是指机体生理过程不能持续其功能在一特定水平上和（或）不能维持预定的运动强度，主要表现为运动员经过一段时间的大强度训练或激烈的比赛之后出现的机体疲劳，达不到原有的竞技水平。如何延缓运动性疲劳的产生和加速其消除是运动医学领域研究的热点。体育运动中，如何提高运动员的各种运动能力，成为从事体育研究的热点。现在大多数是研究药物对机体的影响，尤其以传统中药为多，如巴戟天、白藜芦、冬虫夏草、槲皮等，还有一些中药复方，也有一些西药，如硫辛酸、NO前体左旋精氨酸、肌酸、丙酮酸钙等。研究表明，这些药物均对机体的运动能力有一定的影响。本实验用40只Wistar雄性大鼠，随机分成4组，来观察移植ADSCs对Wistar大鼠血清学指标及运动能力的影响，探索一种新的改善运动能力的机制（表8-14）。

表 8-14　移植 ADSCs 对运动疲劳大鼠血清 BUN、BLa、Hb、LDH 含量的影响（$\bar{x}\pm s$，$n=10$）

分组	Hb（g/L）	BUN（mmol/L）	LDH（u/L）	BLa（mmol/L）
空白对照组	104.57 ± 3.35	10.42 ± 0.83	927.36 ± 34.82	3.54 ± 0.40
模型组	87.73 ± 4.64 ▲	14.36 ± 0.76 ▲	1369.17 ± 71.12 ▲	10.77 ± 1.20 ▲
实验对照组	102.73 ± 3.24 #	10.35 ± 0.81 #	924.98 ± 34.58 #	7.97 ± 0.82 #
实验组	98.76 ± 3.38 ※	12.24 ± 0.66 ※	1244.70 ± 50.09 ※	105.30 ± 11.46 ※

注：▲与空白对照组相比，$p<0.01$；# 与空白对照组相比，$p>0.05$；※ 实验组与实验对照组相比 $p<0.01$。

1. 疲劳运动引起的血清学指标的变化

（1）大鼠血红蛋白（Hb）含量的变化：Hb是评定耐力项目运动员身体功能状态的一个重要指标。研究表明，Hb含量与运动量的大小关系密切，适宜的运动训练有助于Hb含量的升高，提高运动员有氧代谢的能力；而进行过度训练可引起Hb明显降低，导致运动能力下降，因而Hb可作为反映运动量大小的敏感指标。本实验结果显示，训练组及训练细胞移植组大鼠较安静组大鼠Hb的含量均明显下降（$P < 0.01$）。

（2）血尿素氮（BUN）含量的变化：BUN是评价运动时体内蛋白质分解代谢的常用指标。正常生理条件下，血尿素的生成和排泄处于动态平衡状态。当蛋白质代谢异常时，血尿素的浓度会发生变化。在长时间大强度运动时，血尿素的变化范围明显，血尿素与机体疲劳程度以及负荷量的大小呈正相关，是评定运动员功能状态的重要指标。本实验结果显示，力竭后各组大鼠BUN的含量呈现显著性上升。其机制是大强度运动，肌糖原大量消耗，脂肪动用和分解加速，能量需求的平衡关系有可能受到破坏。为了补充骨骼肌和大脑正常活动对糖的需求，蛋白质和氨基酸的分解代谢增强，氨基酸的糖异生作用加强，尿素生成增多，致使BUN含量升高。实验结果还显示，训练细胞移植组较训练组大鼠的 BUN 水平低，且有显著性差异（$P < 0.01$），提示 ADSCs 有减少蛋白质氧化供能的作用。

（3）血清乳酸脱氢酶（LDH）活性的变化：血清 LDH 酶活性的改变虽不能充分说明运动中组织及细胞受到的损伤情况，但是血清 LDH 酶活性的变化是一种运动应激，表示了身体供能方式结构的比例变化。过度训练时，LDH 大量逸出细胞，表明机体的乳酸代谢发生障碍，肾脏、骨骼肌、肝脏及心肌的无氧氧化能力降低，供能受阻，活动能力下降。本实验结果显示，训练组和训练细胞移植组大鼠的血清 LDH 活性均较安静组明显升高。实验结果还显示，训练细胞移植组大鼠血清 LDH 活性显著低于训练组，其原因可能是 ADSCs 具有清除超氧阴离子、羟自由基、脂质过氧化自由基的能力，减少了自由基对组织细胞膜的损伤，进而防止了细胞内 LDH 的外漏。

（4）血乳酸（BLa）含量的变化：BLa 是运动强度的重要指标。运动时乳酸浓度的变化主要取决于运动的强度和持续时间，并受运动方式、年龄、肌糖原贮备等因素的影响。在运动训练中检测 BLa 对于运动员的运动能力评价、训练强度的监控和生理负荷强度的评价非常重要。本实验结果显示，训练组和训练细胞移植组大鼠的 BLa 含量较安静组均有上升趋势，且训练组有显著性变化（$P < 0.01$）。当大强度运动时，骨骼肌产生的乳酸增多，导致该平衡破坏，浓度升高；同时，剧烈运动时，肌细胞膜通透性增加，使肌细胞中更多的乳酸进入到血液中，当超过其清除能力时，BLa 浓度升高。训练细胞移植组大鼠的 BLa 浓度较训练组有显著性降低（$P < 0.05$），提示 ADSCs 有助于减少运动大鼠体内 BLa 的积累，对延缓运动性疲劳的发生有积极作用。

2. 移植脂肪源干细胞对大鼠力竭游泳时间的影响　结果显示，模型组与空白对照组比较，力竭时间有明显提高；与模型组比较，实验组力竭时间显著升高，说明移植脂肪源干细胞对运动疲劳的减缓或恢复有作用；实验对照组与空白对照组比较，力竭时间的变化无统计学差异，说明细胞移植对无运动疲劳的大鼠影响不明显。

与运动系统相关的干细胞研究，多是与肌肉相关。脂肪源干细胞具有诱导成肌细胞的能力，有研究表明，用于治疗肌无力、心肌梗死等肌性疾病效果明显。它相对于成肌细胞免疫性低。Murtuza B 在成肌细胞移植治疗小鼠梗死心肌的实验研究中发现，与对照组（无移植区）相比，实验组的基质金属蛋白酶 -2、9 的上调显著减少，心肌纤维化也进一步减少。Lazerges 等将培养 5 天的原代肌卫星细胞植入经腓总神经切断缝合的胫骨前肌，结果显示胫骨前肌有明显的形态和功能上的改变，肌湿重和肌力与未移植对照组相比有显著增加。Vieira NM 等研究，SJL 肌营养不良大鼠经尾静脉移植人源脂肪源干细胞，人源干脂肪细胞表达出了人源肌肉蛋白，在宿主内有肌细胞的分化，大大改善了肌营养不良大鼠的运动能力。

实验结果表明：补充机体筋膜组织中的干细胞能有效抑制红细胞和血红蛋白的损伤，提高乳酸清除能力，延缓运动性疲劳的产生（表 8-15）。

表 8-15　移植 ADSCs 对大鼠力竭游泳时间的影响（ $\bar{x}\pm s$ ，$n=10$ ）

分组	空白对照组	模型组	实验对照组	实验组
时间（S）	2926 ± 326	4501 ± 639 ▲	3145 ± 249[#]	5658 ± 819[※]

注：▲与空白对照组相比，$P<0.01$；[#] 与空自对照组相比，$P<0.01$；[※] 实验组与实验对照组 $P<0.01$。

五、移植脂肪源干细胞抗衰老的实验研究

衰老是整个机体形态结构和生理功能的全面衰退，是一个动态的、复杂的过程。当前预防和延缓衰老已成为生命科学研究的热点。根据筋膜学，衰老是筋膜中干细胞储备逐渐耗竭的过程，而如何保持筋膜的正常状态，为功能系统提供稳定的细胞来源并维持其向功能细胞的正常分化，是延长生命周期的关键。如果衰老时减少的干细胞能得到及时补充，为机体提供新的细胞储备，可修复机体损伤、延缓衰老、延长生命周期。

移植 ADSCs 可以通过刺激内生性干细胞补充到待修复的脏器或自身直接迁移以补充到待修复区域，以调节干细胞的微环境，并且促进它们沿着需要的方式分化为功能细胞，从而更新机体衰老的功能细胞，维持机体平衡。为探讨外源性脂肪源干细胞移植是否具有延缓衰老的作用，本实验观察移植 ADSCs 对 D- 半乳糖（D-gal）衰老大鼠的自由基、免疫等方面，以及衰老大鼠学习的记忆及性能力等方面的影响，探索一种新的抗衰老机制，为临床延缓衰老的治疗提供了新的思路和方法。

将 90 只 SD 大鼠随机分成空白对照组（A 组）、模型组（B 组）和治疗组（C 组）。B、C 组颈背部皮下注射 15% 的 D- 半乳糖 1000mg/（kg·d），连续 8 周以复制亚急性衰老模型，空白对照组大鼠每天给予生理盐水 1.6ml，颈背部皮下注射。

造衰老模型成功后，细胞治疗组大鼠行脂肪源干细胞静脉移植。用于移植的第 4

代 ADSCs 在进行传代后，在培养基中掺入 10μmol/L 的 Brdu，培养 3 天后消化收集，无菌生理盐水重悬，300 万细胞 /ml。每只大鼠经尾静脉注射 ADSCs 3×10^6 个，模型组输入生理盐水 1ml。

移植细胞后第 10 天开始，连续 5 天对各组大鼠进行 Morris 水迷宫实验，检测大鼠的空间学习记忆能力。HE 染色以观察大鼠海马区锥体细胞的形态，TUNEL 免疫组化染色以观察大鼠海马区锥体细胞的凋亡指数。雌鼠分别在实验前 48 小时和 1 小时皮下注射苯甲酸雌二醇 200μg/kg 和黄体酮 2mg/kg 以诱导雌鼠发情，用发情的雌鼠和雄鼠进行交配，从而对雄性进行相关的性能力研究。HE 染色显示大鼠睾丸组织精曲小管的结构变化；免疫组化及免疫荧光追踪移植细胞；免疫组化观察 3β-HSD 的分泌及大鼠间质细胞的凋亡指数。放免法观察大鼠血清的睾酮含量。

连续皮下注射 D-gal 可以模拟大鼠衰老。移植 ADSCs 后，可以明显提高衰老大鼠 T-SOD、CuZn-SOD 的活性、血清 IL-2 的水平、脾脏指数和胸腺指数，降低 MDA 的水平（$P < 0.05$）。细胞治疗组的血清 NO 水平与模型组比较，无统计学差异（$P > 0.05$）（图 8-77）。

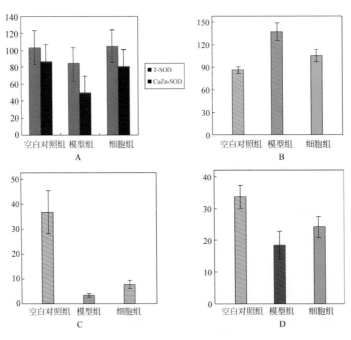

图 8-77

A. 超氧化物歧化酶的活性；B. 丙二醛的含量；C. 一氧化氮的含量；D. 白介素 -2 的水平

Morris 迷宫显示移植干细胞后，衰老大鼠的空间学习记忆能力提高；TUNEL 染色显示海马锥体细胞的凋亡率降低，抑制了海马锥体细胞的凋亡（图 8-78）；移植干细胞后同时可以改善衰老大鼠的交配能力，增加交配次数和扑捉次数。细胞治疗后血清睾酮的含量增加，睾丸间质细胞分泌的 3β-HSD 增多，而间质细胞的凋亡率降低。

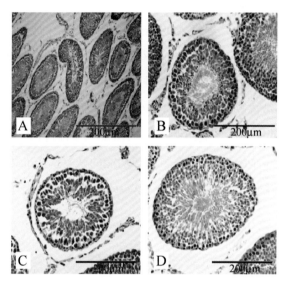

图 8-78　移植脂肪源干细胞对大鼠睾丸组织的保护性作用

A. 睾丸曲细精管的定位（×40）；B. 正常对照组（×400）；

C. 衰老模型组（×400）；D. 细胞治疗组（×400）

综上所述，本研究分别采用了细胞分离培养、HE 染色和免疫组化等技术手段，从血清学自由基及免疫功能方面，以及空间学习记忆能力、交配能力等多方面，多角度地探讨了移植脂肪源干细胞对 D-gal 诱导的亚急性衰老大鼠的作用。这是从筋膜学角度研究抗衰老机制的一个新尝试。本研究发现，补充外源性的脂肪源干细胞可以延缓 D-gal 诱导的衰老，提高其生命质量，从而为筋膜学的支持与储备理论提供了实验支持。

六、静脉移植脂肪源干细胞治疗大鼠创伤性脑损伤

创伤性脑损伤（traumatic brain injury，TBI）是神经系统的常见损伤，往往可对患者造成严重伤害，遗留有较为严重的后遗症，目前尚无有效的治疗方法，细胞移植

给治疗创伤性脑损伤提供了新的思路。目前用于移植的种子细胞有胚胎干细胞、神经干细胞等多种细胞，受到伦理和来源的限制，临床上应用障碍较多。间充质干细胞近年来受到重视。

机体不同部位中的脂肪源干细胞（ADSCs）免疫表型以及多向分化能力有无差别，是细胞移植治疗中应该考虑的问题之一。机体的损伤状态是否对 ADSCs 的收获率和表面标志造成影响，也是进行 ADSCs 移植治疗研究中应该考虑的问题之一。本课题研究了静脉移植 ADSCs 能否促进大鼠创伤性脑损伤的恢复，以及对脑源性神经营养因子（BDNF）和胶质细胞源性营养因子（GDNF）的影响。

本实验用大鼠脑冷冻伤模型作为创伤性脑损伤模型（图 8-79），静脉移植脂肪间充质干细胞，用 Brdu 标记。实验组大鼠脑损伤 24 小时后行 ADSCs 尾静脉移植，每只大鼠注射 3×10^6 个。Morris 迷宫检测认知功能的恢复。Brdu 免疫荧光检测移植的脂肪间充质干细胞在脑损伤区域的分布。Western blotting 检测 BDNF 和 GDNF 的相对含量。

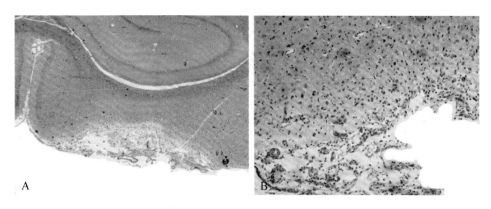

图 8-79　TBI14 天后 HE 行染色

A.×40；B.×200

结果显示 ADSCs 移植明显促进了创伤性脑损伤大鼠认知功能的恢复。免疫荧光检测显示移植的 ADSCs 大量聚集在损伤的大脑皮质中（图 8-80），实验组大鼠的脑组织中 BDNF 和 GDNF 的相对表达量明显高于对照组（图 8-81）。表明静脉移植脂肪间充质干细胞，能定植于创伤性脑损伤大鼠的损伤皮层，接受移植的大鼠脑内 BDNF 和 GDNF 的含量增加，神经功能明显改善。

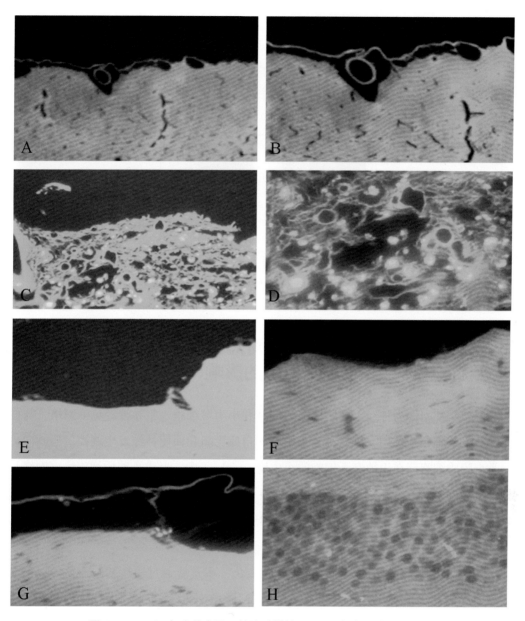

图 8-80　BrdU 免疫荧光显示静脉移植的 ADSCs 在大鼠脑内的分布

注：1. 正常大鼠皮层未见 BrdU 阳性细胞，图 A、B（A×100,B×200）；2. 实验组脑损伤皮层可见 BrdU 阳性细胞，图 C、D（C×200，D×400）；3. 对照组脑损伤皮层未见 BrdU 阳性细胞，图 E、F（E×100，F×400）；4. 实验组正常皮层和海马未见 BrdU 阳性细胞，图 G、H（G×400，H×400）。

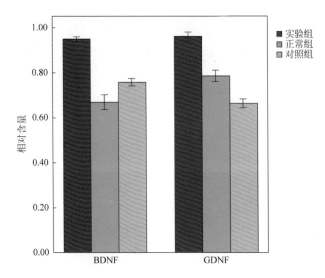

图 8-81　各组大鼠脑内 BDNF 和 GDNF 的相对表达量

七、小胶质细胞介导的 IGF-1 对短暂脑缺血新生大鼠海马齿状回成体神经干细胞增殖的影响

小胶质细胞作为神经干细胞的支持细胞和小生境细胞，主导神经免疫网络，与成体神经干细胞相互作用，维持神经干细胞的自我更新和促使神经发生调控信号倾向，这类小胶质细胞存在于神经干细胞的小生境（niche）中，形成小胶质细胞免疫网络与神经干细胞的相互作用，其缺乏经典的 M1 小胶质细胞表型，却独具 M2 小胶质细胞表型（促神经发生表型）特性，作为神经干细胞的支持细胞和小生境细胞以维持大脑内环境的稳定和自我更新。

1. 海马 DG 区小胶质细胞超微结构的变化　本实验通过短暂脑缺血诱导以新生大鼠海马齿状回的神经发生，观察缺血早期引起的小胶质细胞超微结构的变化（图8-82）。发现在缺血早期小胶质就发生形态改变，由静息状态的长杆状结构变为激活状态的锯齿状结构，缺乏经典的 M1 小胶质细胞表型的溶酶体结构，大量活化的小胶质细胞在神经发生区域海马齿状回处聚集。小胶质细胞是促神经发生或神经保护表型还是神经毒性表型，是近年神经科学领域争论最激烈的话题，究竟是哪种角色，要看它们当时的激活状态和功能表型。本实验表明在缺血早期，小胶质细胞就参与神经发生，小胶质细胞形态学结构改变的基础，正好解释了促神经发生小胶质细胞这一功能表型。

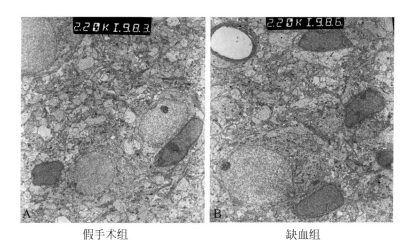

假手术组   缺血组

图 8-82　透射电镜下小胶质细胞超微结构：深染的呈杆状或锯齿状的为小胶质细胞

A. 假手术组缺血后 1 天，DG 区小胶质细胞的超微结构（×2200）；

B. 缺血组缺血后 1 天，DG 区小胶质细胞的超微结构（×2200）

2. 缺血后 1 天、4 天、7 天，DG 区新生细胞的增殖和 IGF-1 表达的增加　本实验所标记的 BrdU 阳性细胞主要是具有增殖和分化能力的神经干细胞。在短暂脑缺血后 1 天、4 天、7 天，神经干细胞增殖逐渐增加，IGF-1 在短暂脑缺血后 1 天、4 天、7 天的表达也相应增加，增加的 IGF-1 通过促蛋白激酶途径作用于神经干细胞，促使神经干细胞增殖。IGF-1 在新生大鼠出生后随着日龄的增加，IGF-1 的表达减少，这也正好解释为什么出生后新生神经元会大量凋亡。由于脑内神经营养因子支持不足，将会导致出生后神经干细胞的增殖不断减弱。在大脑缺血损伤后，小胶质细胞被激活，活化的小胶质细胞表达主要组织相容性抗原 11 和 IGF-1，以促使神经发生。当使用小胶质细胞抑制剂二甲胺四环素后，神经发生的作用将显著减弱。IGF-1 可以通过活化的小胶质细胞的自分泌作用产生，也可以通过与星型胶质细胞或神经元相互作用的旁分泌产生，或通过与外周的 T 细胞相互作用，促使肝脏合成 IGF-1，经血液循环的 IGF-1 穿越血－脑屏障，远分泌作用于神经干细胞，促使神经干细胞的增殖（图 8-83 ~ 图 8-86，表 8-16、表 8-17）。

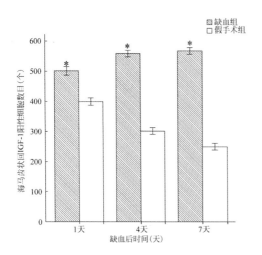

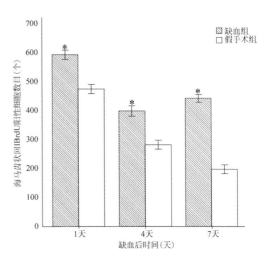

图 8-83 缺血后 1 天、4 天、7 天，海马齿状回 IGF-1 阳性细胞数目

注：* 与同时间点的假手术组比较，$P < 0.05$；误差线：±2.00 SD

图 8-84 缺血后 1 天、4 天、7 天，新生大鼠海马齿状回 BrdU 阳性细胞数目

注：* 与同时间点的假手术组比较，$P < 0.05$；误差线：±2.00 SD

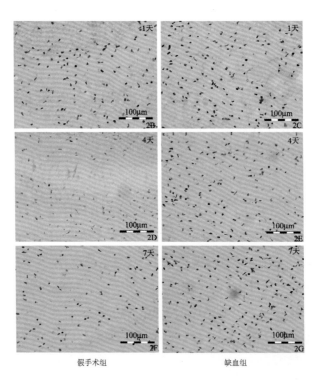

图 8-85 免疫组织化学染色缺血后 1 天、4 天、7 天，DG 区的 IGF-1 阳性细胞

注：黄褐色颗粒为 IGF-1 阳性细胞。2B、2D 和 2F：假手术组缺血后 1 天、4 天和 7 天，DG 区的 IGF-1 阳性细胞（×400）；2C、2E 和 2G：缺血组缺血后 1 天、4 天和 7 天，DG 区的 IGF-1 阳性细胞（×400）

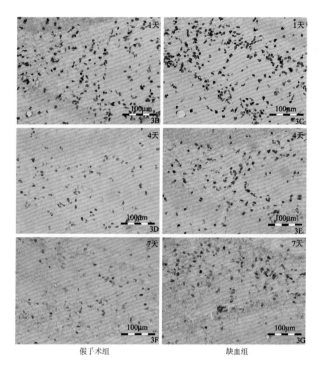

图 8-86　免疫组化染色，缺血后 1 天、4 天、7 天，DG 区的 BrdU 阳性细胞

注：黄褐色颗粒为 BrdU 阳性细胞。3B、3D 和 3F：假手术组缺血后 1 天、4 天和 7 天，DG 区的 BrdU 阳性细胞（×400）；3C、3E 和 3G：缺血组缺血后 1 天、4 天和 7 天，DG 区的 IGF-1 阳性细胞（×400）

表 8-16　缺血后 1 天、4 天、7 天，海马齿状回 IGF-1 阳性细胞数目（$\bar{x}\pm s$，n=8）

分组	样本数	1 天(个)	4 天(个)	7 天(个)
缺血组	8	500.75 ± 6.86*	558.13 ± 5.62*	567.38 ± 5.68*
假手术组	8	398.75 ± 6.25	301.13 ± 5.41	248.63 ± 5.42
F		966.21	8687.60	13178.20
P		0.000	0.000	0.000

* 与同时间点假手术组比较，$P<0.05$；

表 8-17　缺血后 1 天、4 天、7 天，海马齿状回 BrdU 阳性细胞数目（$\bar{x}\pm s$，n=8）

分组	样本数	1 天(个)	4 天(个)	7 天(个)
缺血组	8	591.00 ± 7.80*	397.13 ± 9.04*	440.63 ± 6.74*
假手术组	8	472.50 ± 8.14	282.13 ± 7.77	197.25 ± 7.57

续表

分组	样本数	1天(个)	4天(个)	7天(个)
F		883.56	743.76	4610.89
P		0.000	0.000	0.000

* 与同时间点假手术组比较，$P<0.05$；

3. 缺血后 7 天，连续使用 IGF-1 受体阻断剂，DG 区 IGF-1 的表达被阻断，新生细胞的增殖明显减少。

IGF-1 是维持脑内稳态的中心，也是脑内蛋白质网络的中心，IGF-1 可增强其他生长因子的活性，如脑源性神经营养因子 BDNF 或血管内皮生长因子 VEGF，目前还没有证据证明通过其他生长因子可以增强 IGF-1 的活性。本实验在短暂脑缺血模型中使用 IGF-1 受体阻断剂 JB1，竞争 IGF-1 的受体，IGF-1 的表达被阻断，使 IGF-1 失去生物学功能，这样通过促蛋白激酶途径作用于神经干细胞的通路被阻断，增强其他生长因子作用于神经干细胞的生物学功能也会受抑制，神经干细胞的增殖能力也明显减弱（图 8-87 ~ 图 8-89，表 8-18 ）。

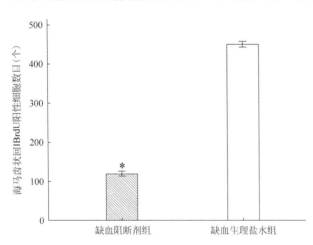

图 8-87　缺血后 7 天，海马齿状回的 BrdU 阳性细胞数目

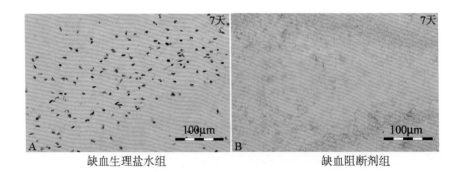

图 8-88　免疫组化染色缺血生理盐水组和缺血阻断剂组在缺血后 7 天，DG 区的 IGF-1 阳性细胞
注：黄褐色颗粒为 IGF-1 阳性细胞。A: 缺血生理盐水组缺血后 7 天，DG 区的 IGF-1 阳性细胞（×400）；B: 缺血阻断剂组缺血后 7 天，DG 区的 IGF-1 阳性细胞（×400）

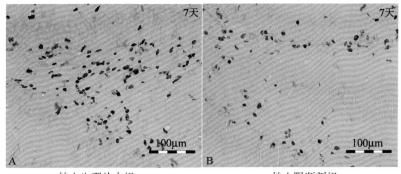

图 8-89　免疫组化染色缺血生理盐水组和缺血阻断剂组在缺血后 7 天，DG 区的 BrdU 阳性细胞
注：黄褐色颗粒为 BrdU 阳性细胞。A：缺血生理盐水组缺血后 7 天，DG 区的 Brdu 阳性细胞（×400）；
B：缺血阻断剂组缺血后 7 天，DG 区的 Brdu 阳性细胞（×400）

表 8-18　缺血后 7 天，海马齿状回的 BrdU 阳性细胞数目（$\bar{x}±s$，$n=8$）

分组	样本数	7天(个)
缺血阻断剂组	8	119.63 ± 3.11*
缺血生理盐水组	8	450.00 ± 3.59
F		38715.87
P		0.000

* 缺血阻断剂组与缺血生理盐水组比较，$P<0.05$；

　　大脑缺血损伤后，神经干细胞的神经免疫网络被激活，最主要的是先天免疫细胞即小胶质细胞被激活，小胶质细胞通过自身表达或通过与星型胶质细胞、神经元细胞或外周的 T 细胞相互作用表达 IGF-1，参与大脑缺血损伤的修复。小胶质细胞存在于神经干细胞的小生境中，形成小胶质免疫网络并与神经干细胞相互作用，其缺乏经典的神经毒性 M1 小胶质细胞的表型，却独具促神经发生和神经保护的 M2 小胶质细胞的表型，作为神经干细胞的支持细胞和小生境细胞可维持内环境的稳定和更新，小胶质细胞这一独特的功能表型将为临床治疗脑血管损伤疾病提供新的靶点。

八、二十五味珊瑚丸对 D- 半乳糖衰老大鼠海马细胞形态和 GFAP 表达的影响

1. 背景　神经退行性疾病（neurodegenerative disease，ND）是以脑和脊髓中神经元不可控制的丢失和特定蛋白大量的聚集为病理特征，伴随脑功能的下降，特别是认知功能和运动功能下降的一大类疾病，包括阿尔茨海默病（Alzheimer disease，AD）、亨廷顿病（Huntington disease，HD）、帕金森病（Parkinson disease，PD）、肌萎缩侧索硬化症（amyotrophic lateral sclerosis，ALS）和脊髓性肌萎缩症（spinal muscular atrophy，SMA）。在大脑中，阿尔茨海默病和亨廷顿病可导致神经元普遍丧失，而帕金森病则是局限在黑质的多巴胺能（dopaminergic，DA）神经元的损失。在脑干和脊髓中，肌萎缩侧索硬化症和脊髓性肌萎缩症涉及运动神经元的变性和损失。神经退行性疾病的另一个病理特征是特定蛋白的大量聚集，比如 β 淀粉样蛋白

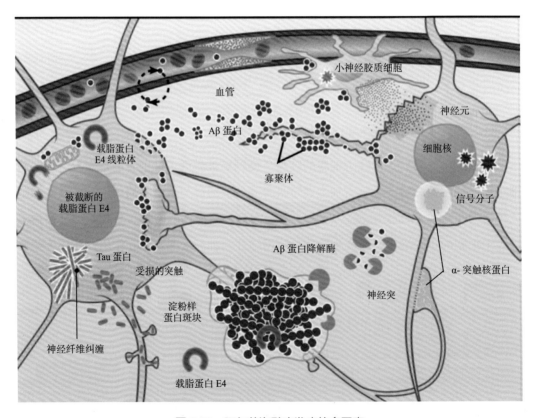

图 8-90　阿尔茨海默病发病的多因素

（β-amyloid peptide，Aβ）和 tau 蛋白在阿尔茨海默病患者中的聚集，α- 神经突触蛋白（α-SN）在帕金森病患者中的聚集，或者是 Huntington 蛋白在亨廷顿病患者中的聚集。神经退行性疾病的影响因素有多种，包括基因和非基因因素，如遗传、线粒体功能障碍、氧化应激以及慢性免疫激活等（图 8-90）。

星形胶质细胞在神经退行性疾病中发挥着重要作用。近年来的研究表明，中枢神经系统内的星形胶质细胞不仅对神经元起营养、支持和保护作用，还参与了神经元信息的传递并调控突触的活动，构成了神经元 – 胶质细胞的交互通信（neuron-glia intercommunication）。当神经系统受到刺激和损伤，如感染、创伤、缺血和神经变性等，星形胶质细胞能迅速反应，其数目增加，胞体变大，突起变粗，生成反应性星形胶质细胞（reactive astrocytes），其标志之一是胶质纤维酸性蛋白（glial fibrillary acidic protein，GFAP）的表达。受到刺激和损伤的星形胶质细胞，其功能失调，甚至变性，会中断神经元 – 胶质细胞的相互通信，引发神经紊乱和疾病。星形胶质细胞可参与脑衰老引起的神经退行性病变，在神经变性的早期，星形胶质细胞萎缩，导致兴奋性神经递质谷氨酸（glutamate，Glu）过度释放，使兴奋性毒性增加，导致突触连接中断，神经递质稳态失衡和神经细胞的死亡；而在后期，星形胶质细胞被激活，释放大量的炎症介质和神经毒性因子，如肿瘤坏死因子（tumor necrosis factor，TNF-α）、前列腺素（prostaglandins，PGS）和活性氧（reactive oxygen species，ROS）等，引发神经炎症，发挥负的调控。另外，星形胶质细胞可参与血 – 脑屏障（blood-brain barrier，BBB）的构成，是神经血管单元（neurovascular unit，NVU）的重要组成部分，其过度增生，形成胶质瘢痕（glial scar），会影响血 – 脑屏障对营养物质的输送和代谢废物的清除，从而促进神经退行性疾病的发生。因此，调节星形胶质细胞的功能成为中枢神经系统退行性疾病防治的重要靶目标（图 8-91 和图 8-92）。

D- 半乳糖致大鼠衰老模型，表现为退行性病变，是一种简便优良的衰老模型。海马是脑内参与记忆贮存功能的重要部分，海马中与记忆有关的神经元主要是齿状回 DG 区、海马 CA1 区和 CA3 区的锥体细胞。HE 染色、TUNEL 和 caspase-3 免疫组化染色显示，D- 半乳糖模型大鼠海马和齿状回的神经元核固缩，TUNEL 和 caspase-3 阳性细胞数比正常大鼠明显增多，D- 半乳糖模型大鼠海马和齿状回的神经元大量损伤和凋亡，并且学习记忆能力下降。研究表明反应性星形胶质细胞增生参与了 D- 半乳糖诱导脑衰老的病理过程，表现为胞体肥大和突起的增粗，GFAP 免疫组化结果显

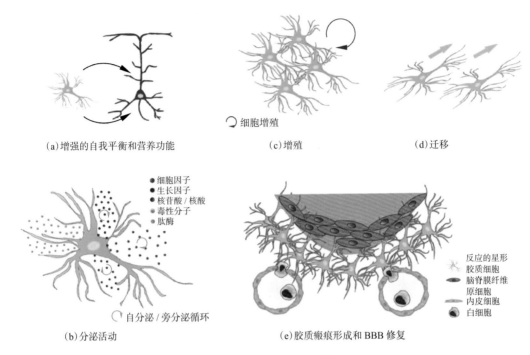

(a) 增强的自我平衡和营养功能　　(c) 增殖　　(d) 迁移

细胞增殖

细胞因子
生长因子
核苷酸 / 核酸
毒性分子
肽酶

反应的星形胶质细胞
脑脊膜纤维原细胞
内皮细胞
白细胞

自分泌 / 旁分泌循环

(b) 分泌活动　　(e) 胶质瘢痕形成和 BBB 修复

图 8-91　星形胶质细胞的特点

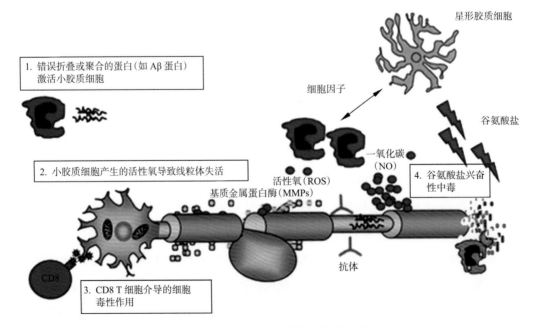

星形胶质细胞

1. 错误折叠或聚合的蛋白（如 Aβ 蛋白）
   激活小胶质细胞

细胞因子

谷氨酸盐

2. 小胶质细胞产生的活性氧导致线粒体失活

一氧化碳（NO）

4. 谷氨酸盐兴奋性中毒

活性氧（ROS）

基质金属蛋白酶（MMPs）

抗体

CD8

3. CD8 T 细胞介导的细胞毒性作用

图 8-92　星形胶质细胞与神经退行性疾病

示，在齿状回 DG 区和接受谷氨酸能神经纤维投射的 CA1 区辐射层尤其明显，星形胶质细胞的活化可能是增加了对兴奋性神经递质谷氨酸的摄取和水转运的结果。

传统医学，特别是藏医药，经过几千年的实践和发展，在治疗慢性病方面积累了丰富的经验，有着独特的优势。近年来，传统民族医学越来越被人们所接受。藏医药是我国传统医学中的瑰宝，在防治神经退行性疾病方面，积累了丰富的临床经验，创制了许多有效的方剂。二十五味珊瑚丸为藏药名方，方中珊瑚、珍珠、磁石、朱砂等可镇心安神；麝香、藏菖蒲可醒脑开窍；红花、木香可行气活血；葫芦、脑石可利水消肿；丁香、草乌可止痛，具有开窍、通络、止痛之功效，适用于"白脉病"、神志不清、身体麻木、头晕目眩、血压不调、头痛、癫痫及各种神经性疼痛，对脑部神经血管病变具有较好的疗效。目前，二十五味珊瑚丸的各项研究工作较以往有了长足进步，但是一直缺少现代药理学的研究。本方以芳香开窍、活血化瘀药物为主，研究表明，石菖蒲能降低星形胶质细胞水通道 -4 基因的表达；麝香提取物对脂多糖所致的神经细胞炎性损伤具有显著的保护作用，以 144mg/L 浓度最佳，其可能通过减少星形胶质细胞分泌 IL-6 起作用。

本实验选用 D- 半乳糖制备衰老大鼠模型，之后给予二十五味珊瑚丸干预，通过 HE 染色观察海马 CA3 区锥体细胞的形态，通过 GFAP 免疫组化染色和 Western blotting 法观察海马星形胶质细胞纤维酸性蛋白（GFAP）的表达情况，探讨二十五味珊瑚丸对衰老大鼠海马细胞的保护作用。

2. 目的　研究二十五味珊瑚丸对 D- 半乳糖衰老大鼠海马细胞的影响，进而探讨其对衰老引起认知功能下降的改善作用，为拓展二十五味珊瑚丸药效和深入洞察其药理作用提供实验资料。

（1）通过 HE 染色观察海马 CA3 区锥体细胞的形态，研究二十五味珊瑚丸对 D- 半乳糖衰老大鼠神经细胞的影响。

（2）通过 GFAP 免疫组化染色和 Western blotting 法观察海马星形胶质细胞纤维酸性蛋白（GFAP）的表达情况，研究二十五味珊瑚丸对 D- 半乳糖衰老大鼠神经胶质细胞的影响。

3. 方法

（1）成年 SIB 雄性大鼠 36 只，随机分为模型组、空白对照组、西药组和二十五味珊瑚丸低、中、高组，每组各 6 只。模型组、西药组及二十五味珊瑚丸组颈背部皮下注射 D- 半乳糖 500mg/（kg·d）（溶于生理盐水中），对照组颈背部皮下注射生理盐水，连续给药 8 周，制备衰老模型。

（2）于造模的第 6 周，空白对照组、模型组给予生理盐水灌胃，西药组给予多奈哌齐 0.9mg/（kg·d），二十五味珊瑚丸低、中、高组分别给予二十五味珊瑚丸 43mg/（kg·d）、64mg/（kg·d）、96mg/（kg·d）（混于生理盐水中）灌胃，连续给药 4 周。

（3）灌胃 4 周后，取各组大鼠的脑组织，通过 HE 染色观察海马 CA3 区锥体细胞的形态，通过 GFAP 免疫组化染色和 Western blotting 法观察海马星形胶质细胞纤维酸性蛋白（GFAP）的表达情况。

4. 结果

（1）CA3 区位于海马的前弯曲部，主要为锥体细胞层，HE 染色后胞浆呈红色，细胞核呈蓝色；与对照组相比，模型组的锥体细胞层细胞数量明显减少，排列稀疏、紊乱，细胞间隙增大，可见核固缩；与模型组相比，二十五味珊瑚丸组中剂量组和高剂量的锥体细胞层细胞丢失较少，细胞排列较紧密、整齐（图 8-93）。

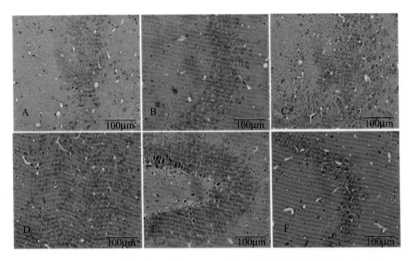

图 8-93　各组大鼠海马 CA3 区的 HE 染色图（×400）

A. 模型组；B. 空白对照组；C. 多奈哌齐组；D. 二十五味珊瑚丸组（低剂量组）；

E. 二十五味珊瑚丸（中剂量组）；F. 二十五味珊瑚丸（高剂量组）

（2）GFAP 在各组大鼠的海马齿状回 DG 区均有表达，主要分布在胞浆，为黄色或棕黄色颗粒物；与对照组相比，模型组 GFAP 阳性的星形胶质细胞数量增多，胞体肥大，突起较粗；与模型组相比，二十五味珊瑚丸组 GFAP 阳性的星形胶质细胞数量明显减少，胞体较小，突起较细（图 8-94）。

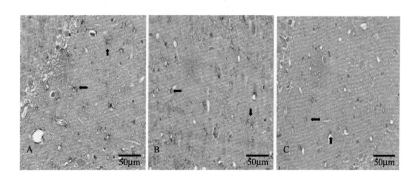

图 8-94　模型组、空白对照组及二十五味珊瑚丸组大鼠海马齿状回 DG 区的 GFAP 染色图（×600）

A. 模型组；B. 空白对照组；C. 二十五味珊瑚丸组

（3）与对照组比较，模型组 DG 区的细胞数明显增多，累积光密度值 IOD 明显增大，差异有显著性（$P < 0.05$）；与模型组比较，二十五味珊瑚丸组 OG 区的细胞数明显减少，累积光密度值 IOD 明显减小，差异有显著性（$P < 0.05$）（图 8-95）。

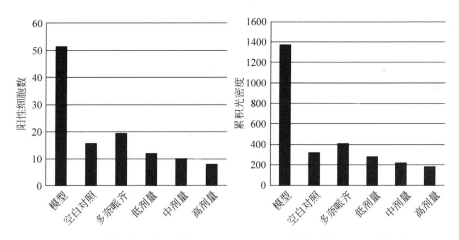

图 8-95　各组大鼠海马齿状回 DG 区 GFAP 阳性细胞数和累积光密度

（4）与对照组比较，模型组 GFAP 的蛋白表达有增高趋势，差异有显著性（$P < 0.05$）；与模型组相比，二十五珊瑚丸组 GFAP 的蛋白表达有下降趋势，差异有显著性（$P < 0.05$）（图 8-96）。

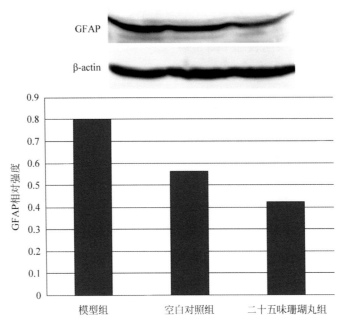

图 8-96　各组大鼠海马的 GFAP 表达量（Western blotting 分析）

5. 结论

（1）和对照组相比，模型组大鼠海马 CA3 区的锥体细胞层排列紊乱，数量减少，细胞萎缩和核固缩，海马齿状回 DG 区表达 GFAP 的细胞数较多，胞体和突起较肥大，海马 GFAP 蛋白的表达增多，提示 D- 半乳糖大鼠的海马神经元变性，星形胶质细胞被激活。

（2）和模型组相比，二十五味珊瑚丸组大鼠 CA3 区的锥体细胞层排列整齐，数量较多，细胞萎缩和核固缩减轻，齿状回 DG 区表达 GFAP 的细胞数较少，胞体和突起较小，海马 GFAP 蛋白的表达下降，说明二十五味珊瑚丸能抑制 D- 半乳糖诱导的神经元变性和星形胶质细胞的过度激活，从而减轻神经元和星形胶质细胞的损伤。

综上所述，通过 HE 染色观察海马 CA3 区锥体细胞的形态，通过 GFAP 免疫组化染色和 Western blotting 法观察海马星形胶质细胞纤维酸性蛋白（GFAP）的表达情况，探讨二十五味珊瑚丸对衰老大鼠海马细胞的保护作用。这些结果为拓展二十五味珊瑚丸的药效和深入洞察其药理作用提供了实验资料。

第九章 筋膜学的研究展望

当我们认识到"穴位"的本质是在刺激时能产生较强生物学信息的部位，这种信息通常以神经感觉信息为主，还有转动针体时造成的结缔组织的扭动以及挤压毛细淋巴管以促进淋巴液回流，刺激筋膜中的干细胞向功能细胞分化，这也是针灸治疗疾病和针灸减肥疗法的基本原理。

位于躯干和四肢的穴位多处于结缔组织聚集的肌间隔或肌间隙处，在该部位进针能够带动较多的筋膜，从而刺激较多的神经产生神经冲动。由于周围神经在躯干呈节段性分布，在四肢沿神经走行分布，这些不同节段末梢的刺激点在人体中沿躯干和四肢的长轴分布，将各个穴位点相连就形成线或"经"，沿一条神经在横向的各个刺激点相连就形成"络"。在研究经络穴位时，我们应该了解古代经络和穴位的记载更多的是建立在临床实践的基础上，因此，我们研究时更应该从中枢神经对各部刺激的整合中理解经络的存在，而不是机械地追求形态结构上的完全统一。

根据结缔组织的形成顺序，我们可以将对结缔组织的研究分为四个层次：①细胞外基质：主要包括蛋白多糖、糖蛋白和组织液。②纤维网状结构：以胶原纤维为主，并含有少量弹性纤维和网状纤维，这些纤维形成的网格，为细胞附着和均匀分布起到了支撑作用。③细胞层面：结缔组织中的细胞可分为内源性细胞和外源性细胞。④结构和器官：结缔组织中最高级的结构为感觉神经纤维，另外还有小血管、毛细血管、淋巴管以及各种神经感受器。这部分结构的生物学层次最高，其产生的生物学效应对机体的作用也最强，尤其是感觉神经纤维和神经感受器是众多外治疗法的刺激重点，这也是中医取穴的主要依据。

各种中医疗法与结缔组织各层次的关系（纵向研究）：通过分析结缔组织的结构层次，对照中医的各种外治疗法，虽然我们一般认为，每一种刺激方法所产生的都是综合性刺激，也就是对各个层面的结构均有一定的作用，但是，每一种刺激方法也各有侧重，如梅花针、刮痧、外敷刺激药物（膏药）主要作用于位于皮肤乳头层的各种神经感受器和神经末梢；浮针、皮下针和部分平衡针主要作用于浅筋膜感觉神经纤维；肌间隔针体旋转行针、按摩、推拿主要作用于结缔组织的纤维；挑刺、梅花针、针刀主要作用于微小血管，产生的刺激以损伤性刺激为主；各种热疗（艾灸、红外线照射、热敷）主要作用于细胞外基质。中药的作用机制：很多方剂是以作用到结缔组织中以改善微循环，如活血化瘀是很多疾病的治疗手段，其基本点就是改善人体的内环境，使疾病通过自身的调节得到痊愈。因此，在中药的研究中应该注重观察这种有效成分对机体微循环和结缔组织各种成分的影响，尤其应该注重对基底膜通透性的影响等（上皮组织的基底膜是调控干细胞向定向干细胞转化的关键结构），以上为我们今后的研究拓展了思路。

第一节　筋膜学与"中医病理学"

我国中医的科学化和现代化进程，自新中国成立以来几十年的提倡和支持，通过几代科研工作者在基础与临床研究方面的不懈努力，中医的科学学科体系已逐渐建立起来，这意味着中医的发展已从分散过渡到集中，从经验学科过渡到科学学科，从方向性科学的探索过渡到健康科学工程的建立。

一、新的功能系统的研究——支持与储备系统的功能

目前，对筋膜结缔组织功能的认识基本还停留在作为构成各种功能器官的支持组织，广泛存在于人体各部，具有连接、支持、营养、分隔、运输和保护作用。临床上对疾病的发病机制和治疗方法也是基于功能器官的功能和病理变化，很少涉及构成器官的结缔组织在维持器官正常功能中的作用。从筋膜学的角度研究人体各器官的功能，则可以看出人体是由尚未分化的非特异性结缔组织筋膜支架所构成的支持与储备系统，和已分化的功能细胞所构成的功能系统两个系统组成。功能系统在支持与储备系统的支持和包绕下，维持结构和功能的稳定性。支持与储备系统以干细胞为核心，通过分化出各种定向干细胞，为功能系统的更新提供源源不断的细胞补充和细胞活动所需的营养物质，并不断保持功能系统各种细胞的更新、代谢所需内环境的稳定性。新的解剖学分科，必然带来医学体系的重新认知，因此，筋膜解剖学带来的最重要的研究领域即是对支持与储备系统的全面研究，主要涉及领域包括：

1. 组织器官的分隔、固定和支撑作用。筋膜形成的被膜、韧带、隔膜及深入器官内部的间膜起到了保持器官在机体的位置，维持器官的形态等机械固定支撑作用。

2. 筋膜中所含丰富的毛细血管为各种器官细胞提供了代谢所必需的营养成分，以及保持器官细胞活动的内环境。

3. 监测机体内环境的变化。通过遍布筋膜中的感觉神经（包括意识性、非意识性、内脏神经和躯体神经）感受各种物理和化学刺激。

4. 监测机体功能细胞生命状态的变化。通过存在于筋膜结缔组织中的各种炎症细胞和免疫识别细胞监测机体细胞生命状态的改变(如细胞的变异、突变、损伤、衰老)。

5. 组织细胞的修复和再生。由于组织中存在大量未分化的间充质细胞，其可在局部细胞再生因子和神经递质（如交感神经末梢分泌的乙酸胆酸、类递质）内分泌激素的共同作用下向功能细胞分化，修复损伤的组织细胞，骨折愈合的过程就是这一功能典型的例子。

6. 清除损伤老化的组织细胞。由于筋膜结缔组织中存在大量的毛细淋巴管和巨噬细胞，它们能清除功能细胞中的损伤或衰老的细胞。其机制是巨噬细胞直接清除的损伤细胞的大分子率先通过毛细淋巴管进入中枢免疫系统，通过激活本体免疫和细胞免疫以清除损伤部位的组织细胞。

7. 调节组织细胞的代谢。由于筋膜结缔组织含有丰富的交感和副交感神经末梢，通过作用于功能细胞所附着的毛细血管可改变局部的血液供应，为功能细胞的活动提供充足的营养物质。同时交感、副交感兴奋产生的神经介质可直接作用于功能细胞

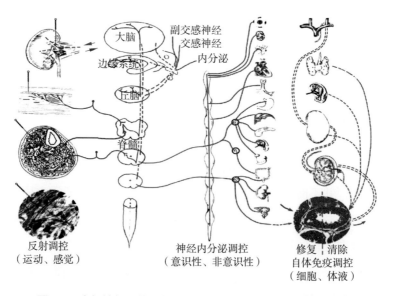

图 9-1　中枢神经系统和免疫系统维持机体内环境稳定的机制

（如交感神经可促进细胞的分裂和增殖，副交感神经可促进细胞的分泌和蠕动）。这一系统在中枢神经系统和免疫系统的共同参与下，可实现维持机体内环境稳定的作用，其作用机制见图 9-1。

二、中医病理学的科学定位

纵观世界医学发展史，形态学研究始终是所有医学的基础学科。解剖学研究是整个医学基础中的基础，现代医学的所有基础学科都是建立在解剖学的基础上，解剖学本身也随着研究手段的进步逐渐由大体向细微深入开展，从最初的大体解剖学（肉眼观察）到显微镜下的微视解剖学（组织学和细胞学）；从光学显微镜到单分子电镜（超微解剖）；从普通染色观察到生化免疫显示的功能检测（组织化学解剖学）。

从正常形态学到病变形态学促进了病理学的产生和发展，出现了大体病理学。随后出现了基于组织细胞学的显微病理学，以及源自生化免疫形态学的免疫组织病理学，等等。因此，病理学与解剖学一起构成了基础医学的重要学科框架（图 9-2）。

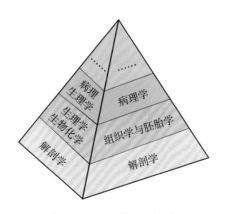

图 9-2　解剖学科的地位

三、中医病理学的基础——筋膜解剖学

筋膜解剖学提出了全新的"人体观"和"方法论"，通过对结缔组织支架的发育生物学追踪，发现人体的非特异性结缔组织支架与原生单胚层生物（如海胆的胚囊

期）的细胞外基质、两胚层生物（如水母）的中胶层、三胚层生物（如扁虫）的间充质一直到高等动物的未分化结缔组织在生物进化过程中属于同源结构。它们在生物体内起到为所支持和包绕的已分化的功能细胞的更新提供稳定的细胞源，并为功能细胞的生存和正常生理功能的发挥提供稳定的内部环境。

因此，这些生物从生物进化和发育的角度均可分为两个大的系统：以非特异性结缔组织支架为基础的支持与储备系统，和被该支架包绕和支撑的功能细胞所组成的功能系统。以两系统（人体观）理论研究人体结构的解剖学研究方法称为筋膜解剖学，研究这两大系统相互关系的学术领域称为筋膜学，它关注的轴线是体内具有何种机制来维持结构和功能的稳定，从而使机体保持较长的生命周期（方法论）。

（一）现代解剖学

现在人体解剖学的研究通常延续两种模式进行：

1. 系统解剖学　以人体功能为轴线，人体最基本的功能单位是细胞，功能相似的细胞聚集在一起形成组织，人体由四大组织构成（上皮组织、结缔组织、肌肉组织、神经组织）。由不同的组织构成有固定形态和特定功能的器官，如心、肝、脾、肺、肾等，每一块骨骼和肌肉都是一个器官。功能类似的器官形成一个系统，人体由九大功能系统组成。因此，这种以功能为轴线的研究方式称为系统解剖学。

2. 局部解剖学　以人体构成为轴线进行研究，人的整体由 10 个大的局部构成（头、颈、背、胸、腹、盆、四肢）。每个局部从浅入深的结构形式和不同层次、不同深度以及相互毗邻关系，是局部解剖学研究的主要手段。这种以结构组成为轴线的研究方式称为局部解剖学。

（二）筋膜解剖学

筋膜解剖学是我们提出的新的解剖学研究方法，以人体的生命周期为研究轴线，探索在生命过程中人体如何通过不断的更新、修复和再生，来维持机体结构和功能的稳定，从而延长人的生命时间。它的核心内容是人体组成的双系统理论，我们认为人体结构无论多么复杂，其实都是以两个基本部分通过不断折叠、迁移、内陷等方法发育而成的，在这一过程中，其两大部分的基本构成模式并没有改变：由未分化的结缔组织（疏松结缔组织和脂肪组织）形成的遍布全身各部位的筋膜支架网络构成了人体的支持与储备系统，被该支架网络支持和包绕的各种已分化的功能细胞构成了人体的功能系统。支持和储备系统内所包含的原生细胞（干细胞）通过不断分化，形成各种功能细胞，对功能细胞的衰亡和减少进行补充，从而维持人体各种功能和形态。由于其重要的组织成分为全身的筋膜支架网络，对这两个系统相互影响、相互协调的研究称为筋膜学，单纯从解剖学角度亦可称为筋膜解剖学。

（三）分类的依据

1. 解剖学角度　全身的筋膜支架网络是一个独立的功能系统。

从人体解剖学角度来看，由疏松结缔组织和脂肪组织构成的非特异性结缔组织，形成一个遍布全身的结缔组织（筋膜）软性支架网络，这个筋膜支架网络参与了所有人体器官的内在结构，遍及细胞基膜、肌组织、神经组织、肌腱、腱鞘、韧带、关节囊/滑膜囊，以及所有内脏器官的被膜和系膜，构成各种组织器官的生存基础，为已分化组织器官的更新和修复提供细胞来源和能量储备，提供稳定的内部生存环境，并对其功能活动与新陈代谢进行调控，构成了一个独立的功能系统。

2. 组织胚胎学角度　筋膜支架网络是同源结构。

从组织胚胎学角度来看，上述筋膜支架网络均起源于胚胎时期的间充质（mesenchyme）。间充质是胚胎时期填充在外胚层和内胚层之间散在的胚内中胚层组织，由间充质细胞（mesenchymal cells）和无定形基质组成，无纤维成分。结缔组织是人和高等动物的基本组织之一。由细胞、纤维和细胞外间质组成。细胞有巨噬细胞、成纤维细胞、浆细胞、肥大细胞等。纤维包括胶原纤维、弹性纤维和网状纤维。基质是略带胶黏性的液质，填充于细胞和纤维之间。纤维和基质又合称"间质"，是结缔组织中最多的成分。结缔组织具有很强的再生能力，创伤的愈合多通过它的增生而完成。结缔组织又分为疏松结缔组织（如皮下组织）、致密结缔组织（如腱）和脂肪组织等。因此，筋膜在组织学上具有同一性。

3. 功能角度　筋膜支架网络构成人体支持与储备系统。

在胚胎发育的过程中，中胚层分化出功能系统各种组织器官之后，所留存的间质部分，形成一个遍布全身的筋膜结缔组织支架网络，该支架网络构成已经分化的组织器官的生存基础，并为已分化的组织器官提供不间断的细胞源与营养要素，为已分化的组织器官提供一个稳定的生存环境，并对其功能活动与生命更新代谢进行调控，我们又可称其为人体的支持与储备系统。

4. 生物进化角度　筋膜支架网络构成人体两大系统之一。

在生物进化历程的单胚层阶段，所有生物是由外层包被的功能细胞和内部充填的细胞外基质两部分构成，其中功能细胞属于多能细胞，所有维持生物生存的各种生命活动均由这层细胞完成，该层细胞可称为功能细胞系统；内部细胞充填的细胞外基质起到支持与储备的作用，这类可称之为支持与储备系统。如单胚层生物是由外层的功能系统和内部的支持储备系统两个系统构成。在整个生物进化史中，单胚层生物、二胚层生物、三胚层生物的生物结构始终围绕两条轴线进行：一是功能系统细胞功能的不断专能化；二是支持储备系统的逐渐完善，即细胞储备与释放机制的建立。人作为生物进化的高级阶段，其功能系统已被概括为运动、呼吸、消化等九大系统，但其支持储备系统则一直没有得到重视，而人体的支持储备系统的解剖学基础即筋膜支架网络。或者说，筋膜支架网络构成了人体两大系统之一：支持与储备系统。筋膜学的提出是医学研究从两维（功能和结构）提升到三维层面（功能、结构和寿命）。以此充分体现了东方文化的科学人体观和方法论，可以解决中医的科学依据问题。筋膜学的研究弥补了达尔文进化论对生物生命周期不断延长的忽视，如为何不同的生物，两者之间的寿命差距甚大。筋膜学研究的最终目的是实现人类的健康长寿。总之，新的人体观和方法论——筋膜学的提出有利于我们更加全面地认识人体的生物学本质。

（四）三种解剖学研究方法的比较

1. 研究观察的轴线　系统解剖学以功能为轴线，局部解剖学以结构为轴线，筋膜解剖学以时间（进化或寿命）为轴线（图9-3）。

从这一示意图中我们可以看出，在这个三维体系中，对人体进行研究可以更全面地获得人体的解剖学信息，观察得更加全面。

2. 筋膜解剖作为中医的基础学科，有以下科学依据：

（1）筋膜学双系统理论的提出是中医经络研究的最新成果，用筋膜学解释经络的物质基础有形态学、临床上的充分依据。如：何为经络？何为阴脉阳脉？任督二脉、皮部等经络的重要概念都得到了充分的实验和临床验证。

（2）筋膜学能对中医外治疗法的作用机制进行充分的生物学解释，如毫针疗法、浮针疗法、针刀疗法、平衡针、银质针等。

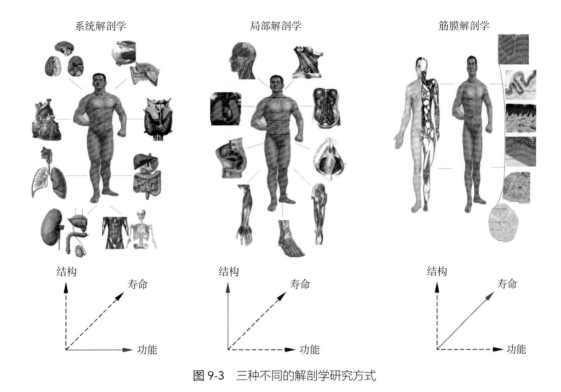

系统解剖学　　　　　　局部解剖学　　　　　　筋膜解剖学

结构　　　寿命　　　　结构　　　寿命　　　　结构　　　寿命

功能　　　　　　　　功能　　　　　　　　功能

图 9-3　三种不同的解剖学研究方式

（3）筋膜学双系统理论与中医的哲学基础——《易经》的核心思想"一阴一阳之谓道"相适应。

（4）筋膜学研究的时间轴概念与《黄帝内经》所表述的人体寿命相一致。

（5）筋膜的生物学、细胞学内涵对整体与局部疾病的调整和作用，可以解释中医的疗效和作用机制。

四、中医病理学的研究思路

从筋膜学研究人体两系统的构成，可以形象地把人体看作是一个长满各种花卉的花园，支持和储备系统的筋膜支架网络就是这个花园的土地，功能系统就好像是生长在花园中的各种花卉，以往的病理学研究和观察重点是各种功能细胞的生存状态（花卉），而即将开展的中医病理学，更多的是应该关注花卉生长的土地（环境）。筋膜学认为对于功能细胞来讲，它的健康与否，与其生存的环境密切相关。筋膜中各种成分的改变，将对其包绕和支持的功能细胞状态产生影响。了解筋膜中的改变就能够对功能细胞的生存状态进行预测、评估，进而对疾病的发生、治疗和预后进行评价，并为治疗提供参考和疗效评估的依据。以病理检查的肿瘤活检为例，一般而言，找到癌细胞是肿瘤病理诊断的金标准，从中医病理的角度，可以通过全身某一部位的筋膜成分的改变，来判断肿瘤的易感性和易发性，从而可以提前预测肿瘤即将发生，也可以在尚未找到肿瘤细胞的情况下，判断肿瘤已经出现。中医病理学还可以对一些临床疑难病症的诊断和治疗提供新的诊断依据，如亚健康、退行性病变和老年性疾病等。

五、中医病理学的研究要点

由于以往的基础研究多侧重于功能细胞的机制和形态，对于支持和包绕这些功能细胞的结缔组织的研究还基本上停留在"只是起到保持和充填作用"这一误区。长期以来，研究者对全身和各局部的结缔组织研究基本上还处于空白阶段，如不同年龄组结缔组织的成分和其中各种细胞的分布、数量和活性状态尚没有人报道，甚至取哪一处的结缔组织进行测查才能更具代表性地反映全身的筋膜状态尚未达成共识，很多正常值也需要大数据和大样本的支持才能更具有参考对比和判断的依据，这些都需要大量的基础研究工作。从这个意义上讲，中医病理研究还在起步阶段，好在我们已经有了一个明确的方向，有了进行学术研究和交流的组织，相信这一新的学科一定能取得令人瞩目的成绩，将有很多新的发现和认识，从而促进中医的科学化、现代化的进程，使我国中医对世界和人类医学事业作出更大的贡献。

第二节　筋膜学研究与应用

在筋膜学提出的过程中，我们有几方面的体会：①我们人体与其他生物体并没有质的区别，尤其是与哺乳动物之间有更多的共性而非差异，就是与低等生物，其基本生物要素也有很多是相同的，从生物的角度上讲，都是为着一个目标：生存、更有效率的生存、更长时间的生存。从生存的意义评价人体与其他生物，它们也许并不比人类差，反而有很多方面值得人类借鉴。②中、西医研究各有侧重。现代医学的基础是遵循着循证医学的原则，任何一种疾病都要找到其病因，然后在解剖、组织、生理、病理、微生物研究的基础上设计治疗方案。有病变，该切除的就切除；有病原体就使用针对该病原体的抗生素，但是对整个机体的易感性考虑较少。中医则多从整体的角度辨证治疗，但针对性不够明确。如果从筋膜学的角度来评价这两者的区别，这种侧重就很容易理解：中医侧重于支持与储备系统，西医侧重于在前者支持下的功能系统。③中、西医应该相互学习，相互尊重。现代西医从生物医学的角度进行研究的历史，也就是在工业革命的兴起时走上了快速发展的轨道。达尔文进化论的提出为生物医学的发展奠定了基本理论框架，但比起生物界几十亿年的进化历程，这也只是微不足道的一瞬间。人类不可能在如此短暂的时间内对生物内部的运作机制有完整的了解，也就是说，我们现在虽然对生物的研究已经到了分子水平，但还是一些皮毛。西方医学的模式对病原明确的疾病（如感染的控制、器质性病变部位的切除、外伤的救治）确实能够起到立竿见影、药到病除的疗效，但很多疾病的发生往往不是由单一因素决定的，而且不同的个体表现不同。这些问题目前已经引起科学界的重视，现在不少著名学者倡导"整合医学"（樊代明院士）或"系统医学"（金观源、凌峰教授），体现了在科学探索过程中的醒悟。

筋膜学的提出使我们认识到在达尔文进化论的指导下，整个生物进化的研究过程主要沿着两条主线，即生物学研究的两维研究模式：①结构从简单逐渐到复杂，从单细胞生物—多细胞生物—单胚层生物—两胚层生物—三胚层生物—哺乳动物，一直到人，结构越来越复杂；②功能越来越细化，单细胞生物，一个细胞就可以完成从出生到死亡整个生命周期的所有生命活动，到了哺乳动物，这个过程需要众多的细胞、器官、系统来完成，作为构成生物的单个细胞个体，功能逐渐细化。毋庸置疑，这种结构的复杂化和分工的单一化有助于提高生物的生存效率，包括对环境的适应能力、对抗生存竞争的能力、对环境中所需物质的获取能力，等等。一句话，向食物链的顶端发展。然而，当我们沉浸在这些奇妙发现的过程中时，往往会忽略另外一个非常重要的现象，那就是生物的进化过程伴随着的生命周期的延长，从简单的多细胞生物、单胚层生物、两胚层生物较短的生命周期，几小时、几天，到高等动物像爬行类、鸟类、哺乳类，一直到人的几年、十几年、几十年，上百年。生物生命周期的不断延长在生物的进化中具有极其重要的意义，尤其是人类，从古到今，对生命周期的延长，即长寿的追求达到了痴迷的地步。今天关于长寿地区、长寿个体、长寿饮食等相关报道不绝于耳，总能够吸引众多读者的眼球，长寿可以说是很多人渴望的目标。古代帝王对长寿追求的记载也多见于各种正史和野史。比如从死后奢侈的墓葬，可以看出其对生存的渴望和再生的奢望，与现今冷冻人体以求复生的研究如出一辙。从生物学的角度来看，没有较长的生命周期，许多高层次的生命活动就无法实现。比如现代人类第二语言（文字）的建立，信息的传播和整理，知识的学习、积累和创新，科学研究和发明均需要有较长的生命周期作为支撑。

筋膜学的提出，开创了从以往二维研究模式向三维研究模式转化的先河，从结构和功能的两维模式升级到结构、功能、时空的三维模式，我们提出的时空轴即是生物进化中，个体生物的寿命轴线，其研究的基础就是结缔组织构成的支持与储备系统在生物进化的过程中，其结构和功能不断地完善，使得生物个体在完成各种生命活动的同时，不断地从支持与储备系统中获取新的细胞供应，通过增殖、分化，为各种功能细胞的消耗提供细胞源。在神经和神经内分泌因子的调控下，结缔组织中干细胞的分化速率得到有序的控制，从而使个体中的细胞储备能够供应更长的时间。

在筋膜学的基础上，我们所提出的纵向和横向研究模式，使我们同样可以看出以往有关经络的研究多是侧重于筋膜中的某一种结构或成分，神经学说提出经络与神经密切相关，血管学说提出与血管相关，还有体液学说、纤维学说，等等。但是，这些研究只能解释经络的某一种现象，不能够反映经络的本质。筋膜学的提出，第一次从整体的角度、生物进化的角度，提出了人体结构的双系统理论，从生物最基本的进化要素——生命周期不断延长的角度，分析了全身的结缔组织支架网络（经络）在人体中的作用，并以实验为依据证实了这一学说，它不但能够充分解释经络现象，也从宏观上提出了经络存在的生物学意义，可以用于解释中医的基本理论问题，并对中医各种疗法的生物学意义提供了一套完整的思路。从现代医学的角度，弥补了研究视角的缺陷（生命周期的延长机制，以及所涉及结缔组织的组织结构进化和完善过程）。

筋膜学提出的意义就在于将中医理论和临床实践纳入了生物医学的科学范围，使中医发展进入了生物医学的轨道，搭上了现代生物医学发展的快车。生命周期的延长，实际上是一个最基本的生命单位：细胞集群后生命周期的延长。生命周期是以整个细胞集群的生存作为标志，而不是以单个或某个细胞个体为标志。以人体为例，人的生命始于一个受精卵，随着受精卵的分裂增殖，形态的延伸、折叠和细胞的迁移，其逐渐发育成一个完整的个体。事实上，我们人类现代医学对疾病的诊治还是处在一个不高的水平，很多疾病得不到有效的治疗，比如病毒类疾病、结缔组织病、老年性疾病、肿瘤等。中医以及其他民族医学是人类在长期与疾病做斗争的过程中总结出的经验结晶，有些方法已经被证实是科学有效的，有些方法还没有被完全解读。应该说，这给我们的研究人员提供了很好的研究空间和启发，我们一定要很好地利用这些祖先留下的宝贵遗产，切不可一概否定，或是冠以"伪科学"的帽子并横加打击，甚至全盘否定。世界上只有没有被认识的科学，何来伪科学？就中医来说，也应该向现代医学靠拢，利用现代医学的手段、仪器和科学成果来促进中医自身的发展，去伪存真、去粗求精，使祖先留下的宝贵遗产发扬光大，才能真正复兴中医。

临床相关外治疗法机制的探讨：

1. 外治疗法的生物学效应　中医外治疗法有很多种：传统的毫针穴位针刺、刮痧、梅花针、艾灸、按摩、推拿等，还有新近推出的平衡针、浮针、腹针、大银针、针刀、内热针等，还包括各种外敷用品、红外线治疗器具、激光刺激等。不管是何种疗法，一般来讲，它产生的都是一种综合性刺激，但是不同的刺激方式产生的刺激性质有所侧重，大体上可以分为两大类：全身效应和局部效应。

2. 外治疗法的作用机制　每一种中医外治的手段所产生的疗效机制多为综合效应，但是也各有侧重，同时，一种疗法也会伴随施治者操作的轻重、时间的长短、刺激部位的差异，而产生不同的效果。

（1）镇痛机制：这是中医外治疗法的关键，往往能够快速解决患者的疼痛问题。可分为两种：①快速镇痛机制：根据目前的研究，主要是神经通路干涉机制，病痛部位的感觉神经通路在脊髓，丘脑中有与外加刺激的感觉通路相关的抑制关联通路，如骨关节疼痛的感觉通路与相应的浅感觉刺激部位，在脊髓或丘脑有相关联的神经通路；内脏器官的感觉神经与躯体感觉的深感觉通路有相关联的神经通路。这种以神经通路相互干涉形成的镇痛作用往往非常迅速，只需几秒钟，可以说立竿见影。②慢性镇痛机制：通过给予强刺激，激发人体自身的应激机制，产生较多的中枢镇痛物质（类阿片物质）和提高机体的应激能力，以提高疼痛阈值并达到镇痛的效果，这种机制的产生往往需要有较长的治疗时间。

（2）损伤修复机制：这是人体广泛存在的一种基本机制，有损伤就会有修复，损伤修复机制体现在局部和全身。局部的损伤性刺激可以在局部释放出各种损伤因子，促进细胞的分化和增生，加快损伤部位的修复和再生。人体中各个强信息穴位的刺激可以提高自身的应激水平，为局部损伤修复提供整体条件（如血液循环加快、血液中活性干细胞增多等因素）。

（3）免疫功能增强机制：在机体受到伤害性刺激时，通过神经将信息传送到中枢，并通过大脑皮质形成伤害性意识，引起机体应对伤害的一系列应激反应，包括交感神经兴奋和神经体液途径使下丘脑分泌应激性激素，如促肾上腺激素、加压素、血管紧张素等，使机体的应激能力增强，免疫器官和免疫组织活跃，导致机体的体液免疫和细胞免疫功能增强。对局部刺激也可引起局部组织损伤因子的释放，这些因子通过血液循环到达中枢和免疫器官也可引起这些免疫器官和组织的活性增加。综合这些因素，外加刺激可引起机体免疫功能的增强，这也是中医外治疗法疗效机制的一个重要组成部分。

3. 筋膜学对微管道充盈和液体流动力学的诠释　根据双系统理论，人体各种组织细胞都会经历一个从分化产生到执行特定功能，然后老化、死亡、崩解及清除的过程。以往学术界对细胞的再生分化较为重视，但对老化、死亡、崩解及清除的过程重视不够。通过对双系统理论的理解和分析，我们认为这一过程在保持机体正常更新修复的过程中，也同样是一个重要环节，对老化、死亡细胞的清除障碍同样会导致新生细胞的再生和修复的障碍，从而引起各种疾病。在清除老化、死亡和崩解的组织细胞及细胞碎片的过程中，人体的巨噬细胞系统起着非常重要的作用。巨噬细胞系统广泛存在于人体未分化的疏松结缔组织筋膜支架网络中，还集中存在于各种免疫器官内。其中一个重要的作用，是将老化与死亡的组织、细胞碎片通过吞噬、消化、分解为大分子物质并转送到毛细淋巴管、血管等回收管道，再通过血液循环输送到脾脏进行进一步的消化处理，再通过门脉系统输送到肝脏，并与来自肠道的营养物质一起进行加工，通过肝静脉系统进入血液循环，输送到人体各个部位，供这些部位的组织细胞利用。如果说来自肠道的营养物质是外源性的，那么来自脾静脉的则可以称为内源性的营养物质，对于人体来说，内源性的营养物质与外源性的同样重要。通过对这一机制的深入认识，我们提出以下看法：巨噬细胞对老化、死亡和崩解组织细胞的吞噬、消化和转运造成了微细管道内外胶体渗透压的改变，使管道内的胶体密度增高，通过管壁半透膜从管道外吸收液体进入管道内，从而维持管道的扩张和充盈，同时造成靠近管壁附近组织间隙中的胶体渗透压下降，并促进周围的液体向管道附近流动，这种由渗透压所形成的液体流动有别于我们常见的靠心脏收缩造成的压力差和组织内挤压形成的压力差的血液流动，对这种循环机制的理解有助于解释微管道的流体动力学全貌：人体内液体的流动包括渗透压推进、组织挤压推进和心脏加压推进三个环节，形成了一个从微观（渗透压推进）到局部（组织挤压推进）再到整体（心脏加压推进）的完整体液循环系统。其中，微观渗透压推进环节是我们从筋膜学的角度重点提出关注的环节，其有助于深入认识临床上一些疾病的发病机制问题，如肢体的淋巴性水肿、脑脊液循环的流体动力学机制、脑积水、脑外伤昏迷、阿尔茨海默病等，以及内耳中内外淋巴的循环、眼内淋巴的循环、房水的循环及其相关疾病如青光眼等。同时，为传统中医疗法治疗以上疾病能够取得一定的疗效提供了理论基础。

第三节　临床研究展望

一、肿瘤临床研究

　　癌是一种由细胞生长与分裂失控引起的疾病，其根本原因是控制细胞生长和分裂的基因异常表达。异常表达的原因是这些基因的突变，突变的发生可以是随机的，更多的情况是环境中一些有害因子作用的结果，如化学诱变剂、X射线、放射线辐射、病毒感染、长期的物理刺激等，使细胞的生长与分裂失控，引起癌细胞增生，从局部到突破基底膜并向身体其他部位扩散。

　　从筋膜学的角度，我们认识到正常的功能细胞在损伤的过程中会释放细胞分化因子以诱导定向干细胞向功能细胞分化，修复损伤的细胞。定向干细胞在分化的过程中又释放干细胞趋化因子，以引导干细胞向定向干细胞的所在部位移动并穿过基底膜，以分化为定向干细胞。而在癌的发生过程中，基因突变导致细胞的异常分裂，相当于定向干细胞分化出不具备正常生理功能的功能细胞，就像工厂加工出的废品，定向干细胞的分化又产生干细胞趋化因子，诱导干细胞向定向干细胞集中和穿过基底膜以补充定向干细胞的消耗，此过程的不断重复导致了癌肿的增大。同时，如果大量的干细胞穿过基底膜就会导致基底膜的崩溃，干细胞与定向干细胞之间失去了基底膜的屏障，这时定向干细胞产生的趋化因子和定向分化因子，会在基底膜深层发生，我们所看到的癌细胞扩散情况正是这种现象在局部的体现。从治疗的角度出发，我们不能单纯杀死突变的癌细胞，而更应该重视阻断筋膜内的干细胞穿过基底膜并向癌变定向干细胞转化，如阻断或中和诱导因子，加强基底膜的稳定性，这就像是对付坏人，出现一两个坏人并不可怕，可怕的是大量正常的居民都变成坏人。在这个意义上讲，大量的筋膜干细胞转化为癌变定向干细胞，定向干细胞又分化出大量的癌细胞。在这一过程中，不但产生了大量无用甚至有害的癌功能细胞，还大量消耗了人体筋膜内的干细胞资源，从而影响人体其他部位器官的细胞修复，使这些器官的正常功能难于维持，最终导致系统功能的崩溃，即死亡。癌症的实质是癌变细胞与正常细胞在争夺干细胞和其他资源的过程中导致资源的耗竭。所以，正常死亡与癌症死亡的区别是，前者是灯枯油尽，后者是油灯的爆燃。这种理念其实从中医对癌症的治疗中也可以隐约地体现出来，如癌症病人要慎用补气和壮阳的药物，这类物质有促进转化的作用。

二、其他疾病的研究思路

1. 先天筋膜系统发育不全　又称先天性早衰，此种病例十分罕见，主要症状是在儿童期就出现各种老年性疾病。其根本原因是各种功能细胞得不到及时更新，各种器官得不到修复（可能的治疗方法是进行筋膜移植）。

2. 骨质疏松　骨质疏松是一种常见的老年病，表现为骨质的大量丢失。目前，治疗措施多是补钙和激素补充疗法，但从筋膜学的角度来分析，如何促进干细胞向成骨细胞转化才是真正的治本。

3. 进行性肌肉萎缩　这种疾病主要表现为肌肉细胞的逐渐减少，但从筋膜学的角度来看，如何促进干细胞向骨骼肌细胞转化才是正确的治疗理念。

4. 股骨头坏死　是一种特异性股骨头缺血性坏死，多发生在大量激素使用之后和儿童。目前机制不明，尚无有效的治疗方法。从筋膜的角度来看，骨细胞与人体其他功能细胞一样都是有一定的生命周期，骨细胞约为 120 天。老龄骨细胞在正常情况下启动凋亡和清除程序，为新生骨细胞的再生提供空间。在某种情况下（如大量使用皮质激素），凋亡的细胞不能正常崩解和清除，死亡的细胞大量堆积，导致新生骨细胞生长障碍。可能的治疗思路是成体干细胞（结缔组织）→成骨细胞→骨细胞→细胞凋亡→细胞崩解→破骨细胞→清除。

5. 阿尔茨海默病　从筋膜学的观点来分析，人体功能细胞的生命都是短暂的，包括大脑皮质的神经元。刺激与中枢神经系统相关的筋膜结构，促进衰老中枢神经细胞的崩解和新生神经细胞的再生是治疗该疾病的关键。

6. 糖尿病　糖尿病的发病机制已经明确，主要是胰岛细胞的功能低下，胰岛素分泌不足或不敏感所致。通过刺激筋膜中的干细胞以加快向定向干细胞→胰岛干细胞→胰岛细胞的转化，有可能是一种治疗糖尿病的思路（临床上已有用针刀治疗糖尿病的报道）。

7. 男性不育　男性不育近年来有逐渐增加的趋势。排除生殖管道堵塞及感染等因素，单纯的男性不育实质上是生殖腺（睾丸）功能低下所致。通过刺激筋膜以加快干细胞→生精细胞、间充质干细胞→精子、间充质细胞这一转化过程，从而增加精子数量和雄性激素的分泌，有可能是一种治疗男性不育的思路（临床上已有针刺治疗男性不育的报道）。

8. 肾功能衰竭的治疗　临床上常有药物作用或高血压肾病导致的肾功能衰竭，其基本病理表现是肾小球上皮和肾小管上皮的缺失和功能障碍。通过刺激肾筋膜以促进筋膜干细胞→定向干细胞→上皮细胞这一转化过程有可能是一种不错的方法。

9. 肥胖症的治疗　通过直接刺激皮下筋膜组织以促进脂肪细胞转化为疏松结缔组织是其治疗机制（临床上已广泛应用）。

10. 新针灸疗法研究　现有的针灸穴位多侧重于体表，治疗多用于镇痛、解痉和提高机体的应激状态。研究的重点是侧重内脏器官的功能细胞再生、重建和修复。长远研究目标是通过解剖学、动物实验和临床验证，来构建现代生物学基础上的针灸治疗学及研究与之相适应的刺激器具和刺激方法。

11. 中药生物医学模式的研究　主要包括：中药对微循环的影响；对结缔组织内水分、物质组成、细胞成分的影响；对基底膜通透性的影响；对筋膜干细胞活性和趋化性的影响等。

12. 筋膜与衰老的关系　人体的支持与储备系统在中枢神经系统的调节下维持机

体内环境的稳定，形成稳定的生存个体，及时修复损伤的功能组织细胞是保证功能系统正常活动的基本前提。可以将筋膜看成人体的储备，随着人体的老化，储备逐渐枯竭，其中一个功能器官的崩溃将会导致整个功能系统的崩溃，从而导致整个机体的崩溃。可将筋膜看成是照亮人体生命活动的蜡烛，是人体生命的源泉（新生儿→儿童→成人→老人，筋膜在人体中经历了质和量的衰减过程）。

13. 延缓衰老和人体保健　衰老过程是筋膜中的干细胞储备逐渐耗竭的过程，因此，如何保持筋膜的正常状态，为功能系统不断地提供稳定的修复细胞源，并维持向功能细胞的正常分化，是保持人体具有较长生命周期（长寿）的关键。筋膜学研究人体衰老的意义在于，筋膜中储备的干细胞均衡地向各种功能细胞分化，从而维持整个机体的健康稳定，使生命的烛光长明（长寿），医务工作者的任务是通过外部介入，调整分化修复过程的不和谐。传统医学保健的各种实践为我们提供了丰富的成功方法，诸如瑜伽、太极拳和各种体操等。

三、筋膜学临床应用前景

（一）筋膜学在脐疗中的指导作用

中医称脐为神阙。脐为先天元神出入之道，其处凹陷空缺，历代针灸医籍均视其为人体要穴，具有培元固本、回阳救逆、补益脾胃、理气和肠等作用。中医脐疗在我国已有两千多年的历史，临床上常用于内、外、妇、儿、五官等科，可以治疗全身近两百种疾病。脐疗具有简、便、廉、验等优点，无任何毒副作用，深受患者，尤其是婴幼儿及由于某种原因不能施行针药治疗的病人的欢迎，还可用于自疗、保健等方面。从筋膜学角度看，具有以下特征：

1. 脐结构以筋膜为主体　脐部位于腹正中线中点的稍下方，通常处于第 3、4 腰椎体之间。在胚胎发育期，脐为腹壁的最晚闭合处。脐带脱落后，由腹白线形成的脐环即行闭锁，局部形成致密的筋膜板，称为脐筋膜。由于脐部无脂肪组织，肌肤、筋膜和腹膜直接相连，故脐为腹壁薄弱处之一。脐的解剖层次依次是：肌肤、皮下筋膜、脐纤维环、腹内筋膜、腹膜下筋膜。

2. 通过筋膜与全身神经密切相连　在穴位（包括脐中穴）的各层次组织中，往往具有丰富的神经末梢、神经丛和神经束。一般都认为经络与周围神经、中枢神经、神经节段有着密切的关系，其实，药物贴脐并作用于经络的同时，也必然作用于神经。现代研究表明，不断地刺激（包括药物）脐部皮肤的功能活动，可达到防病治病的目的。脐疗会使脐部皮肤上的各种神经末梢进入活动状态，借以促进人体的神经、体液调节作用和免疫功能，并改善各组织器官作用和免疫功能。脐部肌肤由第9、10、11肋间神经的前皮支重叠交织分布。另外，脐部靠近腹腔和盆腔，此处有腹腔丛、肠系膜间丛，腹下丛及盆腔丛等自主神经的主要神经丛存在，还有最主要的神经节，如腹腔节、肠系膜节、主动脉肾节、肠系膜下节等，它们支配着腹腔和盆腔内所有的脏腑器官和血管。脐疗有调整自主神经功能失调的作用，能够改善内脏及组织的生理活动和病理变化，增强机体的免疫力和抗病能力，从而达到强身健体、防病治病的作用。

3. **通过筋膜与全身血管相连**　脐周围有丰富的静脉网络，称之为脐周静脉网。脐周静脉网是上、下腔静脉系与肝门静脉系吻合的重要部位。脐以上的静脉网汇集形成胸腹壁浅静脉、腹壁上静脉及胸廓内静脉后回流到上腔静脉；而脐以下的静脉网则汇集形成腹壁浅静脉和腹壁下静脉后回流到下腔静脉。吸收入血的药物经此参与血液循环，类似静脉给药，发挥其治疗功效。脐下腹膜还分布有丰富的静脉网，连接于门静脉，从而使药物得以直接穿透皮肤并进入血液循环及淋巴免疫系统，以发挥药物的全身治疗作用。胎儿时期，通过脐环的有脐动脉、脐静脉、卵黄管和脐尿管等结构，出生前后均行闭锁。脐动脉系来自腹下动脉，沿腹前壁上行，经脐环穿出，闭锁后成为脐动脉索。脐静脉经肝镰状韧带下缘走行，除分支入门静脉外，本干续静脉导管入下腔静脉，闭锁后脐静脉成为肝圆韧带，其又名肝静脉索，索内仍有小的静脉，称附脐静脉，连于门静脉和脐周静脉丛，在门静脉高压时，是门静脉和上、下腔静脉之间重要的侧支循环途径之一。脐尿管也于出生前闭塞而形成脐尿管索。卵黄管逐渐闭塞而终至完全消失。脐深部有腹膜形成的大网膜配布，在大网膜内有丰富的毛细血管网。透入的药物可通过大网膜吸收入血，参与循环，并可直接增强大网膜的防御功能，起到治病保健的作用。

4. **通过筋膜与腹腔内脏相连**　胚胎在发育成长的过程中，必须解决营养物质和氧的摄取以及代谢废物的排出等一系列问题。人和哺乳动物的胚泡不贮存卵黄，所以必须从母体血流循环中摄取养料和氧，并通过它排出胚胎组织所产生的废物。这些功能是通过在整个胚胎时期均执行功能的特殊器官——胎盘来完成的。因此，胎盘是人和哺乳动物胚胎暂时的滋养器官。脐在胎儿时期，表面包有羊膜，内有一对脐动脉、一条脐静脉以及结缔组织。出生后，切断脐带并包扎后，脐静脉和脐动脉也均弃而不用，由其内膜增厚并突入管腔，将之封闭，最后脐静脉变成肝圆韧带或称脐静脉索。静脉导管退化形成静脉韧带或静脉导管索。脐动脉的近侧段保留成为髂内动脉，其远侧段则成为脐动脉索或脐外侧韧带。

（二）筋膜研究对小儿脑瘫康复治疗的启示

1. 筋膜与脑瘫康复治疗　脑发育异常和发育中的脑损伤是造成小儿脑瘫的原因，其主要特征就是患儿的运动功能障碍，是典型的神经肌肉系统问题，它与筋膜有何关系？我们知道中枢神经细胞通常是不能再生的，或者说受损脑的再生能力是非常有限的。筋膜中的干细胞能作为储备提供除了中枢神经以外的其他功能系统的修复、再生之用。那么，它对脑瘫患儿的康复治疗是不是没有太大的帮助呢？不是的。我们应该把筋膜的发育放在脑瘫患儿整体功能的发育中来看，筋膜的正常生长发育可以为脑瘫患儿的整体功能发育提供支持和储备，脑瘫患儿的整体功能发育又会促进筋膜的发育，它们是相辅相成的。临床中，虽然我们面对的是脑瘫患儿神经肌肉系统的异常，运动功能的障碍，但是它们同时也造成了筋膜发育的障碍，其后果又影响到神经肌肉系统和肌肉骨骼系统的康复，累及脑瘫患儿整体功能的发育（如心肺功能、循环功能、消化功能和免疫功能等）。所以说，筋膜的正常发育是脑瘫整体功能康复中不可缺少的一环。

筋膜和肌肉尽管分属于不同的组织，但它们是作为一个整体参与人体的运动。神经、肌肉的活动是在筋膜支架网络的框架内进行的。正常的神经、肌肉活动能促进筋膜的发育，增强筋膜支架网络的生物学效应。筋膜支架网络对神经、肌肉活动起到支持、保护和协调作用。反之，神经、肌肉的异常活动不但不能促进筋膜的发育，反而会使筋膜产生不良的适应性反应（如肌肉痉挛造成肌挛缩），这种不良的适应性反应反过来又限制了神经、肌肉的发育。基于这种互动关系，它给脑瘫患儿的康复治疗既带来了难题，又提供了一个极大的施展空间。筋膜和肌肉是运动的器官，就运动而言，两者是无法截然分开的，在脑瘫患儿的康复治疗中，忽略了筋膜的康复，只会是事倍功半。但是，筋膜和肌肉毕竟是两种不同的组织，在临床康复治疗中，肌肉和筋膜有不同的检查、评价标准和方法，治疗干预的手段也不同，如果不加区分，混为一谈，就不能收到事半功倍的效果。总之，筋膜的良好发育为脑瘫的整体功能康复提供了支持和储备，它是脑瘫整体功能康复不可缺少的一环，筋膜的正常发育更是脑瘫康复的核心——运动功能康复的重要组成部分。

2. 对筋膜进行干预的方式和途径　既然筋膜的康复治疗对脑瘫患儿整体功能的康复有意义，那么我们要通过什么样的方式、途径才能对筋膜实行有效的干预呢？

筋膜干预的主要方式是对它进行机械刺激。这类刺激包括针刺、指压、刮痧、梅花针、按摩、伸展、牵拉、石膏固定、支具等。对筋膜的干预以治疗疾病，古皆有之。许多方法人们一直沿用，有些已经做了几十年，上百年了，效果也是有目共睹的。不光是在中国，国外也是如此，如美国的婴儿按摩，专门为脑瘫患儿设计的瑜伽练习，等等。但是，我们往往不能把它解释透，理解不深，也就不能自觉地运用它，这些方法一直没有得到恰当的定位，顶多被作为一种替代疗法。筋膜干预的途径有两种：①对富含神经感受器和活性细胞的结缔组织聚集处（刺激点、穴位）进行机械刺激，如针刺、指压，以产生较强的生物学信息，来实现人体的功能调节和生命调节。②对结缔组织的非聚集处——筋膜支架网络的面进行机械刺激，如伸展、牵拉、拍打、按揉、太极、瑜伽，这样的刺激虽然不能产生太强的生物学信息，但和对穴位刺激点的刺激所产生的效果相比，它们并没有质的区别，只是量的大小不同。从物理学和运动学的角度来看，筋膜性能的特点是有张力、伸展度和弹性。这些着眼于筋膜支架网络的机械刺激，对于提高筋膜的物理运动性能尤为重要。在脑瘫康复的临床实践中，我们总是把这两种刺激有机地结合运用，疗效颇佳。

传统的观念认为，神经细胞是不能再生的，或者说受损脑的再生能力是非常有限的。现已证明：神经细胞并不是不可再生的，而是与其周围的环境有关。神经细胞个体并不是伴随机体一生，而是在不断更新中，大脑在更新中保持一个动态平衡。新旧细胞的更新不但要维持源源不断的新细胞的补充，还在于死亡老化的细胞要被机体不断地清除和再利用，这个环节与细胞组织的更新共同形成一个完整的循环链条。老化死亡细胞的清除同样是维持这一循环链条运转的重要环节，清除机制的障碍同样会阻碍新生细胞的更新，有时还会导致严重的疾病，如上面提到的小儿脑瘫。筋膜学认为，除了上述临床工作者所提到的诸多因素之外，小儿脑瘫的发病原因还包括在胎儿期或是早产后，大脑的更新机制发育不健全，清除死亡细胞的能力不够。小儿大脑由于细胞新生远远大于死亡，清除机制障碍没有表现出来，故小儿脑瘫很难早期发现。随着年龄增长，死亡细胞越来越多，清除能力的缺失逐渐表现出来。大脑发育表现迟缓，清除机制障碍阻碍了新生细胞的发育及更新。脑瘫患儿往往在 3 岁左右并不表现出智力障碍，随着年龄的增加，智力大多停留在 10 岁以前。因此，我们认为，小儿脑瘫发病机制还有因为清除障碍导致更新阻滞的因素。因此，各种外治干预的手段对促进免疫功能增强，清除能力加速也是治疗生效的重要原因。

（三）筋膜学在临床护理中的指导作用

护理工作是整个医疗过程中的重要环节，利用筋膜学理论指导护理学研究将对提高护理的科研水平、促进临床护理学的发展具有重要意义，根据我们对筋膜学的理解，结合长期从事的护理教学与科研的具体实践，我们认为在以下几个方面具有较大的研究空间。

1. 婴幼儿护理研究　根据筋膜学理论，人体胚胎中的胚层间充质在出生时形成了尚未分化的非特异性结缔组织，进而构成全身的筋膜支架网络，即人体的支持与储备系统。婴幼儿时期，该系统中保有的未分化干细胞的密度和活性均处于一生中最活跃的阶段，因此，在临床上表现为婴幼儿疾病来得快、康复也快的特点。护理研究中，从基础研究的角度可主要集中于婴幼儿未分化结缔组织的组织特性，如不同部位、不同性质（褐色脂肪、黄色脂肪和疏松结缔组织）非特异性结缔组织的成分组成变化，基质成分的成分分析，水分含量的变化，细胞成分的组成比例变化和活性状态（分化能力），纤维成分的组成和变化规律等。临床儿科医师可利用该项研究与临床密切接触的优势，申请在外科手术操作中提取少量不同部位的结缔组织。这样不但可以填补有关婴幼儿相关组织成分构成的空缺，充实基础成分的宝贵资料，而且可为探索人体结缔组织各成分之间相互关系的调控机制提供重要依据。在临床研究方面，可探讨通过何种刺激来激发干细胞的活性状态，在筋膜学研究中发现对结缔组织的牵拉刺激可以激发干细胞的分化，增加局部干细胞的密度，具体操作中可尝试通过抚摸、按摩的手段刺激皮下筋膜。以往临床上也有少儿捏脊疗法的记载，对一些体质基础较弱、发育不良的病人，应该具有辅助康复、提高医疗效果的作用。其中，临床适应证、采取的方法、刺激的部位、时间、效果观察和评估，以及相关设备的研制等均为研究内容。

2. 外伤病人的个性化护理研究　　外伤包括交通事故伤和工伤，是现代工业社会发展的一大重要病源，被称为发展中国家的现代病。外伤病人的治疗与康复水平关系到整个社会的发展，国家与地方政府均十分重视工业外伤病人的预防、治疗及康复方面的研究，并将其在各种科研基金指南中列入重点支持的领域。我们从筋膜学理论了解到人体未分化的结缔组织构成了支持与储备系统，其中的未分化干细胞是人体各种功能细胞的源泉，机体在修复重建的过程中需要有大量的干细胞分化为定向干细胞，后者再分化为功能细胞。人体中的损伤修复机制是维持生物生命周期结构与机能的基本特性，特定的外伤病人如何通过个性化护理强化来促进这一过程就是我们护理学研究的学科切入点，也就是说，医疗处置为康复提供了方向（如骨折的复位、固定），护理个性化介入加速了康复的过程（如骨折的快速愈合）。不要以为这种介入是无关紧要的，实际上，病人早一天愈合对于今后的生存质量都有重要意义，对于某些病人可能关系到生命。从筋膜学的角度保证支持与储备系统对组织提供足够的干细胞是关乎损伤部位快速修复的关键，而病人长期的活动限制会对筋膜结缔组织产生压迫以及机械刺激的减少。这两种情况均会导致结缔组织本身的血液灌注的减少，实验研究证明机械牵拉和血液灌注是促进干细胞分化、增强干细胞活性的重要因素。因此，从护理学角度探索保持整个机体干细胞的浓度和损伤局部干细胞的密度是护理研究的技术目标。如针对不同伤情（切割伤、烧伤、挤压伤）、不同组织（骨组织、腱组织、神经组织、韧带组织）的个性化护理研究，针对个性化康复器械的研究，针对个性化康复体操的研究均是非常实用的科研工作，必将受到广大医生和病人的欢迎。

3. 老年病患者的特性化护理研究　　中国社会正在进入快速老龄化时代，老年病患者的急剧增加将占用国家医疗体系的大量资源，国家对老年病研究的重视程度逐年增加。从筋膜学的角度来看，老年人的支持与储备系统的未分化结缔组织中的干细胞逐渐枯竭，活性程度降低，临床上表现为各种退行性疾病的发病率随着年龄的增长，急剧增加，特别是骨关节病，如腰腿痛、退行性关节炎、骨质增生等，耳鼻喉科的老年性听力下降等，心脑血管病，阿尔茨海默病等。从筋膜学的角度认识这些疾病，其均可归纳为人体自身更新修复机制的降低：骨质的更新修复出现负平衡可导致骨量减少，即骨质疏松，微小应力骨折导致骨刺形成，听觉感受器细胞的老化可导致听力下降，脑细胞的更新不足导致脑萎缩，脑细胞的更新再生障碍可导致阿尔茨海默病，等等。但是，从筋膜学的角度来看，要改善这种情况的一个关键点就是激活筋膜中未分化的干细胞，增加整体和局部的干细胞密度，为这些病变部位和组织的修复提供足够的细胞来源。激活的方式和手段，被动或主动，就是我们护理研究的着力点，可以在各自的条件下充分发挥广大医护工作者的想象力和创造力。

（四）筋膜学在新型美容中的指导作用

近年来，美容整形逐渐形成了一股热潮，随之发展起来的新兴美容技术也是层出不穷，诸如整形外科、激光技术、超声技术、化学剥脱、中胚层疗法、针刺等。其中一些方法如中胚层疗法、针刺等的应用比筋膜学的提出时间要早，但它们给了筋膜学一些实践方面的支持，反过来，在筋膜学理论的指导下，这些美容方法将会更加完善。

1. 中胚层疗法的应用　中胚层疗法是将药物注射到人体局部的皮下，达到治疗目的的一种医疗技术。目前，该技术的含义已有扩展趋势，凡应用药物、生物制剂、激光或物理的方法，作用于人体的中胚层组织，达到治疗的目的，都可被理解为"中胚层疗法"。中胚层疗法是法国的 Dr. Michel Pistor 于 20 世纪 50 年代开展的一项治疗技术，主要是通过皮下局部范围注射剂量非常小的药物，以达到治疗目的。该技术早期主要用于血管炎、淋巴水肿、肌肉疼痛的治疗。1988 年，意大利皮肤科医生发现将大豆卵磷脂注入皮下，有溶脂、消脂的功效，因而推动了该技术在医疗美容领域中的应用。经过十几年的发展，中胚层疗法无论在技术还是设备上都有了很大的提高。比如最近几年，出现了无针美塑中胚层疗法，它利用细胞膜蛋白水通道技术，通过电泳方法向中胚层的组织细胞中注入各种活性成分，无需刺破皮肤，为求美者减轻了痛苦。如今，中胚层疗法已经广泛应用于减肥、体型塑造、除皱美白等领域。虽然中胚层疗法的治疗效果显著，但其作用机制现在尚不清楚，存在着很多种不同的解释：反射理论、循环理论、能量中胚层疗法理论、第三循环理论、针灸中胚层疗法理论等。通过皮肤的局部注射，可以加快血液循环，促进皮肤的新陈代谢，有抗衰老的作用。有研究表明，注射深度越浅，吸收的时间会越长，治疗的作用也越长。药物与中胚层的接触面越多，药剂的疗效就越强。合理正确地使用中胚层疗法，对于抗衰老的作用是显著且较为快速的。根据其施治方法，可看出其注射部位就是我们所提到的皮下筋膜结缔组织。对筋膜进行有效的刺激，可用来进行抗衰老。

2. 针灸在美容中的应用　针灸美容的形成和发展经历了漫长的岁月，在长期的医疗实践中也积累了大量的经验。最早的针灸美容，要追溯到《五十二病方》中有关灸法除疣的记载。采用灸法治疗疣，可谓是开了针灸美容的先河。针灸中的操作方法有很多，比如毫针法、耳针法、头针法、皮内针法、三棱针法、火针法、电针法、穴位注射法及艾灸法等，大多都是通过刺破皮肤达到一定深度并得气后以产生效应。同样，梅花针的应用也已有两千多年的历史，中国最早的医学著作《黄帝内经》中记载的"毛刺""物刺""半刺"等针刺法就是梅花针的雏形。梅花针又称七星针、皮肤针，是一种浅刺皮肤的治疗器具，它是在我国古代九针刺激的基础上发展演变而来的。梅花针疗法以经络学说中关于"十二皮部、十二经脉体表与内脏和全身各部都具有密切联系"的理论为指导，通过针刺叩击皮肤，发挥其通调经脉脏腑的功效，以达到调和阴阳的治疗目的。刺激强度分为轻、中、重3种：①轻刺激：腕力轻，针体低抬，节奏轻快，被叩刺的局部皮肤以潮红为度，无出血，在传统上多用于头面部。②中刺激：介于轻、重刺激之间。被叩刺的局部皮肤发红，但不出血，适用于一般疾病。③重刺激：腕力重，针体抬高，节奏轻慢，被叩刺的局部皮肤以明显发红或者微量出血为度，多适用于背部和四肢。其深度的选择，取决于损容性疾病的不同而有所差别。比如，黄褐斑的刺激深度可到真皮层浅层，而白癜风的刺激则要到真皮的中层，以微微渗血为佳。以往，梅花针在美容领域多是用来治疗斑秃和色斑性疾病（雀斑、黄褐斑居多），而近年来在治疗面部皮肤衰老方面，它也被越来越多地使用，有着独特的效果。求美者经普通洁面后便可操作。要求叩刺整个面部，产生了皱纹的局部皮肤可以沿着皱纹方向，平行叩刺，并且适度加大刺激的强度，以不渗血为度。通过使用轻至中度的刺激强度，刺破面部皮肤表皮，达到真皮的浅层，使刺激处明显潮红，从而促进微循环，加快血液的营养供应，可起到抗衰老的作用。这种疗法也可教求美者自行操作，于每晚或者隔天睡前进行，如是坚持数周便可使皮肤状态明显改善。

（五）筋膜研究对易筋正骨手法治疗的启示

易筋正骨手法是我们在综合前人的基础上，总结的一套治疗疼痛的外治手法，它是通过针刺缓解筋膜、肌肉、韧带的异常点，再通过手法复位使得"筋归槽，骨复位"，机体回到正常的解剖学位置，从而达到治疗疾病的目的。在治疗急慢性疼痛如颈肩腰腿痛等方面有独特疗效。

从筋膜学看易筋正骨手法：虽然在临床上应用易筋正骨手法治疗急慢性疼痛取得

了满意疗效，但其治病机制尚未清楚。从双系统理论层面上看，易筋正骨手法是通过针刺、扳正以及浮针等治疗手段，对筋膜进行最大程度的刺激，激活其支持与储备功能，动员其损伤修复机制，达到对疾病的治疗。在双系统理论的指导下，我们对易筋正骨手法进行了改进，加入了多层次刺激筋膜的方法，通过临床应用，取得了非常好的效果。双系统理论的提出，加深了我们对易筋正骨手法的了解，从而更好地指导临床的应用。

（六）砭石治病中筋膜学的指导作用

根据筋膜学理论的观点，我们可运用砭石疗法治疗一些疾病，如通过砭石在眼周皮层摩擦、按压以产生刺激，从而治疗假性近视。青少年近视以虚为本，基本病机为肾元亏虚、肝血不足、脾气虚弱，局部病变在目。砭石疗法具有突出的行气血、通痹气、逐寒湿、荣筋脉的效果，砭针、砭石通过补泻肝俞以疏泄肝气、滋补肝血、疏通经络、行气活血、濡养双目、提高视力。其机制与砭石对于眼周筋膜结缔组织的刺激有关。砭石在眼周皮肤上摩擦、按压时能产生超声波脉冲刺激，平均超声波脉冲可达3000多次。该超声波刺激可引起球后脂肪组织发生震动，牵拉筋膜。其持续作用的结果，可以使积聚的脂肪消散，使凸出的眼球逐步恢复原样，从而改善或治愈近视的症状。临床上的初步观察表明，该疗法对于近视有一定疗效。

鉴于筋膜学理论的指导，我们认为砭石疗法可以通过多方面、多途径的作用治疗疾病。并且，可在其指导下开创新的砭术治疗方法。砭石疗法安全、无毒副作用，操作方便，没有痛苦，较之针灸、中药更易让患者接受，也因此更容易推广。

（七）从筋膜学看燕窝的营养作用

燕窝是中国传统名贵食品之一，具有滋阴润肺、补而不燥、养颜美容、补中益气、促进消化和吸收等功效。现代医学研究发现，燕窝的主要成分有水溶性蛋白质、碳水化合物、微量元素（钙、磷、铁、钠、钾），以及对促进人体活力起重要作用的氨基酸（赖氨酸、胱氨酸和精氨酸）。

从筋膜学的角度研究筋膜结缔组织，可从四个层面进行分析：细胞外基质层面、纤维网状结构层面、细胞层面、结构和器官层面。燕窝可以从不同层面对机体进行补充：它含有丰富的矿物质、活性蛋白质与胶原质等营养物质，其中的表皮生长因子和水提物质能够强烈刺激细胞再生、分裂和组织重建，使得燕窝对人体的滋补、复原起着很大的作用。碳水化合物是身体热量的主要来源，与蛋白质相辅相成，使蛋白质发挥提供热量以外的功能，也可促进脂肪的代谢。燕窝独特的生物活性分子，有助于人体组织的生长、发育及病后复原。

我们认为燕窝有一定的营养作用，但是并不具备特异性的生物学功效，其所含物质的主要成分也都是常见食品中的成分——胶原，熊掌、鱼翅等也是同理。因此，不建议过分强调其功效，从保护生物的多样性及保健的角度，要逐渐革除使用燕窝的陋习，从研究的角度可以进行探索。

| 第四节 | 筋膜学关键科学问题的研究 |

一、筋膜学的科学定位

1. 生物医学研究的时间轴线　探索与人类属于同一种系的生物，在其进化的过程中，生命周期不断延长的生物学现象及其内在机制。这是继生物学研究的结构轴和功能轴之后，由我国学者原创提出的研究轴线框架和学术方向。

2. 从生物学角度研究中国传统医学理论的学术领域，达成中、西方医学在科学层面的统一。用筋膜学接轨中国的核心价值观：一阴一阳之谓道。并达到双系统理论与阴阳，生命周期（筋膜学）与寿命（《黄帝内经》），筋膜支架网络与经络实质，物质循环与五行等关键性科学问题的统一，为中医与西医的融合奠定基础，将医学研究提高到一个新的层次——三维层次。

二、筋膜学研究的关键科学问题

将"一阴一阳之谓道"作为筋膜学研究的指导思想最为恰当，原因如下：道家讲"大道归一"，"一阴一阳之谓道"在筋膜学研究中的意义重大，它可以用来判断研究的深度和结论是否正确，以往对中医的基础研究虽然也取得了一些结果，如经络的神经学说、血管微循环学说、体液学说等，但是根本没有"一阴一阳"的痕迹，就是说离经络的本质还差得很远。筋膜学的提出是基于人体结构的双系统理论，是有发育生物学和生物进化这两门基础学科支持的，因此，我们认为筋膜学说是有望成为解决中医科学问题的关键。

其他学科的研究也说明了一个问题，大的科学突破就是要将复杂问题简单化，这就是老子所倡导的"大道归一"，真正接近科学本质的科学突破应该是"简单的"，越是简单，越是接近科学的本来面目，而且均是到达"一"和"二"的简单程度。"有太极，是生两仪，再生四象，继之八卦"，这就是科学的最基本框架。符合程度越高，研究的深度越深，越全面。用此项智慧来衡量我们的工作，可以清楚地看出，我们在筋膜学研究中可以勉强接近"一"（一个受精卵，新生命的开始），对解释"二"有一定见解（发育成两个基本的功能系统），对"三"有些见解（三胚层发育，三生万物），对"四"以后的了解尚待研究。

大的科学源头最终都要回归大"一"，科学延伸的源头都要回归到"二"，不管在哪个领域，只有到了这个程度才真正达到了科学的最高层次，只有解释到"一"和"二"的程度才有力度。其中的"一"代表事物的静止状态，"二"代表事物的活动状态。宇宙大爆炸以前为"一"，爆炸以后就成了"二"，我们现在均处于"二"的状态，在这个大环境中又会出现不同的"一"和"二"。可以说具有数不清的"一"和"二"等着我们去研究、去探索。如果我们用此标准来衡量科学成果大概不会有错。现代科学中的重大突破很多都具备了这一现象：DNA 的双螺旋结构，染色体由双倍体构成，人体（其他生物）的储备细胞和功能细胞，机体的"抗原"与"抗体"，男人、女人，人体结构的双系统理论，各物种组成的"雌"与"雄"，计算机的核心二进制代码，正、负电子对，物质与暗物质，等等。"二"的现象已扩展到人类社会的各个层面。

中医是中华古代科学的重要组成部分，它在理论上和临床实践中对中华文化的发展和人类的防病治病都起到了至关重要的作用。在亚洲，尤其是东亚诸国均有传播和发展，形成了当地的特色。但是，其基本理论依旧源自中医的理论基础，即使现代科技高度发达的今天，在这些国家的中医仍然具有很强的生命力，其根源就是其临床疗效和广泛的民间社会基础。对中医基础理论的研究从来都被东亚各国所重视，尤其是对中医各种治疗起到关键指导作用的"经络"实质的研究，一直都被这些国家（包括中国）作为中医理论研究实现突破的关键性科学问题。对疾病的治疗和诊断，经络均具有重要作用，因此，将经络的实质性研究作为解读中医的突破点就可以理解了。我们一直认为从根本上解释中医的科学问题，由经络入手的路线是正确的，但是，由于《黄帝内经》等中医理论是来自《易经》和《道德经》，我们要解读经络问题必须从《易经》和《道德经》入手。中国古代医圣孙思邈早就讲过"不知易，何为医"。了解了这一点，不但可以指导我们的研究不偏离正确的方向，而且可以使我们了解到研究的进程，接近"一"和"二"的程度。

双系统理论中的阴阳互动，支持与储备系统中的干细胞转化为各种功能细胞的过程为"阴→阳"。中枢神经系统通过神经内分泌和内脏神经，对支持与储备系统（筋膜）中干细胞的增殖（副交感）和分化（交感）进行调节的过程为"阳→阴"。生物进化中环境可造就不同阴阳状态的阴阳互动模式，即交感和副交感的交替兴奋模式，两者之间变化梯度的快慢代表这一物种的阴阳互动模式。如果我们把交感、副交感交变迅速的和幅度较大的称为"创造"性模式，把与其相反的称为"保守"性模式，则不难看出，在动物界大多数肉食类动物表现为"创造"性模式，如虎、豹、狮、猫、犬等，它们大多数时间是睡觉和扑食两种截然不同的状态，前者副交感神经占优势，后者交感神经占优势，所谓"静如卧虎，动如脱兔"大抵就是这种情况。另外，杂食类动物大多表现为"保守"性模式，如牛、羊、兔、鼠等，它们大多数时间是在进食和休息，只有在被扑杀的状态下才表现出逃跑，因此，它们大多数时间是处于副交感占优势的状态，只有在被迫（逃生）的情况下才会采取对抗状态，即交感占优势的状态。

人类进化的趋势无疑是在遵循第一种模式，即"创造"模式。我们需要这种模式使两系统的互动表现出较高的交替速度和强度，使人体保持在"能打能拼"和"能吃能睡"之间，这就是我们所追求的"健康状态"。反之，"保守"状态，即"干活没精神，睡觉不踏实，吃饭没胃口"可能就离亚健康不远了。

双系统理论（筋膜学）与阴阳互动：两系统之间的相互作用增强，实现高水平的运转，使人体处于健康状态，反之，两系统之间的相互作用减弱就会使运转变慢（出现疾病），两系统的进一步减慢就会导致局部器官或系统的衰竭，更大范围的衰竭就会导致整个系统的崩溃（死亡）。

储备系统中的核心成分——干细胞的数量、密度和质量落实到人体结构和功能的关系上，周围游离干细胞的密度是决定全身可动员干细胞总量的关键指标，这部分干细胞随着血液循环可以到达身体的各个部位，是保证身体健康的主要因素。局部干细胞的密度和质量，对于局部器官的健康功能状态起着重要作用，尤其是在病变状态下，局部病变组织的各种分泌因子对干细胞的聚集、增殖和分化起到了诱导作用，是人体局部自修复系统的重要组成部分。其中，通过干预手段增加人体总体和局部干细胞的数量、密度和活性对一些疾病的治疗具有重要意义。

在强调干细胞数量、密度和质量的同时，不能忽视细胞更新的"去"的环节，只有将已经失去细胞功能的老化或死亡细胞顺利地清除，才能保证从干细胞分化出的新生功能细胞这一过程的顺利进行，这里涉及另外一种功能细胞和由其构成的功能系统，即巨噬细胞和自身免疫系统。以往对巨噬细胞和免疫系统的认识多侧重于对外来病原的清除和免疫反应，对同是这一系统的另外功能，自清除、自消化的功能注意不够，人体的自清除能力对人体维持两系统的相互作用，以及对两系统自身的结构和组成同样重要，比如筋膜（结缔组织）的纤维样变，直接影响了支持与储备系统中的干细胞的增殖和分化，进而影响干细胞的数量、密度和质量。临床上很多结缔组织病（筋膜病）如风湿、类风湿均与筋膜本身的更新有关。

功能系统对支持与储备系统的作用：中枢神经系统是调节人体各个系统协调工作的最高层面，不但可以支配其他功能系统（横纹肌、心肌、平滑肌、腺体）的活动状态，也同样支配支持与储备系统（筋膜）的功能状态。中枢神经系统对支持与储备系统的支配，主要是通过内脏神经的神经内分泌效应起作用，其中交感神经二级神经元末梢分泌的去甲肾上腺素可促进干细胞向功能细胞分化；副交感神经的第一和第二级神经末梢分泌的乙酰胆碱可促进干细胞的增殖。其他因素，例如运动系统产生的机械牵拉对筋膜细胞的作用，外部挤压、牵拉等刺激对筋膜细胞的作用均是我们考虑的范围。

三、筋膜学对生物学基本理论的贡献

机体的健康状态以两系统的快速互动为基础。人类进化的趋势是以功能系统的快速更新为主线，而不是单纯寿命的延长。一些边远地区有很多长寿老人，实际上他们的长寿是建立在慢速更新，生活有规律且节奏较慢，延长支持与储备系统的保有量的基础上的。现代社会，我们追求的是在快速更新的基础上延长人体的健康工作时间，缩短储备消耗殆尽的病衰期，比如，将高强度工作期限定为 60 岁，将工作收缩期定为 80 岁，80～120 岁进入完全休息期，人就可以达到无疾而终的境界。

1. 对不同器官的功能进化趋势的重新认识　以往对某一器官的功能状态多侧重于器官本身的保有量，如肌肉的发达决定运动的力量和速度，从筋膜学的角度也应该重视肌肉的更新程度，新生肌细胞的反应速度和收缩力量应该在同体积下大于老化的肌细胞。快速更新形成的脑细胞的传递速度和效率应该优于老化的细胞，从这个角度讲，我们对中枢神经系统的退行性病症，应该从更新的角度进行干预，即不但要使脑得到充分的血液和干细胞补充，还要促使老化和衰亡的脑细胞加速崩解和清除。聪明的大脑是建立在脑细胞、脑组织快速更新基础上的，从外形和脑容量研究爱因斯坦、霍金等公认的聪明大脑实际上没有什么意义，我们应该去探索这些聪明大脑快速更新的证据，才更有科学价值。

2. 筋膜学对体育锻炼的启示　锻炼是保持身体健康的有效手段，这一点在世界各国均无异议，但是考虑到身体发育的不同阶段，锻炼的方式就有很大的讲究，最起码要分青春前期、青春期、壮年期和老年期，根据不同阶段选择锻炼的方式，如太极拳的分组实践测试认为对防病有效，其生物学基础是有利于提高副交感神经的兴奋性以促进干细胞的分化。但是，在青少年时期，机体的干细胞密度、数量和增殖活性很高，提高副交感的兴奋性就不一定合适。对一些交感、副交感反差比较小的个体人群，在现在已有的所谓"文武学校"中进行一个阶段的训练，对提高学生的应激能力也许是一个不错的选择。

3. 储备系统向功能系统的作用（阴→阳）　储备系统中的干细胞分化为各种功能细胞有赖于功能细胞的诱导，功能细胞对外部环境的影响下，在细胞接触层面主要通过细胞嵌合蛋白对外部细胞产生诱导，其细胞膜上的特异蛋白可启动干细胞的分化通路，使干细胞中与功能细胞特异蛋白的有关基因活化，合成功能细胞所需要的各种蛋白，其余基因处于休眠状态。另外一种是由功能细胞中的高尔基复合体所合成的细胞因子，通过胞吐作用将细胞因子释放到胞外基质，因子扩散到周围并进入体液循环可引发机体的应激反应，刺激干细胞的增殖和向释放部位聚集，为向功能细胞分化奠定基础，这是一种远距离或整体反应。老化或崩解细胞代谢减弱，功能低下，不足以维持正常的细胞状态和功能，细胞器的功能和结构也受到损伤，导致其功能下降，进而降解，胞内渗透压升高，细胞崩解，细胞浆释放到组织间隙，其中含有各种活性因子（胞浆蛋白或多肽），应该有以下3个族群：细胞诱导因子，可诱导干细胞向损伤部位集中；细胞分化因子，可诱导干细胞增殖，使局部的干细胞密度增高；细胞定向因子（膜蛋白），可诱导干细胞向特定功能细胞分化。

4. 功能系统对储备系统的作用（阳→阴）

（1）内脏神经对筋膜的神经支配：交感神经和副交感神经通过两者神经介质的分子扩散对筋膜干细胞的分化和增殖产生影响，其中交感神经的二级神经元可分泌去甲肾上腺素，能促进干细胞向功能细胞的分化。副交感神经的一级和二级神经元末梢可分泌乙酰胆碱，能促进筋膜干细胞的增殖。这里涉及的神经递质除了我们以往了解的对内脏功能细胞（腺体、平滑肌）的作用之外，神经递质的分子扩散效应在一般研究中未予重视，但是恰恰这种非主流的效应对筋膜起到了重要的调控作用。

（2）机械刺激对筋膜的调控：内部的机械刺激主要是人体肌肉活动对深入到肌肉和肌肉间隙筋膜的刺激。肌肉收缩引起的体位变化对筋膜的挤压、牵拉作用最终均表现为造成筋膜内干细胞的变形→细胞膜张力改变→细胞膜 Ca^{2+} 通道开放→激活增殖机制。

（3）外源性机械刺激：对人体表面的挤压、按压、推拿等均作用于人体的皮下筋膜间隙，此处是人体筋膜中活性程度较高的部位。

（4）损伤性外源性刺激：外界异物对人体的各种损伤均可造成强烈的筋膜活性反应，损伤性刺激会对人体的组织细胞和部分器官造成损伤，在损伤的同时，组织细胞可产生大量的活性因子（损伤因子）并引起人体强烈的应激反应，造成局部和全身处于应激状态，干细胞的增殖和分化均有增强。我们认为，常见的打坐→调动副交感神经的兴奋→促进干细胞的增殖→增加全身和局部修复损伤干细胞的密度和数量；另用外力给予辅助，不妨看做是局部和全身筋膜聚集部位的按摩和浅刺激，可以帮助启动干细胞的增殖，刺激表浅神经末梢，对局部疼痛有强烈镇痛效果。吐纳在于促进内脏筋膜中干细胞的增殖，重点是对内脏器官的修复。

5. 阴阳互动的研究 以往中医对人体的调节往往侧重于补，如补气、补血、补脾、补心等，对于泻往往重视不够，从阴阳互动的的角度来分析，泻和补在促进机体循环的过程中具有同等重要的位置。在现代，人类生活营养过剩，化学物质充斥的环境中尤其是要重视对"泻法"的应用：从组织细胞层面，增强机体清除细胞的功能，加速人体老化、崩解细胞的清除；从系统层面，促进整体免疫系统的功能，充分调动其内消化机制；从手段层面，清除积累的代谢产物，加强对一些极端手段的研究，如放血疗法、叩击疗法、骨减压疗法、中医八法中的泻法等。

以筋膜干细胞为中心，开展筋膜自身环境对干细胞影响机制的研究，包括以下内容：

（1）细胞外基质对干细胞分化的影响：从进化的角度，筋膜细胞外基质—细胞外液对干细胞的增殖和分化有重要作用，细胞外的水含量高有利于干细胞和各种细胞的增殖和分化，使细胞分裂活性增高，而水的含量又与透明质酸的含量呈正比。因此，透明质酸的合成对细胞的分化增殖具有促进作用。

（2）筋膜组织中纤维含量对干细胞分化增殖的作用：筋膜组织中的纤维主要以胶原纤维为主，胶原纤维是由成纤维细胞分泌的纤维蛋白原在细胞外交联合成的，筋膜中的干细胞和成纤维细胞均有伪足固定在胶原纤维所形成的网格中，纤维蛋白对干细胞和成纤维细胞具有双重调节作用，静止时限制干细胞的活性，降低其分化和增殖速度，牵拉时促进细胞的增殖与分化。

（3）干细胞与成纤维细胞的互换：筋膜中的干细胞和成纤维细胞均属于原生细胞（original cell），两者之间有许多共同的特性，比如很强的增殖能力和分化能力。一般来讲，干细胞可以分化成各种功能细胞（三个胚层中的各种细胞），成纤维细胞主要分化成中胚层的各种功能细胞（如心肌、骨骼肌、平滑肌、骨、软骨韧带、肌腱和腱膜等）。两种细胞之间的互换尚需更多实验证实。我们设想这两种细胞是一种细胞的两种状态：把成纤维细胞看成是一种相对静止的状态，干细胞看成是一种活跃状态。实际上我们在做干细胞研究的过程中，早就发现这两种细胞无论是在形态上，还是在分化增殖表现上很难分开。我们认为，对成纤维细胞的研究应该给予足够的重视，它在肿瘤的发生和转移，退行性疾病的发生，筋膜组织病变中均起到了关键作用。

6. 筋膜外源性细胞的研究

（1）对巨噬细胞的研究：巨噬细胞随筋膜广泛分布到人体的各个部位，是维持筋膜内环境洁净的重要原动力细胞，它不但可以清除外源性的异物和病原体，也要清除人体组织、细胞自身崩解代谢所产生的大分子物质。巨噬细胞的功能减弱可直接导致组织内胶体渗透压升高，引起水肿。代谢产物的回收不畅，细胞生长的环境恶化，可使细胞功能降低。巨噬细胞是血细胞分化的一个分支，它来源于骨髓干细胞，骨髓的血液循环不畅同样可以影响巨噬细胞的生成，因此，对于老年性退行性疾病的治疗，对保持巨噬细胞的数量与活性非常重要（必要的多点骨减压方法应该引起重视）。对于一些气色很差的病人，中医一般采取活血化瘀、补血补气的手段，如采用多点骨减压方法应该可以促进骨髓的活性状态。

（2）对淋巴细胞、粒细胞、浆细胞的研究：这三种细胞均由骨髓干细胞分化而来，构成了免疫细胞的周围部分。其中，淋巴细胞对病毒性病原有特异性并参与了细胞免疫反应，粒细胞对细菌性病原有特异性，浆细胞参与了体液免疫反应，因此，对于这类细胞的共同来源器官——骨髓的正常生理环境的研究，应该给予重视，要对骨髓的血液供应给予充分的保障。尤其是在退行性疾病中，筋膜组织的退行性变可造成纤维组织增生，继之压迫供应骨髓的血管，特别是静脉血管，造成静脉回流不畅，骨内压升高，造血功能减弱。骨关节的退行性变引起造血功能的减弱，血液供应不足可造成筋膜的退行性增生，并形成恶性循环。

第五节　筋膜学研究中的哲学问题

一、生物学研究的入门课程——解剖学

现在生物医学研究要学习的第一门课程，是研究正常生物结构的学科——解剖学，医学的入门课程同样是人体解剖学，它作为一门医学基础课，旨在奠定学习者对人体结构的认识和了解，也是学习其他基础医学学科的基础（如生理、病理、药理、胚胎学、组织学等）。在这些基础学科的基础上，又衍生出临床桥梁课程和临床课程，最终目的是培养一位合格的医务工作者。培养一个医学生的教学体系和知识结构宛如一座金字塔，解剖学就是这座金字塔的最底层。这里我们可以看到解剖学在整个知识结构中的几种含义：第一层含义是解剖学在医学知识中的重要地位，解剖学是一切医学基础课和临床课的基础，没有扎实的解剖学知识，其他学科的学习就无从谈

起，更谈不上临床治疗中对解剖学的应用；第二层意思是它是一门医学中最古老的学科，50 年前的大体解剖学与现用的教科书大同小异，进展不大（大体部分）；第三层含义是如果解剖学研究取得重大突破，必将牵动建立在此基础上的其他学科，引起一系列连锁反应，影响极大（图 9-4）。我们常说"万丈高楼平地起"，如果把医学比作是一栋大厦，那么解剖学就是大厦的根基，特点是稳固而不动。但如果一旦"动"了，那一定是生命科学领域的重大事件。

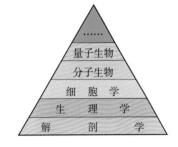

图 9-4　解剖学地位

二、解剖学与哲学

哲学是系统化、理论化的世界观，是自然知识、社会知识、思维知识的概括和总结，是世界观和方法论的统一。它要解决宇宙的终极、极限真理，包括宇宙的本质是什么、人类的本质问题、如何理解人生的终极意义等。这一切的出发点都是以人作为主观的一方，却离不开对人体自身的基本认识和了解。在西方哲学体系中，解剖学一直占有重要的地位。东方哲学体系的基本思想也融入了东方对人体自身的认识过程（中医）。研究东方医学的基础，首先要了解东方的哲学思想，建立东方哲学的世界观和方法论，才能够真正解开东方医学的奥秘。筋膜学提出了一种新的体现东方哲学的人体观和方法论——人体结构的双系统理论和以时间或寿命为轴线的方法论。

三、解剖学的研究模式——方法论

哲学思想包括世界观和方法论，前者提出世界是什么，后者给出认识世界和改造世界的根本方法，解剖学也是一样。首先研究的对象是人体结构，研究的方法论是如何研究？以哪一种视角和模式进行研究？面对一个生物个体，一个人体，从简单的多细胞个体到繁杂的人体结构，如何研究是每个专业人员首先面临的问题。第 26 届世界解剖学年会对解剖学研究范围的定义是：从基因到大体（from gene to body）。但研究的思路却一直沿着两种模式进行：一种模式是沿着功能角度探索人体的构成，基本功能单位是细胞。人体由几万万亿个细胞所构成，这一概念几乎包括了所有的生物，一根草、一棵树、一只青蛙、一条鱼、一只猫等无不是由最基本的生命形式——细胞所构成，当然还有更低等的生命形式，如病毒、支原体、立克次体等，但这些生命形式自体无法完成整个生命过程，必须依托其寄宿的细胞才能完成自身的活动和传代。因此，一般生命的定义是建立在其基本的功能单位——细胞的基础上。随着生命个体在进化过程中的结构越来越复杂，功能分工也随之越来越细，种类越来越丰富，细胞和细胞间质构成组织，几种不同的组织相互结合组成器官；诸多器官为完成一种特定的功能形成系统，如人体就包括四大组织（上皮组织、结缔组织、肌肉组织、神经组织）和九大功能系统（运动系统、消化系统、呼吸系统、泌尿系统、生殖系统、脉管系统、感觉系统、神经系统、内分泌系统），这种模式概括起来就是遵循一条思路，即功能。另一种模式是沿着结构的视角探索人体的构成，即人体由十大局部构成（头、颈、背、胸、腹、盆、左右上肢和左右下肢），然后对每个局部再由浅入深进行研究。上述的两种视角就构成了一个研究人体的坐标系（图 9-5）。

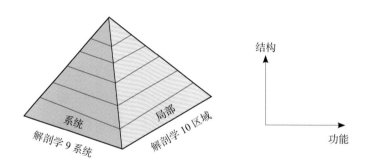

图 9-5　系统解剖学与局部解剖学示意图

在这个两维的坐标系中，功能和结构相互影响、相互促进，从而使生物能更好地适应所处的环境，环境的改变和种群的隔离造就了新的物种（演化），从生物的本质来讲，这二者的相互关系围绕着一个出发点，即生存。生物所处的环境使生物逐渐具备了与之相适应的功能，进化出了特定的功能才能适应环境的改变，这种循环也可以逆向理解：环境的压力促使生物具备某种功能，功能促使结构发生改变，当然这种改变式演化是在一个极其缓慢的过程中完成的，这种演化要涉及一种生物个体原来类似功能的强化，并在逐渐传代的繁衍中将其基因信息，以 DNA 排列的形式记录并传给下一代。

当然，在整个生命长河中，由于在不同环节会出现不能完成演变的事件，那就会直接危及生存。因此，在整个生物进化的过程中会有无数物种灭绝，湮没在历史的记忆中，但同时新的物种又会出现。这就是达尔文所著的《物种起源》以及其他学者不断充实和验证，并逐渐完善的进化论学说的主要内涵。一句话，他解释了生物多样性，解决了生物物种"由少到多"的科学问题。

由此引入生物科学领域的另一重大科学问题——生命的起源。现代科学家不断用各种方法模拟古时代的环境，提出了各种假说，概括来说就是在远古地球的环境中，通过极其漫长的过程，经历了从元素→原子→分子→无机物→有机物→生命物质→生命活动→生命的不同阶段，虽然我们人类目前的研究尚不能了解其细节，但大概趋势应该如此，重要的是我们要了解它们的目的，是要解决生物世界"从无到有"这一重大科学问题。在以上两种解剖学模式的基础上，在西方医学临床应用方面亦发展出两个大的分科及次级分科。两个大的临床分科分别是建立在以结构（局部）为基础的外科系统（其次级学科有肝胆外科、胃肠外科、胸外科、腹部外科、甲乳外科、颌面外科等）和建立在以功能（系统）基础上的内科系统（其次级学科有神经内科、消化内科、呼吸内科、心血管内科、内分泌科等）。

四、基础研究与应用研究

基础科学研究与临床应用研究两者之间的关系非常紧密，现在称为转化医学。这是因为在科学理论和实际应用中，存在重要的环节——基础应用研究，即介于理论与实践的工程研究。如何把理论转化为实践服务的系列措施和程序常被人们称为工程问题。如爱因斯坦提出的质能方程：$E=MC^2$。从理论上解决了从物质到能量的转换这一科学问题，但如何实现这一转换就是一个重大而复杂的工程问题，生产首枚原子弹的世界著名的"曼哈顿工程"，就是由 J. 罗伯特·奥本海默等一大批科学家来实现的。

理论与实践是另一个值得关注和思考的问题，工程和科学谁先谁后的问题，也是一个互为因果的关系，没有大量的实践为基础就不可能从中提炼出理论，即科学。反之没有科学理论的指导就不可能在应用方面实现突破性进展。在核物理研究中，爱因斯坦也是在波尔等一批科学家发现原子分裂中，原子会损失一部分质量，同时释放出大量能量的基础上，通过科学推演，提出了 $E=MC^2$，从而实现了实践到理论的升华。在此理论的指导下工程设计和实施才能得以实现。达尔文的进化论也是如此，医学实践其实也早已有之，但进化论的提出使医学的发展进入了一个有序科学发展的快车道。首先他将人与动物放在同一平台上就是观念的一大进步，从此以动物实验为基础的实验研究得到了普遍开展；其次，他提出的结构与功能的研究思路，大大促进了应用基础研究的深入和有序进行，直接意义就是使研究工作有了一个明确的方向和目标，避免重复和弯路，将经验和现象提升到科学，使之升华为学问，从而大大促进了科学技术的进步和发展。

许多科学工作者在各自的研究过程中常常会遇到诸多问题，一个实验结果，一个临床疑难病患的治愈；一种怪异的治疗方法，往往用现有的知识体系不能很好地解释；从古到今，此类案例比比皆是。其实科学知识从某种角度上讲也是一把双刃剑，它有促进科学发展的一面，也有束缚人们思想和探索的一面，让人缺乏自信，没有挑战权威的勇气，没有独立的思维能力，没有打破已有知识框架的胆识，没有转换观察视角的敏锐直觉，只能跟在他人的背后做补漏、重复性的工作，这些对于科学研究者尤不可取。

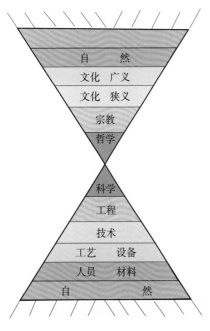

图 9-6 人类知识的结构

五、中西方哲学思想对科学研究的影响

如果把人类的知识结构用一个对等三角图来表示，可以理解为这样（图9-6）。

在此"X"框架中的下半部分是指人类科学活动的物质部分，在框架中的上半部分是思想部分。直白地讲能够用实验手段验证、重复和按照其理论指导工程设计实现的部分属于物质部分。两个"△"的交汇点是下面的"科学"和上面的"哲学"。哲学指导了科学研究向正确方向探索。科学研究的结论又进一步充实和验证了哲学思想的内涵。因此，我们也可以把两个"△"的交汇点看成一个动态的点，科学家一步步汲取哲学家的智慧并将其转换成知识。这两者的关系是一种互为因果，相互依存，相互完善的关系。

在科学体系中，就是我们描述的下半部分"△"，它的内涵我们都很熟悉，科学要成为人类所用的成果，要通过一系列工程来完成，工程的实施又要通过技术、设备等具体到一点一滴的物质来实现，这些所有的条件最终还是源自自然界。

六、筋膜学提出新的人体观和方法论

我们在对人的解剖学研究中发现，人体由两个基本的部分组成：一个是由中胚层间充质发育而来，由未分化结缔组织所形成的遍布全身的筋膜支架网络，称为支持和储备系统；另一个是被该支架网络支持和包绕、由各种已经分化的功能细胞所形成的功能系统。我们用公式来表达这种构成形式：$E = A/B$。整体（Entirety）= 功能（Active）+ 基础（Basis）。

这一模式与《易经》中的阴阳概念相类似，我们把利用这种基本模式研究人体结构的新学科称为筋膜学或双系统理论。比较以往对人体研究的方法，我们不难看出，用双系统理论研究人体的特点和优势（图 9-7）。

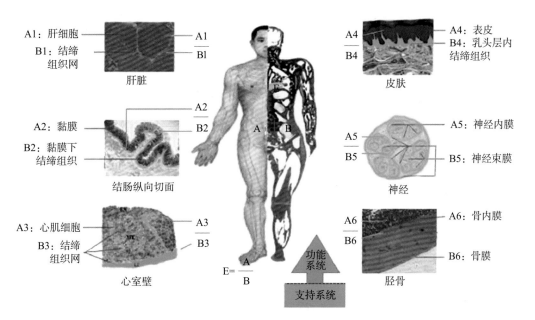

图 9-7　双系统理论示意图

系统解剖学将人体按功能分为九大功能系统，局部解剖学按结构将人体分为十个局部。筋膜解剖学以每一个器官、每一个局部均是以一个筋膜支架网络作为基础，已分化的功能细胞在筋膜支架网络的包绕和支持下，维持正常的功能和结构，各部筋膜相互联系并形成一个整体。这三种方法站在不同的角度对人体结构进行了描述，系统解剖学按功能，局部解剖学按结构，筋膜解剖学按寿命，是将筋膜部分与功能部分进行组合，它所体现的是这两部分相互依存，相互促进，从而维持正常的功能和结构的完整，讲的是时间问题。简言之：筋膜学研究的是时间轴，其他两种分别是功能轴和结构轴。

对比三种研究方式，我们不能说哪一种更好，它们是一种互补关系。但从《易经》的角度来看，就有差别了，按照《易经》"大道至简"的原则，双系统要比九大系统和十大局部更为简洁，因此更接近事物的本质。从覆盖的范围来讲，也能反映出双系统理论具有更广泛的适用性，比如前两种方法对研究人体适合，用于哺乳动物亦可，但要延伸到更低级的动物，如腔肠类、两胚层生物、单胚层生物就行不通了，但筋膜学所提出的双系统理论，从单胚层、两胚层、三胚层直到人体均适用，甚至一些植物和菌类都适合。

从人体观和方法论的角度，筋膜学侧重的是研究生命个体的时间轴，也就是寿命的长短，我们认为其重要的科学意义和贡献不会少于功能和结构。严格来讲，没有足够长的寿命就不会出现像人类这样的智能生物，更谈不上发展科学、文明社会的基础条件。

虽然源于西方的现代医学从功能和结构的角度对人体的疾病进行干预，也是延长人类寿命的途径，但总体上其出发点并不在寿命上。从达尔文开始就没有把寿命作为研究的指导思想，他没有观察到不同的物种寿命之间存在的差异及其与结构的内在关系。他主要关注的是生存，生存是一个点的概念，而寿命是一个线的概念，两者之间有本质的区别。

七、如何看待《易经》《道德经》和《黄帝内经》

笔者认为，如果《易经》讲述的是宇宙的基本规律，《道德经》是对《易经》的进一步具体阐述，那么《黄帝内经》是在前两者的思想指导下对人类本身的认识，对人体内部活动规律的认识，对其活动观察和干预的具体措施及方法。前两者侧重于哲学范畴，后者应该属于工程范畴。不难看出，在中国医学上层知识的架构中缺少了一个中间环节——科学，直接从哲学跨入了工程阶段，这就是我们中医学要面对的现实。

1. 中国的先哲们已经把宇宙万物的本质和基本运行规律在很早以前就提出来了，且早于文字出现之前。目前科学研究的结果基本证实这是正确的、系统的，简单来说就是"一阴一阳之谓道"，讲的就是世界万物的本质，"五行"是阴阳互动的不同阶段和运行规律。前者说的是"动"，后者说的是"如何动"。在这两个基本概念的基础上，从人体寿命的角度系统提出了对人体进行调整和干预的系统工程细则，这就是《黄帝内经》。

2. 这种跨越性的知识结构不受技术条件的约束，不需要现代科学意义上的反复验证就可以指导社会实践，对干预的手段也没有严格的限制，只是把方向和趋势告诉大家，至于如何做、采取什么方法，并无约束，目标只有一个，即延长人的寿命。

3. 从《易经》《道德经》到《黄帝内经》，中国的医学基础理论是一个完整的体系，从研究思路到应用开发，几千年来不曾间断。它涉及的领域包括预防、健身、养生、保健、治疗，都很健全。

八、新时期的中医发展出路

（一）东方哲学思想对生物学研究的优势

1. 生物学有别于其他理工学科，如数、理、化和社会学科。每一个生物个体实际上就是这个物种进化演变的记录和拷贝。因此，生物学有极强的复杂性，其表现为生物学包含了诸多自然学科的综合体，有化学、物理、数学，甚至宗教、社会学等。这些学科的内涵都会对生物的生存状况产生影响，每个生物个体由于生存的环境不同，在发育过程中的各个阶段都会对个体产生影响，从而形成不同的个体差异。面对人体这样复杂的生物个体，西方科学在其哲学思想的指导下，永远不可能达到研究清楚的地步，就像现代数学研究，在对复杂多因素数据处理过程中，不得不引进模糊数学的概念，以及在计算机大数据信息处理的过程中，采取云计算模式。这些概念的运用就是从所谓严格的科学精确模式向研究趋势的转变，它得出的结论可能是一种大约方向或概率结果，实践中反映在科学认识的范围内也超脱不了《易经》的范围。

2. 生物医学研究特别需要东方哲学的指导思想。《易经》的核心思想就是"变"，只要一个生命存在，它便处于不断地变化之中，其实近年来强调个性化治疗的核心即是"变"。《易经》的另一个思想就是"简"，要把研究中的复杂问题简单化，从众多复杂的矛盾中找出主要矛盾，主要矛盾解决了，次要矛盾也会随之解决。我们可以在很多中医疗法中看到这样的应用范例，例如中医中的"异病同治"等。第三个概念是"不易"，在变的过程中一些本质上的东西不能变，也不可以变，最普通的不变就是人一出生就意味着死亡。生、老、病、死这些基本的原则不变，也不要下功夫去研究它，因为这是"道"，是自然规律，人只要追求健康长寿就行了，不能指望长生不老。因此，我们不赞同一些人打着所谓科学的幌子炒作"干细胞"移植的概念，鼓吹可以长生不老等。我们承认干细胞移植在有些疾病的状态下出现短期回光返照的作用，但是就具体应用而言，对一个人，如果自身已经处于衰竭的状态，如用异体的细胞来源，经过培养增殖输入受体，能够维持的时间也十分有限。又有人采取异体脐血干细胞并进行培养、扩增、移植，好像比成人要好，但这些新生的有强大增殖潜能的干细胞，是要在胚胎环境中才能正常增殖，把它移植到衰老的受体中，能否正常增殖没有人做深入的研究，就算能增殖、分化，这些细胞会转化成什么细胞就很难说了。

3. 对东方医学体系补上科学层面的欠缺。中医的整个医学知识结构是从社会生产力极其低下的古代逐渐形成的，总之是两头强，中间弱，上端的哲学思想，真实反映了世界的本质和运行规律，就是"一阴一阳之谓道"，"金、木、水、火、土相生相克"等基本的哲学思想。当时技术和科学条件不具备对其衍生出的应用工程设计和具体应用方法进行试验、重复、验证等条件，只是将治疗的基本理念和原则进行安排，这在古代不失为一种明智的策略，也是中国古人智慧的体现。但当今科学知识及技术手段高度发达，就非常有必要用现代的科学研究来补上这一欠缺，首当其冲就是要科学解释诸如什么是经络、什么是阴阳、什么是五行、其相生相克是什么关系等中医的关键科学问题。

在工程方面，中医古代对抗病毒也有一套值得研究的思路和方法，如中医经典《伤寒论》，这其中蕴藏着丰富的智慧，有待我们用现代的科学手段去研究、提升和创新。另外，我国医学古籍《痘疹定论》里就记载了这样一个故事：宋朝真宗年间，天花在各地流行，丞相王旦很担心小儿子也遭不幸。他听说峨眉山上有一位道士，能用"仙方"预防天花，连忙派人将道士请到京城。道士看过王旦的儿子后，从葫芦中取出一小包药末，将药末放在小竹管中，然后将竹管对准孩子的鼻孔，轻轻将药末吹入。道士说，过10天孩子会有点儿发烧，再过两天身上会出现一些红色的斑点，但烧退之后，身体也就康复了，以后也不会再得天花了。后来果然如此，王旦的儿子平安无事。这种"仙方"其实不是什么神丹妙药，而是用天花病人身上的干痂研磨而成，里面含有天花病毒。把它吹入小孩鼻内，小孩就会染上轻度的天花。随后，体内产生了抵抗力，人就不会再得天花了。我国古代把天花称为"痘"，把道士的这种预防方法称为"种痘"。后来传到西方，他们创造出的牛痘疫苗接种被广泛应用，天花病得以灭绝，这便是中医的伟大价值所在。

（二）中医科学化蕴藏着巨大的社会效益

我们都知道中医引起世界医学界的关注是近几年的事，以往大部分人还是抱着不科学的态度看待中医，但随着世界交往的增多，中医逐渐走出国门，进入了西方主流社会，其中的针灸表现给世界最初的印象是治疗疼痛。疼痛是困扰广大人群最常见的疾患，现代医学多采取用化学合成药物治疗，如各种口服、外用的镇痛药物，严重者需注射阻滞神经的药物或者干脆切断神经，安装镇痛泵等，这些药物和手段无疑是经过严格的体系制定出来的，但不论如何也达不到针灸这种快速、神奇的效果。有些疼痛，如腰痛、网球肘、头痛、落枕等，一根细针，刺入皮下并捻转提插拨动几下，几秒钟就可以缓解，也基本上没什么毒副作用。难道这些方法不值得去深入研究吗？虽然现代研究也提出了一些科学依据，如针刺时可以提高脑内类吗啡肽物质的释放等，但这些尚远远不够，针灸的生物学机制还有大量的工作要做。

（三）智慧源于祖先，灵感来自民间

中医之所以在高度发达的今天仍受到人们的重视，关键是中医所表现出来的神奇效果。现代对中医的研究，基本上还是缺乏科学层面的突破，几乎所有研究都是在工程、技术层面，是在现有科学思路主导下设计和得出的结论。在中医外治方面（针灸、刮痧、梅花针、平衡针等），研究了外治的穴位、局部的解剖学特点，外治前后的组织学、病理学变化，并没有得出和提出能够支持整个中医的理论突破。诚然，这

种工程和技术方面的研究也取得了可喜的成绩，如一些新兴针法的出现（腹针疗法、针刀疗法、银质针疗法、拨针疗法等）；在药物研究方面，对重要的传统成药进行制作工艺和原料组方的现代化改进，取得很好的社会效益和经济效益，如日本制作的"救心丸"，北京同仁堂的"安宫牛黄丸"等一批深受欢迎的中成药；还有在方法上取得了可喜的成果，如青蒿素，以及银杏叶中提取并制作抗凝及清除自由基的药物——银杏叶提取物注射液等。这些源于天然动植物的药品，目前方兴未艾，天然小分子成为新药研发的热点之一。

严格来讲，上述中医药现代化研究还是基于已知科学思维的基础上，能用现代科学知识解释就进行研究，不能用现有知识解释就将其定位为不科学或没有研究价值，弃之不用，这种思路实际上制约了很多传统疗法的深入研究。目前的研究现状基本上还是一种无序的研究思路，有一定的盲目性和随机性，总体来讲研究水平不高，并可能遗漏重要的和有价值的信息，而这些信息的大多数来源于民间，已在临床治疗中显示了独特疗效的苗头。

2013 年 12 月，国家科技部门召开了第 481 次香山科学会议——"健康中国战略实施的突破口"学术讨论会，会议针对国家健康产业的发展方向进行了多学科、多层面的讨论，大会破例邀请了一批在传统医疗和保健领域有声望的中医、民族医、佛家、道家等处于科学边缘的人士，共同讨论中国医药健康领域的发展战略，提出了"智慧源于祖先，灵感来自民间"的建议。

（四）中医药的现代化研究思路

我们认为中医药的现代化研究思路应该遵循以下原则：

中医理论的基础研究应注重整体观。中医的很多疗法是从整体的角度提高人体的代谢来治疗，这些疾病不一定都在一个部位，表现症状也不尽相同，但中医疗法往往用同一种方法去治疗，这就是中医常用的"异病同治"，用常用的活血化瘀药物既可以治疗心血管疾病，也可以治疗骨关节疾病，实际上这两类看似不相关的疾病都与机体更新速率下降有关。

筋膜是近年来对中医实质和经络物质基础的研究热点。从系统的角度看人体，所有的功能细胞和组织都是在筋膜的支持和包绕下，维持正常的形态和功能。

1. 针对中医经典的科学化问题　中医传统的经典著作是古代医学家在长期行医

实践中的智慧结晶，通过研究分析、挖掘整理其中的宝藏，必定大有可为，如《黄帝内经》《伤寒论》《金匮要略》《温病条辨》《针灸大成》《本草纲目》等。尤其是一些伤寒、温病等医案著作，集成了大量古代应对传染性疾病的治疗方案和药物组方，可以为现代烈性传染病提供研究思路。

2. 针对保健养生的科学化研究　中医的最大优势在于养生和治未病。在其发展过程中始终都占据重要地位，历史上的名医无一不是养生专家，均是长寿之人，史料记载孙思邈在世超过 100 岁。研究中医养生文化不但可以从中发掘现代人防病治病的方法，也可以从中汲取科学的内涵，指导我们长寿的奥秘，从而丰富对人体科学的认识水平，在中国古代丰富的养生智慧中，道家更为系统具体，应该引起重视。

3. 中医外用器械的科学化研究　从古到今，中医外治器械种类繁多，近年来的考古发掘还发现了许多不同材质（骨、竹、石等）、不同形状的中医外治器械。现在出现两种趋势：第一种是在西方所谓的无痛治疗、无创伤治疗的影响下，中医外治器械的生存空间越来越狭小；第二种是在原有的中医器械上进行改良，临床效果较好，如针刀、拨针、内热针等。我们需要在科学体系的框架下，对传统外治器械进行去粗存精、去伪存真的改良，研究出适合现代医学环境使用的医疗器械和仪器设备。

4. 中医教学体制和教学内容的改革　此道路任重而道远，还需广大同仁共同努力，复兴我国传统医学。

参考文献

[1] 党瑞山，陈尔瑜，沈雪勇，等.手太阴肺经穴位与结缔组织结构的关系[J].上海针灸杂志 1997,16(4)：28-29.

[2] 费伦，魏瑚.经络学说基础理论的构建及其学术地位的确立[J].世界科学，2005(9)：43-45.

[3] 郑利岩，张丹阳，甄希成，等.经脉线高导声状态与筋膜组织结构关系的探讨[J].上海针灸杂志，2003,22(9)：21-22.

[4] Langevin H M, Churchill D L, Wu J, et al. Evidence of connective tissue involvement in acupuncture[J].FASEB J, 2002, 16(8)：872-874.

[5] Langevin H M. Connective tissue：a body-wide signaling network [J].Med Hypotheses, 2006, 66(6)：1074-1077.

[6] Langevin H M, Rizzo D M, Fox J R,et al. Dynamic morphometric characterization of local connective tissue network structure in humans using ultrasound[J].BMC Syst Bio1, 2007, 1：25.

[7] Konofagou E E,Langevin H M.Using ultrasound to understand acupuncture. Acupuncture needle manipulation and its effect on connective tissue[J].IEEE Eng Med Biol Mag, 2005, 24(2)：41-46.

[8] 陈波，罗永芬，崔瑾，等.静态压力刺激对大鼠"足三里"穴区及穴旁区域成纤维细胞 PGE-2 和 IL-6 释放影响的比较研究[J].中国针灸，2007(2)：135-140.

[9] Duncan M R, Frazier K S, Abramson S,et al. Connective tissue growth factor mediates transforming growth factor beta-induced Collagen synthesis：down-regulation by cAMP[J].FASEB J, 1999,13(13)：1774-1786.

[10] Turner M L.Connective tissue diseases[J].Clin Plast Surg, 1993,20(1)：77-90.

[11] 郑利岩.宏观整体地认识经络实质[J].中国针灸，2003,23(4)：222-224.

[12] 沈雪勇，党瑞山，陈尔瑜，等.胃经腧穴与结缔组织结构和钙元素富集的关系[J].中国针灸，1998(10)：595-597.

[13] 陈尔瑜，沈雪勇，党瑞山，等.胆经颈以下穴位与结缔组织结构和钙元素富集的关系[J].上海针灸杂志，1998,17(2)：36-37.

[14] 费伦，承焕生，蔡德亨，等.经络物质基础及其功能性特征的实验探索和研究展望[J].科学通报，1998,43(6):658-672.

[15] 谢浩然.经穴由间隙物质构成[J].中国针灸，2003,23(08)：463-465.

[16] 张小卿，郑利岩，刘艳彬，等.切断筋膜前后针刺"委中"穴对家兔膀胱排尿功能的影响[J].中医药学刊，2005,23(04)：630-632.

[17] Staubesand J, Heisterkamp T, Stege H. Use of duplex sonography to investigate the effect of active and passive movement at the ankle joint for promoting venous return[J].Clin Anat, 1995, 8(2)：96-101.

[18]　Platt F，Schaefer H E，Staubesand J. Structural analysis of physiological degeneration and lysis in the larval tail of anuran tadpoles during metamorphosis compared with human histopathology，especially myopathology[J].In Vivo，2003，17(5)：393-408.

[19]　Kerl J，Staubesand J.Vascular thermocoagulation-perivascular nerve lesions. An ultrastructural report on the choice between monopolar and bipolar electrocoagulation[J].Acta Neurochir (Wien)，1988，92(1-4)：123-131.

[20]　Langevin H M，Bouffard N A，Badger G J，et al. Subcutaneous tissue fibroblast cytoskeletal remodeling induced by acupuncture：evidence for a mechanotransduction-based mechanism[J].J Cell Physiol，2006，207(3)：767-774.

[21]　Langevin H M，Yandow J A. Relationship of acupuncture points and meridians to connective tissue planes[J].Anat Rec，2002，269(6)：257-265.

[22]　Langevin H M，Churchill D L，Cipolla M J. Mechanical signaling through connective tissue：a mechanism for the therapeutic effect of acupuncture[J].FASEB J，2001，15(12)：2275-2282.

[23]　Safford K M，Hicok K C，Safford S D，et al.Neurogenic differentiation of murine and human adipose-derived stromal cells.Biochem Biophys Res Commun，2002,294(2)：371-379.

[24]　Langevin H M，Churchill D I，Fox J R，et al. Biomechanical response to acupuncture needling in humans[J].J Appl Physiol，2001，91(6)：2471-2478.

[25]　杨立业，郑佳坤，惠国桢. 脂肪组织来源的基质细胞研究进展 [J]. 中国修复重建外科杂志，2004，18（4）：331-334.

[26]　柳建华，陈光，张笑男. 骨髓间充质干细胞向肝细胞转化的研究进展 [J] 医学信息，2009，22（3）：424-426.

[27]　Kumar S，Chanda D,Ponnazhagan S.Therapeutic potential of genetically modified mesenchymal stem cells[J].Gene Ther，2008,15（10）：711-715.

[28]　Grogan S P，Miyaki S，Asahara H，et al. Mesenchymal progenitor cell markers in human articular cartilage：normal distribution and changes in osteoarthritis[J].Arthritis Res Ther，2009，11（3）：R85.

[29]　Newman R E，Yoo D，Leroux M A，et al.Treatment Of inflammatory diseases with mesenchymal stem cells[J].Inflamm Allergy Drug Targets，2009，8（2）：110-123.

[30]　Lamoury F M，Croitoru-Lamoury J，Brew B J. Undifferentiated mouse mesenchymal stem cells spontaneously express neural and stem cell markers Oct-4 and Rex-1[J].Cytotherapy，2006，8(3)：228-242.

[31]　Pittenger M F，Mackay A M，Beck S C，et al. Multilineage potential of adult human mesenchymal stem cells[J].Science,1999,284(5411)：143-147.

[32]　Reynolds B A，Weiss S. Generation of neurons and astrocytes from isolated cells of the adult

mammalian central nervous system [J].Science, 1992,255(5052)：1707-1710.

[33]　Aleksandrova M A，Poltavtseva R A，Revishchin A V，et al. Development of human brain neural/ progenitor cells after transplantation into the brain of adults[J].Morfologiia,2003,123(3)：17-20.

[34]　Aleksandrova M A，Poltavtseva R A，Revishchin A V，et al. Development of neural stem/ progenitor cells from human brain by transplantation into the brains of adult rats[J].Neurosci Behav Physiol,2004,34(7)：659-662.

[35]　Jeong S W，Chu K,Jung K H，et al. Human neural stem cell transplantation promotes functional recovery in rats with experimental intracerebral hemorrhage[J].Stroke，2003，34(9)：2258-2263.

[36]　Chu K，Kim M，Jeong S W，et al. Human neural stem cells can migrate，differentiate，and integrate after intravenous transplantation in adult rats with transient forebrain ischemia[J].Neurosci Lett，2003,343(2)：129-133.

[37]　Lu P，Jones L L，Snyder E Y，et al. Neural stem cells constitutively secrete neurotrophic factors and promote extensive host axonal growth after spinal cord injury[J]. Exp Neurol，2003,181(2)：115-129.

[38]　Nakao N，Nakayama T，Yahata T，et al. Adipose tissue-derived mesenchymal stem cells facilitate hematopoiesis in vitro and in vivo：advantages over bone marrow-derived mesenchymal stem cells[J].Am J Pathol，2010,177(2)：547-554.

[39]　Lin G，Yang R，Banie L，et al. Effects of transplantation of adipose tissue-derived stem cells on prostate tumor[J].Prostate，2010，70(10)：1066-1073.

[40]　Park B S，Kim W S，Choi J S，et al. Hair growth stimulated by conditioned medium of adipose-derived stem cells is enhanced by hypoxia：evidence of increased growth factor secretion[J].Biomed Res，2010,31(1)：27-34.

[41]　Almeida F G，Nobre Y T，Leite K R，et al. Autologous transplantation of adult adipose derived stem cells into rabbit urethral wall[J]. Int Urogynecol J Pelvic Floor Dysfunct，2010,21(6)：743-748.

[42]　Huang Y C，Ning H，Shindel A W，et al. The effect of intracavernous injection of adipose tissue-derived stem cells on hyperlipidemia-associated erectile dysfunction in a rat model[J].J Sex Med，2010,7(4Pt1)：1391-1400.

[43]　Zhang H，Yang R，Wang Z，et al. Adipose Tissue-Derived Stem Cells Secrete CXCL5 Cytokine with Neurotrophic Effects on Cavernous Nerve Regeneration [J].J sex Med，2011,8(2)：437-446.

[44]　Technau A，Froelich K，Hagen R，et al. Adipose tissue-derived stem cells show both immunogenic and immunosuppressive properties after chondrogenic differentiation[J].Cytotherapy，2010，22（6）：310-317.

[45]　Tse K H，Sun M，Mantovani C，et al. In vitro evaluation of polyester-based scaffolds seeded with

adipose derived stem cells for peripheral nerve regeneration [J].J Biomed Mater Res A，2010,95(3)：701-708.

[46] Albersen M，Fandel T M，Lin G，et al. Injections of adipose tissue-derived stem cells and stem cell lysate improve recovery of erectile function in a rat model of cavernous nerve injury[J].J Sex Med，2010,7(10)：3331-3340.

[47] Zavan B，Michelotto L，Lancerotto L，et al. Neural potential of a stem cell population in the adipose and cutaneous tissues [J].Neurol Res，2010,32(l)47-54.

[48] Fu Q，Song X F，Liao G L，et al. Myoblasts differentiated from adipose-derived stem cells to treat stress urinary incontinence [J].Urology，2010，75(3)：718-723.

[49] 舒旷怡，张颖，杨锦红，等. LBP 对 LPS 刺激巨噬细胞分泌细胞因子的调节作用 [J]. 解放军医学杂志，2010，35（8）：937-941.

[50] 曲守方，黄杰，刘春梅，等. NCPP 对小鼠巨噬细胞的免疫调节作用 [J]. 药物分析杂志，2010，30（7）：1205-208.

[51] 倪勇，高海斌，刘琰，等. 梗阻性黄疸大鼠腹腔巨噬细胞凋亡和吞噬功能的改变 [J]. 中华实验外科杂志，2004，21(12)：1425-1427.

[52] 李宗芳，高君，张澍，等. 门静脉高压症脾亢脾巨噬细胞数量及其吞噬功能的观察 [J]. 中华实验外科杂志，2006，23(11)：1288-1290.

[53] 蒋登金，陈维佩，郭光金，等. 小鼠自体移植脾组织内巨噬细胞吞噬功能的观察 [J]. 第三军医大学学报，1999，21（2）：137.

[54] Laiho K，Kauppi M. Fracture of axial spinous process in a patient with rheumatoid arthritis[J].Clin Rheumatol.2005,24(3)：308-309.

[55] Matar V W，Betz P. Periorbital necrotizing fasciitis：A complication of a dacryocystorhinostomy[J]. J Fr Ophtalmol，2011，34（4）:258-263.

[56] 宋起佳，苏云放. "膜原（证）" 的研究思路 [J]. 中医研究，2006，19(1)：4-7.

[57] 冯广扬，易焕彪，黄敬伟.《黄帝内经》经筋学理论概述 [J]. 中国中医基础医学杂志，1995，1（2）：15-16.

[58] 薛立功. 经筋理论的探讨与发挥 [J]. 中国针灸，1997，18（11）：698-699.

[59] 郑利岩. 十二经筋理论探析 [J]. 辽宁中医学院学报，1999，1（2）：79-80.

[60] 郑利岩. 经脉似附着于一定组织上的功能带 [J]. 中国针灸，2001，21（1）：35-36.

[61] 付仲田，杨俏田. 疼痛理论与通络学说 [J]. 中西医结合心脑血管病杂志，2009，7（8）：953-954.

[62] 张秋玲，谢娟，王海英，等. 针刺对大鼠缺血再灌注后脑细胞内钙稳态的影响及脑保护的机

制探讨 [J]. 中风与神经疾病杂志, 2008, 25（5）: 561-563.

[63]　成柏华, 李忠华, 杨红英. 针刺不同经络对穴位内 K^+、Na^+、Ca^{2+}、H^+ 的动态变化观察 [J]. 上海针灸杂志, 1994, 13（2）: 80-82.

[64]　许能贵, 易玮, 赖新生, 等. 电针对局灶性脑缺血大鼠脑细胞内 Ca^{2+} 含量的影响 [J]. 中国中西医结合杂志, 2002, 22（4）: 295-297.

[65]　姚凯, 郭义, 胡利民, 等. 针刺镇痛与中枢神经系统神经元内外游离钙离子浓度的关系 [J]. 天津中医药, 2005, 22（5）: 395-400.

[66]　刘鲲, 刘娜. 中医阴阳理论与养生探讨 [J]. 辽宁中医药大学学报, 2010,12(6): 89-91.

[67]　邱仕君, 陈坚雄, 程宾. 对中医五脏相关学说的理论探讨 [J]. 湖北民族学院学报（医学版）, 2007, 24（1）: 1-5.

[68]　黄均毅, 李晓君. 肝与心关系的研究 [J]. 中国中医基础医学杂志, 2007, 13（9）: 650-652.

[69]　陈坚雄, 邱仕君, 肖莹. 试论中医五脏相关学说的理论内涵 [J]. 广州中医药大学学报, 2007, 24（2）: 87-90.

[70]　余如瑾, 郭霞珍. 五脏调控系统与现代医学理论 [J]. 中国中医药信息杂志, 2000, 7(5): 6-7.

[71]　程容, 朱向东. 阴阳五行渊源及其学术内涵辨识 [J]. 中医药学刊, 2004, 22（3）: 512-514.

[72]　王玉明, 李勃, 关钊玉, 等. 腰段华佗夹脊穴针刺深度的 CT 影像定位探析 [J]. 中国针灸, 2005, 25（3）: 179-180.

[73]　李亚东, 李健男, 东红艳, 等. 应用 CT 测量膀胱经第 1 侧线 7 穴进针深度、角度方向的研究 [J]. 针灸临床杂志, 2004, 20（10）: 47-50.

[74]　东贵荣, 李业东, 徐强, 等. 应用 CT 测量膀胱经第二侧线七穴进针深度的研究 [J]. 针灸临床杂志, 2004,20(10): 44-50.

[75]　啜振华, 王子臣, 葛路岩, 等. CT 轴扫评价长针深刺中脘穴安全措施 [J]. 河北医药, 2002, 24（8）: 614-615.

[76]　郝治中, 啜振华, 高彤. 芒针深刺中脘穴得气层解剖学观察 [J]. 上海针灸杂志, 2004,23(11): 35-36.

[77]　余安胜, 赵英侠, 严振国, 等. 三阴交穴大体空间形态学观察 [J]. 中国针灸. 1997(1): 42-44.

[78]　楼新法, 蒋松鹤, 徐向党. 穴位高密集区的解剖学研究 [J]. 针灸临床杂志, 2003, 19（6）: 5-6.

[79]　余安胜, 赵英侠, 严振国, 等. 合谷穴大体空间形态学观察 [J]. 中医研究, 1996, 9(2). 12-15.

[80]　史学义, 张清莲. 离体针穴模型的形态学研究 [J]. 河南中医, 1992, 12（2）: 71-72.

[81]　曾兆麟, 徐明海, 戴京滇. 家兔针刺"得气"与穴位组织结构的观察 [J]. 上海针灸杂志, 1982（3）: 12-15.

[82]　王军，董为人，姚大卫，等. 从经络穴位到支持与储备系统——基于数字解剖学研究提出人体第十大功能系统假说 [J]. 南方医科大学学报，2007，27（05）：573-579.

[83]　王军，王春雷，沈宝林，等. 用筋膜学说解读经络实质和物质基础 [J]. 中国针灸，2007，27（8）：583-585.

[84]　Langevin H M, Bouffard N A, Badger G J, et al. Dynamic fibroblast cytoskeletal response to subcutaneous tissue stretch ex vivo and in vivo[J]. Am J Physiol cell Physiol, 2005,288(3)：C747-C756.

[85]　白宇，原林，黄泳，等. 经络的解剖学发现——筋膜学新理论 [J]. 世界科学技术－中医药现代化，2010，12（1）：20-24.

[86]　姜雪梅，杨春，原林，等. ERK 在大鼠浅筋膜中的表达及针刺后的改变特征 [J]. 南方医科大学学报，2009，29（04）：623-626.

[87]　Langevin H M, Konofagou E E, Badger G J, et al. Tissue displacements during acupuncture using ultrasound elastography techniques[J]. Ultrasound Med Biol, 2004,30(9)：1173-1183.

[88]　Mcbeath R, Pirone D M, Nelson C M, et al. Cell shape, cytoskeletal tension, and RhoA regulate stem cell lineage commitment[J].Dev Cell, 2004,6(4)：483-495.

[89]　Clark C B, Mcknight N L, Frangos J A. Stretch activation of GTP-binding proteins in C2C12 myoblasts[J].Exp Cell Res, 2004,292(2)：265-273.

[90]　Chambers L, Colby D, Robertson M, et al. Functional expression cloning of Nanog, a pluripotency sustaining factor in embryonic stem cells[J]. Cell, 2003,113(5)：643-655.

[91]　邱小忠，李小娜，陈维毅，等. 周期性机械拉伸对 C2C12 成肌细胞增殖的影响 [J]. 中国临床解剖学杂志，2006，24（2）：183-185.

[92]　Kumar A, Murphy R, Robinson p, et al. Cyclic mechanical strain inhibits skeletal myogenesis through activation of focal adhesion kinase,Rac-1 GTPase, and NE-kappaB transcription factor[J]. FASEB J, 2004, 18(13)：1524-1535.

[93]　Hutley L, Shurety W, Newell F,et al. Fibroblast growth factor 1：a key regulator of human adipogenesis[J].Diabetes, 2004（12）：3097-3106.

[94]　姜勇，龚小卫. MAPK 信号转导通路对炎症反应的调控 [J]. 生理学报，2000，52（4）：267-271.

[95]　赵艳，吴坤. 哺乳动物细胞中 MAPK 信号转导途径的研究进展 [J]. 国外医学：卫生学分册，2004,31（1）：16-21.

[96]　龚伟，王升旭. 电针夹脊穴在佐剂性关节炎大鼠镇痛过程中磷酸化 p38 丝裂原活化蛋白激酶的变化及作用 [J]. 中国临床康复，2004，8（08）：1514-1515.

[97]　曹阳，郑翼，陈扬熙，等. 机械应力下成骨细胞外信号调节激酶 ERK1/2 的早期变化 [J]. 第四军医大学学报，2007，28（18）：1663-1666.

[98]　　Dore R K. How to prevent glucocorticoid-induced osteoporosis[J]. Cleve Clin J Med，2010,77(8)：529-536.

[99]　　Zhu Y，Liu T，Song K，et al. Adipose-derived stem cell：a better stem cell than BMSC[J]. Cell Biochemistry and Function，2008,6(6)：564-675.

[100]　Bunnell B A，Flaat M，Gagliardi C，et al. Adipose-derived stem cells：isolation，expansion and differentiation[J]. Methods，2008，45(2)：115-120.

[101]　Zuk p A，Zhu M，Mizuno H，et al. Multilineage cells from human adipose tissue：implications for cell-based therapies[J].Tissue Engineering，2001，7(2)：211-228.

[102]　邹丽宜，吴铁，崔燎，等. 泼尼松致大鼠骨质疏松症的作用机制研究 [J]. 中国药理学通报，2007，23（10）：1388-1392.

[103]　刘玲萍，李捷，孙平，等. 补肾壮骨中药对糖皮质激素诱发骨质疏松大鼠的干预作用 [J]. 中药材，2010，33(04)：593-595.

[104]　Adler R A. Glucocorticoid-induced osteoporosis：management update[J].Curr Osteoporos Rep，2010,8(1)：10-14.

[105]　Carbonare L D，Bertoldo F，Valenti M T，et al. Histomorphometric analysis of glucocorticoid-induced osteoporosis[J].Micron，2005,36(7/8) 645-652.

[106]　原林，王军，王春雷，等. 人体内新的功能系统支持储备及自体监控系统新学说 [J]. 科技导报，2006，24（6）：85-89.

[107]　杨春，李东飞，戴景兴，等. 异体脂肪源干细胞移植对大鼠的抗衰老作用 [J]. 解剖学报，2010，41（1）：87-92.

[108]　Chamberlain G，Fox J，Ashton B，et al. Concise review：mesenchymal stem cells：their phenotype，differentiation capacity，immunological features，and potential for homing[J]. Stem Cells，2007，25（11）：2739-2749.

[109]　Lee S W,Padmanabhan P ,Ray P,et al.Stem cell-mediated accelerated bone healing observed with in VIVO molecular and small animal imaging technologies in a model of skeletal injury[J].J Orthop Res，2009，27（3）：295-302.

[110]　谢明，封卫兵，刘艳萍，等. 骨折后骨髓间充质干细胞的增殖变化 [J]. 中国临床康复，2006，10（29）：56-58.

[111]　Ogawa R，Mizuno H，Watanabe A，et al. Adipogenic differentiation by adipose—derived stem cells harvested from GFP transgenic mice—including relationship of sex differences[J].Biochem Biophys Res Commun，2004，319(2)：511-517.

[112]　S L，A J，p C，et al. Autologous stem cells (adipose) and fibrin glue used to treat widespread

traumatic calvarial defects：case report[J]. Journal of cranio-maxillo-facial surgery，2004,32(6)：370—373.

[113] Bm S，Mh H. The growing importance of fat in regenerative medicine [J]. Trends in Biotechnology，2005,23(2)：64-66.

[114] Miyazono K，Kamiya Y，Morikawa M. Bone morphogenetic protein receptors and signal transduction[J]. J Biochem，2010,147(1)：35-51.

[115] Am R，C E，Ez A，et al. The human adipose tissue is a source of multipotent stem cells[J]. Biochimie，2005,87(1)：125-128.

[116] 曲绵域. 中国运动创伤学发展历程 [J]. 中华创伤骨科杂志，2005（1）：22-24.

[117] 潘新宇，牛岭. 巴戟天对运动训练大鼠骨骼肌自由基代谢及运动能力的影响 [J]. 中国临床康复，2005，9（48）：162-153.

[118] 熊正英，刘海斌. α-硫辛酸对训练大鼠体内糖储备及运动能力的影响 [J]. 陕西师范大学学报（自然科学版），2006，34（4）：83-85.

[119] 熊正英，张琳，武胜奇. 白藜芦醇对大强度耐力训练大鼠部分生化指标的影响 [J]. 武汉体育学院学报，2008，42（8）：62-66.

[120] 王会凤. 冬虫夏草对大鼠运动能力的影响 [J]. 天中学刊，2007，22（2）：92-94.

[121] 董改宁. 槲皮素对运动训练大鼠骨骼肌组织自由基代谢及运动能力影响的实验研究 [J]. 西安体育学院学报，2005，23（2）：73-75.

[122] 任昭君，刘洪珍，郭成吉. "复方抗氧化制剂"对大鼠运动能力和骨骼肌自由基代谢影响的研究[J]. 中国体育科技，2005，41（3）：17-19.

[123] 郭宇，宫德正，吕国枫，等. 丙酮酸钙对小鼠力竭运动能力的研究 [J]. 大连医科大学学报，2009，31（2）：145-147，161.

[124] 岳冠华，闫健，李承道. 补充NO前体左旋精氨酸对一次性力竭运动大鼠心肌的影响 [J]. 西安体育学院学报，2008，25（1）：81-85.

[125] 郑兵，苏全生，熊若虹，等. 复力康合剂影响成年雄性大鼠的运动能力 [J]. 中国临床康复，2005，9（20）：195-197.

[126] 袁克星，刘玉倩，闻剑飞. 肌酸补充对运动能力影响的研究进展 [J]. 中国康复医学杂志，2008，23（9）：863-864.

[127] B M，K S，G B，et al. Transplantation of skeletal myoblasts secreting an IL-I inhibitor modulates adverse remodeling in infarcted murine myocardium [J].proceedings of the National Academy of Sciences of the United States of America，2004,101(12)：4216-4221.

[128] Lazerges C，Daussin p A，Coulet B,et al. Transplantation of primary satellite cells improves

properties of reinnervated skeletal muscles[J]. Muscle Nerve，2004,29(2)：218-226.

[129]　Vieira N M，Bueno-Cr J，Brandalise V，et al. SJL dystrophic mice express a significant amount of human muscle proteins following systemic delivery of human adipose-derived stromal cells without immunosuppression[J].Stem Cells，2008,25(9)：2391-2398.

[130]　陈罗西，郭玲玲，李亮. Morris 圆形水迷宫的应用及其相关检测指标分析 [J]. 辽宁中医药大学学报，2008，10（8）：55-57.

[131]　田二坡，龙廷，秦达念. 雄性大鼠交配实验模型的建立[J]. 中国男科学杂志，2008，22（1）：7-10.

[132]　Liu A，Ma Y，Zhu Z.Protective effect of selenoarginine against oxidative stress in D-galactose-induced aging mice[J]. Biosci Biotechnol Biochem，2009,73(7)：1451-1464.

[133]　Kumar A，Dogra S，Prakash A.Effect of carvedilol on behavioral,mitochondrial dysfunction，and oxidative damage against D—galactose induced senescence in mice[J].Naunyn Schmiedebergs Arch Pharmacol，2009，380(5)：431-441.

[134]　章振保，田生平，杨镜秋，等. 淫羊藿苷与睾酮治疗亚急性衰老雄性大鼠的实验研究 [J]. 中国男科学杂志，2006，20（8）：13-18.

[135]　齐业灵，方艳秋，谭岩，等. 细辛、杜仲及其合剂对亚急性衰老小鼠睾丸及血清睾酮影响的实验研究. 中国老年学杂志，2007，27（23）：2271-2274.

[136]　薛景风，宋成军，李健，等. 中药天年饮对衰老大鼠睾丸生精细胞增殖及相关因素的作用 [J]. 时珍国医国药，2006，17（9）：1638-1639.

[137]　黄文斌. HSD3B1 是一种新的滋养层细胞相关性标记物 [J]. 临床与实验病理学杂志，2008，24（2）：136.

[138]　Hess D C，Borlongan C V. Stem cells and neurological diseases[J].Cell Proliferation，2008，41(1):94-114.

[139]　Chen Z，palmer T D.Cellular repair of CNS disorders：an immunological perspective[J].Hum Mol Genet，2008,17(RI)：R84-R92.

[140]　Longhi L，Zanier E R，Royo N，et al. Stem cell transplantation as a therapeutic strategy for traumatic brain injury [J]. Transpl Immunol，2005,15(2)：143-148.

[141]　Bjorklund L M，Sanchez-pernaute R，Chung S，et al. Embryonic stem cells develop into functional dopaminergic neurons after transplantation in a Parkinson rat model[J]. proc Natl Acad Sci U S A，2002,99(4)：2344-2349.

[142]　Safford K M，Safford S D，Gimble J M，et al. Characterization of neuronal/glial differentiation of murine adipose-derived adult stromal cells [J]. Exp Neurol，2004,187(2)：319-328.

[143] Dhar S, Mcconnell M P, Gharibjanian N A, et al. Herpes simplex virus thymidine kinase-based suicide gene therapy as a "molecular switch off" for nerve growth factor production in vitro[J].Tissue Eng, 2007,13(9): 2357-2365.

[144] Dhar S, Yoon E S, Kachgal S, et al. Long-term maintenance of neuronally differentiated human adipose tissue-derived stem cells.Tissue Eng, 2007,13(11): 2625-2632.

[145] 陈玉龙, 司富春. 从肿瘤微生态系统探讨中医肿瘤病机 [J]. 中国中医基础医学杂志, 2006, 12（9）: 682-684.

[146] 李彦知, 杨建宇, 韩蕊珠, 等. 关于中医肿瘤临床康复运用自然疗法的思考 [C]. 2009 年国际中医药肿瘤大会论文集, 中国天津: 2009.

[147] 张申, 林晖明, 魏品康. 肿瘤恶病质的中医治疗现状 [J]. 中西医结合学报, 2009, 7（9）: 873-877.

[148] 贺振泉, 张进, 陈文华, 等. 脐疗机制新解——经络筋膜说 [J]. 实用医学杂志, 2005, 21（18）: 2099-2100.

[149] 耿引循, 霍之英, 丁莉. 中国传统砭术在康复医学中的应用 [J]. 中国临床康复, 2003, 7(11): 1744.

[150] 沙岩. 新砭石疗法临床研究概况 [J]. 针灸临床杂志, 2009, 25（10）: 479.

[151] 劳沛良, 江洁慈, 黄泳. 香港江洁慈运用泗滨砭石临床经验 [J]. 辽宁中医药大学学报, 2009, 11（9）: 69-71.

[152] 谢衡辉. 新砭石疗法作用特点 [J]. 中国针灸, 2002, 22（1）: 55-56.

笔记栏

笔记栏